자궁내막증
Endometriosis

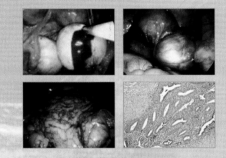

Endometriosis

자궁내막증

첫째판 1쇄 인쇄 | 2017년 1월 16일
첫째판 1쇄 발행 | 2017년 1월 31일

지 은 이 대한자궁내막증학회
발 행 인 장주연
출 판 기 획 이성재
편집디자인 조원배
표지디자인 김재욱
일 러 스 트 김성훈
제 작 담 당 최완규
발 행 처 군자출판사
          등록 제4-139호(1991. 6. 24)
          본사 (10881) **파주출판단지** 경기도 파주시 회동길 338(서패동 474-1)
          전화 (031) 943-1888   팩스 (031) 955-9545
          홈페이지 | www.koonja.co.kr

ISBN 979-11-5955-120-8
정가 70,000원

자궁내막증
Endometriosis

발간사

 최근에 자궁내막증 환자가 급속히 증가하는 추세에 따라 자궁내막증에 대한 깊은 지식이 필요한 시기가 도래하였습니다. 국내에는 자궁내막증 질환에 대한 전문 도서가 없는 실정이어서 외국의 전문 서적이나 관련 학회에 참석하시어 새로운 지식을 습득하고 계셨을 것입니다. 따라서 저희 학회에서는 금번에 국내 교수들이 집필한 자궁내막증 전문 도서를 내놓게 되었습니다. 이 도서가 자궁내막증을 이해하고 진료하시는데 조금이나마 도움이 되시기 바랍니다.

 새로운 지식을 되도록 많이 실어보고 싶었지만, 첫 발간이라 조금은 미흡한 점이 있습니다. 향후 지속되는 개정판에서 더욱 알차고 새로운 지식을 수록하도록 노력하겠습니다. 이번 교과서는 그동안 개최하였던 대한자궁내막증학회 학술대회에서 발표하신 연자 분들, 학회 임원으로 많은 활동을 하고 계신 교수님들과 선생님들이 자궁내막증 질환에 대한 깊은 지식을 바탕으로 집필해 주셨습니다. 모든 집필진분들이 최신의 지식을 수록하고 본인의 경험을 바탕으로 집필하고자 노력하였사오니 부디 선생님들의 진료에 많은 도움이 되셨으면 합니다.

　이 도서를 발간할 수 있도록 많은 노력을 쏟아주신 박형무 교과서특별위원회 위원장님께 많은 감사를 드리고, 교과서 내용을 심도 있게 집필해주신 모든 집필진 여러분에 깊은 감사를 드립니다. 아울러 이 도서의 발간을 위해 수고하신 군자출판사 사장님이하 담당 직원 분들께도 깊은 감사를 드립니다.

　아무쪼록 이 교과서가 되도록 많은 선생님께 도움이 되셨으면 하는 것이 저희 학회의 바람입니다. 부디 이 교과서를 벗 삼아 자궁내막증 환자의 진료에 참조하시고 언제든 개선점이 있으면 서슴없이 말씀해 주시면 바로 교정하도록 하겠습니다.

　모든 분들의 가내 평안하시고 하시는 일이 잘되시길 빌면서 발간사에 글을 올립니다.

2017년 1월
대한자궁내막증학회 회장
오 성 택

편찬 위원회

편찬 위원장

박 형 무　중앙대학교 의과대학 산부인과

편찬 간사

이 은 주　중앙대학교 의과대학 산부인과

집필진 (가나다 순)

고 민 환	을지대학교 의과대학 산부인과	**김 흥 열**	고신대학교 의과대학 산부인과
김 미 란	카톨릭대학교 의과대학 산부인과	**나 용 진**	부산대학교 의과대학 산부인과
김 석 현	서울대학교 의과대학 산부인과	**남 궁 정**	카톨릭대학교 의과대학 산부인과
김 선 미	서울대학교 의과대학 산부인과	**남 종 희**	전남대학교 의과대학 병리과
김 수 아	조선대학교 의과대학 산부인과	**박 현 태**	고려대학교 의과대학 산부인과
김 정 훈	울산대학교 의과대학 산부인과	**박 형 무**	중앙대학교 의과대학 산부인과
김 종 현	전북대학교 의과대학 산부인과	**서 석 교**	연세대학교 의과대학 산부인과
김　 탁	고려대학교 의과대학 산부인과	**송 재 연**	카톨릭대학교 의과대학 산부인과
김　 훈	서울대학교 의과대학 산부인과	**오 성 택**	전남대학교 의과대학 산부인과

윤 보 현	연세대학교 의과대학 산부인과	**정 경 아**	이화여자대학교 의과대학 산부인과
이 기 환	충남대학교 의과대학 산부인과	**정 혜 원**	이화여자대학교 의과대학 산부인과
이 동 윤	성균관대학교 의과대학 산부인과	**조 문 경**	전남대학교 의과대학 산부인과
이 병 석	연세대학교 의과대학 산부인과	**조 시 현**	연세대학교 의과대학 산부인과
이 병 익	인하대학교 의과대학 산부인과	**최 중 섭**	한양대학교 의과대학 산부인과
이 윤 순	경북대학교 의과대학 산부인과	**최 훈**	인제대학교 의과대학 산부인과
이 은 주	중앙대학교 의과대학 산부인과	**황 경 주**	아주대학교 의과대학 산부인과
이 지 영	건국대학교 의과대학 산부인과	**황 규 리**	서울대학교 의과대학 산부인과
전 성 욱	인제대학교 의과대학 산부인과		

감수위원 (가나다 순)

김 미 란	카톨릭대학교 의과대학 산부인과	**박 형 무**	중앙대학교 의과대학 산부인과
김 석 현	서울대학교 의과대학 산부인과	**오 성 택**	전남대학교 의과대학 산부인과
김 탁	고려대학교 의과대학 산부인과	**이 병 익**	인하대학교 의과대학 산부인과
나 용 진	부산대학교 의과대학 산부인과	**황 경 주**	아주대학교 의과대학 산부인과

목 차

• Endometriosis • Endometriosis • Endometriosis •

목 차

· Endometriosis · Endometriosis · Endometriosis ·

PART 08 자궁선근증 (Adenomyosis)

역사적 고찰

Historical consideration of endometriosis

Chapter 01
역사적 고찰
Historical consideration of endometriosis

역사적 고찰

Historical consideration of endometriosis

| 오성택 |

자궁내막증이 1921년 처음으로 Dr. John Sampson에 의하여 보고되기 이전에도 골반에 병을 일으키는 adenomyosis externa란 이름으로 자궁선근증의 골반 내 변형 질환으로 알려져 있었다.

Sampson 역시 처음에는 난소의 자궁내막종(endometrioma)이 파열되어 복벽의 복막 자궁내막증 병변(peritoneal endometriosis)을 만드는 걸로 생각하고 있었으나 복막의 자궁내막증 병변이 난소의 자궁내막종이 없이도 관찰되는 것을 보고 생각을 바꾸어 생리혈 내의 자궁내막이 골반강 내로 역류되어 착상하여 일어나는 것으로 학설을 바꾸었다. 그 후 adenomyosis externa와 난소의 자궁내막종과 복막 자궁내막증이 같은 병으로 인식되게 되었다.

Samson이 자궁내막증을 생리혈내의 자궁내막의 복강 내 역류 및 착상에 기인한다는 가설은 다음 몇가지 사실을 바탕으로 생각하게 된 것으로 알려져 있다.

① 70-80%의 여성에서 생리혈의 역류가 발견된다.

② 복강액 내 자궁내막 세포가 발견되고 특히 생리 때나 자궁내막 증식기의 초기에서 59-79%에서 발견된다.

③ 자궁의 생리혈이 밖으로 빠져나오는 Outflow의 폐쇄때 자궁내막증 발병율이 증가한다.

④ 월경 주기가 짧고 생리 기간이 긴 경우 때도 자궁내막증 발생 빈도가 증가한다.

⑤ 골반의 중력에 의한 dependent portion에 가장 잘 발생한다.

자궁내막증(endometriosis)라는 이름이 언제부터 명명되었는지는 불확실하다. 과거의 기록을 살펴보아도 과거엔 주기적 생리통과 육안적 자궁내막종 병변을 연관지어 자궁내막증이 주기적 생리통을 일으킨다고 생각하지 못해왔던 것 같다.

1690년 Daniel Shroen이 처음 비슷한 것을 서술하기 시작했지만, 본격적으로 의학적으로 발표된 것은 19세기 중엽 즉 지금부터 142년 전 오스트리아 병리학자 Karl Freiherr von Rokistansky가 난소와 자궁의 종양에서 자궁내막의 선과 기질을 발견하여 보고가 처음이다. '자궁내막을 가진 난소'라는 제목으로 처음 발표를 한 사람은 1899년 Russel이지만, 정확히 복강 내 자궁내막조직의 병리학적 변화를 확실히 관찰한 사람은 역시 Sampson인 것으로 알려져 있다. 그러나 Sampson이 발표하기는 하였으나, 그 후로 1921년까지 자궁내막증에 대한 발표가 겨우 20편에 불과할 정도로 이 질환이 전혀 조명을 받지 못하다가 adenomyoma 란 이름으로 복막 자궁내막증을 처음 기술한 사람은 Cullen으로 여겨진다.

자궁내막증을 앓고 있는 여성의 수는 점차 세계적으로 기하급수적으로 증가하고 현재는 약 1억 7천만 명 정도가 앓고 있는 것으로 보고되어 있다.

자궁내막증의 발생 원인에 대한 학설도 시대에 따라 달라져 왔으며, 아직도 완벽히 전 원인 기전이 밝혀져 있지는 않다. 그 중 가장 유력한 학설은 Sampson에 의해 발표된 생리혈의 역류에 의해 발생한다는 설이다. 그러나 이 Sampson의 설은 역류하는 모든 여성이 자궁내막증을 가지지는 않고 또한 유방, 임프절, 피부, 폐에 발생되는 자궁내막증을 설명할 수 없는 단점을 지니고 있다. 그 때문에 순환계 및 임파계를 통한 전파에 의하여 각종 기관에 발생한다는 다른 학설이 발표되게 되었다.

가끔 수술에 의하여 인위적으로 복벽 등에 전파되는 것도 보고되었지만 이 학설은 반드시 original인 부위에 자궁내막증이 있어야 한다는 전제 조건이 있어 이를 설명하기 힘든 때가 상당히 있다.

Ivanoff와 Meyer는 이에 대해 Coelomic metaplasia 설을 주장하기에 이른 것이다. 즉 어떤 세포가 자극을 받아 다른 종류의 세포로 transformation 될 수 있다는 설이다. 이러한 설은 남성에서의 자궁내막증 발생과 자궁이 없는 여성에서의 자궁내막증 발생을 설명할 수 있는 장점이 있다.

다른 학설은 자궁내막증이 유전에 의한 것이라는 설로 1943년부터 옥스퍼드 대학에서 계속 연구 중에 있다.

그 외에도 현재 많은 원인에 대한 연구가 진행되고 있다. 최근에 자궁내막증 환자와 일반인 사이의 유전자의 차이에 대한 연구가 활발히 진행되고 있으나 아직은 확실한 결론은 없다.

Dmowski 등은 복막 자궁내막증과 난소의 자궁내막증은 유전적으로 다른 것으로 보고하고 있고, 따라서 복막 자궁내막증이 있다하더라도 난소 자궁내막종이 발달하는 것은 아니고 복막 자궁내막증만 가진 사람은 계속 복막 자궁내막증만 가지고 있고 소실 악화를 반복하며 자궁내막종을 만드는 유전자를 지닌 사람만 난소에서 자궁내막종이 발달한다고 보고하고 있다. 이러한 주장의 근거는 복막 자궁내막증은 2 mm 이상 깊이 침윤하는 일이 없는데 난소 자궁내막종은 그 이상 침범하기 때문이다.

많은 여성에서 월경혈의 역류가 발견되지만 Sampson 설과 같이 이러한 여성 모두에서 자궁내막증이 발생하지는 않으므로 이를 면역학적인 기전으로 설명하려는 연구가 계속되고 있는데 자궁내막증환자의 혈청에서 항자궁내막항체가 발견되었다는 보고가 있는 반면 이러한 항체가 복강액 내에서는 대조군에 비해 높지 않다는 보고가 있어 아직 논란이 많다.

자궁내막증의 병인론에 면역학적 기전이 작용하는 걸로 알려져 있으며 이는 1987년 Halme 등에 의하여 처음 시사되었으며, 그 후 여러 연구에 의하여 많은 논문들이 발표되고 있다. 자궁내막증이 있는 환자와 없는 환자의 복강액을 비교 분석한 많은 연구에서 자궁내막증환자에서 황체기 때 복강액의 증가와 prostaglandin 농도의 증가, interleukin-1의 증가, tumor necrosis factor의 증가, transforming growth factor-β의 증가, progesterone과 protease inhibitor, 단백질 치의 변화, platelet-activating factor acetylhydrolase activity의 감소, 활성화된 대식세포의 증가가 관찰되었다고 보고되었다.

병변의 진행에 대한 연구 중 복강액내에 존재하는 성분이나 대식세포에 의해 유발되는 물질들이 자궁내막증의 발생에 있어서의 작용에 대한 많은 연구가 있어왔는데 정상에 비해 자궁내막증환자에서 복강액 양이나 대식세포 수의 증가가 관찰되었으며 이러한 것들이 자궁내막증의 증식에 큰 역할을 할 것이라는 보고되었다.

더우기 자궁내막증이 있는 환자에게서 추출된 복강액은 자궁내막 간질세포의 증식을 촉진하였고 이러한 촉진효과는 병변이 없는 사람에서보다 훨씬 증가함을 보고하고 있다.

이를 자궁내막증 환자의 복강액내에는 어떤 mitogen이 더 많은 양이 존재하며 더 활성화된 상태로 존재하기 때문이라고 설명하고 있다. 자궁내막증환자에서 이러한 특별한 mitogen으로 여러 가지 성숙인자와 cytokine이 제시되었다.

자궁내막증 환자에서 대식세포의 숫자가 증가하기 때문에 대식세포에서 유래된 물질들이 많이 연구되고 있다. EGF와 TGF-α는 쥐실험 뿐만아니라 사람에서도 자궁내막증조직에서 생산됨을 알려졌다. EGF, TGF-α, TGF-β, FGF등은 자궁내막 간질세포의 성장을 촉진시킨다고 보고되어 있으며, PDGF도 같은 역할을 한다고 보고되었다. Interleukin-1은 억제효과를 가지고 있다고 보고되어 있다. 그러나 이러한 물질들의 연구는 초보 단계로 확실히 정립되어 있지는 않다.

Engin등은 growth-regulated α수치가 중등도와 중증 자궁내막증환자의 복강액 내에서 증가하였고 이 chemotactic factor가 interleukin-8 수용체를 통하여 작용하여 자궁내막증의 발병에 중요한 역할을 할 것이라고 주장하였다. 또 Ali등은 자궁내막증환자의 복강액 내에서 MCP-1 (monocyte chemotactic protein-1)이 증가함을 보고하였으며 이것이 자궁내막증의 염증반응에 중요한 역할을 할 것이라고 주장하였다.

활동적인 자궁내막증은 맥관형성을 통해서 병변 내와 병변 주위의 고혈관신생(hypervasculization)의 특징을 가지고 있다. 따라서 복강내의 환경에서 맥관형성인자(angiogenic factor)의 존재여부는 대단히 중요하다.

최근 활발하게 연구가 진행되고있는 혈관내피세포성숙인자(VEGF)는 36-46 kDa의 당단백으로 헤파린과 결합하는 성숙인자로 두 개의 tyrosine kinase 수용체인 flt (fms-like tyrosine kinase)와 KDR (kinase domain recepter)중 하나와 결합하여 작용하며 강력한 유사분열물질(mitogen)이며 형태발생물질(morphogen)임과 동시에 혈관 내피세포에 대한 화학적 친화제이다. 또 생체 내에서 혈관내피세포 성숙인자(VEGF)는 혈관 투과력에 대한 강력한 매개체이다. 혈관내피세포 성숙인자(VEGF)는 생리적, 병리적인 맥관형성(angiogenesis)에 관여하는데 자궁내막의 주기적 변화와 난포의 황체화와 같은 생리적 현상에서 맥관형성을 일으키고 발달시키며 여러 가지 종양의 혈관신생에도 결정적인 맥관형성 작용을 하는 것으로 보고되었다.

이처럼 여러 가지 종양에서 일어나는 맥관형성의 중요한 조절인자인 혈관내피세포 성숙인자(VEGF)는 다기능을 가진 세포합성물질(cytokine)이다. 따라서 혈관내피세포 성숙인자(VEGF)는 자궁내막증에서 보이는 혈관신생의 발달에 중요한 역할을 할 것으로 생각된다. 자궁내막증환자의 복강액 내에서 혈관내피세포 성숙인자(VEGF)가 증가하며 estradiol과 progesterone에 의해 분비가 증가하는 것으로 보아 이는 난소의 스테로이드 호르몬에 의해 조절된다는 보고가 있다.

정상 자궁내막에서 혈관내피세포 성숙인자(VEGF)는 선상피세포와 간질세포에서 발현된다. 그러나 이소성(ectopic) 조직에서는 발현이 제한되며 간질에 분포된 대식세포에서만 발현되었다는 보고도 있다.

McLaren등은 혈관내피세포 성숙인자(VEGF)의 면역조직화학검사에서 정상에서는 생리 주기에 따라 간질과 선상피세포 모두에서 염색되는데 비해 자궁내막증환자의 경우 간질에서만 대식세포에서 염색되는 것을 관찰하였다. 또 복강액 내의 대식세포가 혈관내피세포 성숙인자(VEGF)의 수용체인 flt, KDR을 모두 발현시키지만 KDR에 대해 주기적인 발현을 보이는 것으로 보아 스테로이드호르몬이 대식세포의 기능에 autocrine 조절을 할 것이라는 보고를 하였다. 이들은 복강내의 대식세포에 의해 혈관내피세포 성숙인자(VEGF)가 합성되고 분비된다는 보고를 하였다.

자궁내막증에서는 자궁내막조직이 착상함에 따라 복막 상피의 변화와 함께 국소적인 염증반응이 일어나는데 대식세포의 숫자와 활성도가 증가되고 cytokine의 발현이 증가하며 복강내의 혈관신생이 증가한다고 보고되어 있다.

최근 Jan등의 보고에 의하면 혈관내피세포 성숙인자(VEGF) mRNA의 발현이 초기 증식기에 비해 말기 증식기와 분비기의 자궁내막에서 상대적으로 증가하였고 선상피보다는 간질세포에서 그 발현이 증가하였다. 또 estradiol과 MPA (medroxyprogesterone acetate)로 처치를 했을 때 발현율이 더욱 증가하였다. 이들은 대식세포나 다른 백혈구가 없는 순수한 상피세포를 분리하여 이들에서 혈관내피세포 성숙인자(VEGF)가 발현됨을 관찰하였으며 인간의 자궁내막 간질세포의 배양에서 이러한 세포들이 혈관내피세포 성숙인자(VEGF)를 합성하고 분비하는 것을 관찰하였다. 이러한 자궁내막증의 면역학적 변화는 자궁내막증의 발생과 진행을 밝히는 데 많은 도움을 주지만 아직도 완벽하지 않아 더 많은 연구가 필요한 상태이다.

1995년 Nezhat 등은 난소의 자궁내막종을 여러 가지 type으로 분류하여 발표하였다. 난소의 자궁내막증 병변에서 점차 발전하여 낭종을 이루는 type 1부터 기왕에 있었던 난소 낭종에 자궁내막종이 침범하여 들어간 type2 와 type3 로 구분하였고 type1은 크기가 작고 박리가 잘 안되며, type 2, 3는 크기가 매우 크고 박리가 잘되는 반면 자궁내막증 병변이 lining 하지 않은 부위는 자궁내막증 선이나 기질 세포가 안보여 이 부분을 조직 검사할 경우 조직 검사에 자궁내막증으로 나오지 않을 가능성도 있음을 설명하고 있다.

2012년 Koninckx 등은 deep infiltrated endometriosis (DIE)는 자궁내막증의 하나로 보기보다는 침범 양상이나 조직 소견으로 보아 오히려 adenomyosis에 가깝다고 보고하고 있다. 이 학설의 근거 역시 복막 자궁내막증은 2 mm 이상 깊이 침윤하는 일이 없는데 DIE 는 그 이상 침범하며 낭종을 형성하기 보다는 adenomyosis 같은 결절을 형성하는 패턴을 가지기 때문이다.

이처럼 아직 자궁내막증은 밝혀내야할 사항이 앞으로 많이 존재하므로 보다 많은 연구와 함께 새로운 보고가 이어져야 할 것이다.

참 · 고 · 문 · 헌

1. Ali A, Lucile TL, Andre L, Rodolphe M, et al. Elevated concentration and biologic activity of monocyte che-motactic protein-1 in the peritoneal fluid of patients with endometriosis. Fertil Steril 1996;66:17-23

2. Benagiano G1, Brosens I, Lippi D. The history of endometriosis. Gynecol Obstet Invest. 2014;78:1-9.

3. Benagiano G1, Brosens I. The history of endometriosis: identifying the disease. Hum Reprod. 1991;6:963-8.

4. Chacho KJ, Stronkowski Chacho M, Andresen PJ, et al. Peritoneal fluid in patients with and without endo-metriosis : prostanoids and macrophages and their effect on the spermatozoa penetration assay. Am J Obstet Gynecol 1986;154:1290-9

5. Charnock-Jones DS, Sharkey AM, Rajput-Williams J et al. Identification and localization of alternately spliced mRNAs for vascular endothelial growth factor in human uterus and estrogen regulation in endothelial carcinoma cell line. Biol Reprod 1993;48:1120-8

6. Chihal HJ, Mathurs, Holtz GL et al. An endometrial antibody assay in the clinical diagnosis and manage-ment of endometriosis. Fertil Steril 1986;46:408-11

7. Confino E, Haflow L, Gleicher N. Peritoneal fluid and serum autoantibody levels in patients with endome-triosis. Fertil Steril 1990;53:242-7

8. Connolly DT, Heuvelman DM, Nelson R et al. Tumor vascular permeability factor stimulates endothelial cell growth and angiogenesis. j Clin Invest 1989;84:1470-8

9. Dawood MY, Khan-Dawood FS, Wilson L, Jr. Peritoneal fluid prostaglandin and prostanoids in women with endometriosis, chronic pelvic inflammatory disease and pelvic pain. Am J Obstet Gynecol 1984;148:391-5

10. Drake TS, Metz SA, Grunert GH, et al. Peritoneal fluid volume in endometriosis. Fertil Steril 1980;34:280-1

11. Drake TS, O'Brien WF, Ramwell PW, et al. Peritoneal fluid, thromboxane B2 and 6-keto-prostaglandin F1α in endometriosis. Am J Obstet Gynecol 1980;140:401-4

12. Eisermann J, Gast MJ, Pineda J, et al. Tumor necrosis factor in peritoneal fluid of women undergoing laparoscopic surgery. Fertil Steril 1988;50:573-9

13. Engin oral, MD, Emre seli, MD, Mert O.Bahtiyar, MD, et al. Growth-regulated α expression in the peritoneal environment with endometriosis. Obstet Gynecol 1996;88:1050-6

14. Fakih H, Baggett B, Holtz G, et al. Interleukin-1 : a possible role in the infertility associated with endometriosis. Fertil Steril 1987;47:213-7

15. Fazleabas AT, Khan-Dawood FS, Dawood MY. Protein, progesterone and protease inhibitors in uterine and peritoneal fluids of women with endometriosis. Fertil Steril 1987;47:218-24

16. Ferrara N, Houck K, Jakeman L, et al. Molecular and biological properties of the vascular endothelial growth factor family of polypeptides. Endocrinol Rev 1992;13:18-32

17. Halme J, Becker S, Hammond MCT, et al. Increased activation of pelvic macrophages in infertile women with mild endometriosis. Am J Obstet Gynecol 1983;145:333-7

18. Halme J, Becker S, Haskill S. Altered maturation and function of macrophage : possible role in pathogenesis of endometriosis. Am J Obstet Gynecol 1987;156:783-9

19. Halme J, Mathurs. Local autoimmunity in mild endometriosis. Int J Fertil 1987;32:309

20. Halme J, White C, Kauma S, et al. Peritoneal macrophage from patients with endometriosis release growth factor activity in vitro. J Clin Endocrinol Metab 1988;66:1044-9

21. Halme J. Release of tumor necrosis factor-α by human peritoneal macrophages in vivo and in vitro. Am J Obstet Gynecol 1989;161:1718-25

22. Hammond MG, Oh ST, Anners J, et al. The effect of growth factors on proliferation of human endometrial stromal cells in culture. Am J Obstet Gynecol 1993;168:1131-8

23. Haney AF, Muscato JJ, Weinberg JB. Peritoneal fluid cell populations in infertility patients. Fertil Steril 1981;35:696-8

24. Hemmings R, Miron P, Falcone T, et al. Platelet-activating factor acetylhydrolase activity in peritoneal fluids of women with endometriosis. Obstet Gynecol 1993;81:276-9

25. Hoffman H, Haney AF, Weinberg JB. Reduced trypsin-binding capacity of alpha-macroglobulin in the peritoneal fluid of women with endometriosis : possible relevance to alterations in macrophage function. Fertil Setril 1988;50:39-47

26. Jan LS, Jennifer FT, Charles JZ, et al. Ovarian steroid regulation of vascular endothelial growth factor in the human endometrium : Implications for angiogenesis during the menstrual cycle and in the pathogenesis of

endometriosis. J Clin Endocrinol Metab 1996;81:3112-8

27. Keck PJ, hauser SD, Krivi G et al. Vascular permeability factor, an endothelial cell mitogen related to PDGF. Science 1989;246:1309-12

28. Kennedy SH, Starkey PM, Cargent IL. Antiendometrial antibodies in endometriosis measured by an enzyme-linked immunosorbent assay before and after treatment with danazol and nafareline. Obstet Gynecol 1990;75:914-8

29. Kim KJ, Li B, Winer J, et al. Inhibition of vascular endothelial growth factor induced angiogenisis suppress tumor growth in vivo. Nature 1993;362:841-4

30. Koninckx PR1, Ussia A, Adamyan L, et al. Deep endometriosis: definition, diagnosis, and treatment. Fertil Steril. 2012;98:564-7

31. Mathur S, Peress MR, Williamson HO et al. Autoimmunity to endometrium and ovary in endometriosis. Clin Exp Immunol 1988;50:259-62

32. McLaren J, Prentice A, Charnock-Jones DS, et al. Vascular endothelial growth factor is produced by peritoneal fluid macrophages in endometriosis and is regulated by ovarian steroids. J Clin Invest 1996;98:482-9

33. Muscato JJ, Haney AF, Weinberg JB. Sperm phagocytosis by human peritoneal macrophages : a possible cause of infertility in endometriosis. Am J Obstet Gynecol 1982;144:503-10

34. Nisolle MF, Casanas RV, Anaf JH, et al. Morphometric study of the stromal vascularizationin peritoneal endometriosis. Fertil Steril 1993;59:681-4

35. Olive DL, Haney AF, Weiberg JB. The nature of the intraperitoneal exudate associated with infertility : peritoneal fluid and serum lysozyme activity. Fertil Steril 1987;48:802-6

36. Olive DL, Weinberg JB, Haney AF. Peritoneal macrophage and infertility : the association between cell number and pelvic pathology. Fertil Steril 1985;44:772-7

37. Oosterlynck DJ, meuleman C, Waer M, et al. Transforming growth factor-β activity is increased in peritoneal fluid from women with endometriosis. Obstet Gynecol 1994;83:287-92

38. Ravindranath N, Little-Ihrig L, Phillips HS, et al. Vascular endothelial growth factor messenger ribonucleic acid expression in the primate ovary. Endicrinology 1991;131:254-260

39. Suginami H, Yano K. An ovum capture inhibitor(OCI) in endometriosis peritoneal fluid : an OCI-related membrane responsible for fimbrial failure of ovum capture. Fertil Steril 1988;50:648-53

40. Surrey ES, Halme J. Effect of peritoneal fluid from endometriosis patients on endometrial stromal cell proliferation in vitro. Am J Obstet Gynecol 1990;76:792-7

41. Syrop CH, Halme J. Cyclic changes of peritoneal fluid parameter in normal and infertile patients. Obstet Gynecol 1987;69:416-8

42. Van Le L, Oh ST, Anners JA, et al. Interleukin-1 inhibit growth of normal human endometrial stromal cell in culture. Obstet Gynecol 1992;80:405-9

43. Weinberg JB, Haney AF, Xu FJ, et al. Peritoneal fluid and plasma levels of human macrophage colony-stimulating factor in relation to peritoneal fluid macrophage content. Blood 1991;78:513-6

44. Wild RA, Shivers CA. Antiendometrial antibodies in patients with endometriosis. Am J Reprod Immunol Microbiol 1985;8:84-6

역학

Epidemiology

유병률

Prevalence

| 황규리 |

자궁내막증은 수술에 의해 병리학적으로 진단되는 질환이므로 경증의 자궁내막증 또는 자궁내막증의 뚜렷한 증상이 없는 중증 자궁내막증의 경우에 수술이 시행되지 않아 진단이 안되는 점을 감안하면 그 발생 빈도와 유병률을 정확하게 알기는 어렵다. 자궁내막증의 발생 빈도는 수술적 치료의 적응증에 따라서 다양하고 연구에 따라 차이를 보이나, 대략적인 유병률은 가임기 연령 층에서 약 10%, 불임 여성에서 약 20-30%, 만성 골반통 여성에서 40-82%로 보고되고 있다.

청소년기 여성에서 월경곤란증 혹은 만성 골반통으로 진단 복강경 수술을 시행하여 자궁내막증으로 확진된 경우는 62%로 보고되고, 이 중 치료에 반응하지 않는 만성 골반통이 있는 청소년기 여성의 75%, 월경곤란증의 청소년기 여성의 70%, 치료에 반응을 보이는 만성 골반통이 있는 청소년기 여성의 49%에서 자궁내막증으로 확진된 것으로 보고한 체계적 문헌고찰 연구가 있다.

한국 여성을 대상으로 한 연구들에서는 부인과 수술을 받은 환자 중 1.03-6.7%, 골반통으로 수술받은 환자 중 2.5-8.5%의 빈도를 보여 연구자들에 따라 유병률은 다양하게 보고되고 있다. 이렇게 다양하게 발생 빈도가 보고되는 것은 개복술 또는 복강경 수술 등의 진단 방법에 따라 진단율이 달라질 수 있고 수술자의 숙련도에 따라 다른 것에 기인하는 것으로 보인다.

미국의 경우 1990년부터 1998년까지 15-44세 여성을 대상으로 한 부인과 입원 환자들 중 자궁내막증이 세 번째로 다빈도 질환에 해당되었다. 독일의 15-54세 여성을 대상으로 조사된 자궁내막증의 유병률과 발병률(incidence rate)은 1000명의 여성에게서 각각 8.1, 3.5로 보고되었으며, 특히 35-44세 연령층에서 1000명당 12.8의 가장 높은 유병률을 보였다.

최근 이탈리아 북부 지방의 15-50세 여성을 대상으로 한 data linkage 연구에서는 자궁내막증의 연간 발병률은 0.11%, 유병률은 1.82%로 추정되는 것으로 제시하였다. 프랑스에서 시행된 자궁내막증 역학 연구를 살펴보면, 2008-2012년 기간에 14,239,197명의 가임기 여성을 대상으로 조사하였을 때 자궁내막증으로 입원한 빈도는 0.9%였고, 자궁내막증은 가임기 여성 입원 환자의 1.5%에 영향을 미치는 것으로 보고되었다. 또한 1년에 최소 한번 4.2%의 여성이 재입원을 하였으며, 3년간 누적 재입원율은 6.9%의 수치를 보이는 것으로 나타나 최근 프랑스에서도 자궁내막증으로 입원 치료를 받는 빈도가 증가함을 보여주고 있다.

이처럼 근래 가임기 여성에서 자궁내막증의 발생 빈도가 더 증가되는 추세를 보이는 것은, 아마도 가임기 여성들의 생식 관련 생활 패턴의 변화(늦은 결혼 및 첫 출산의 지연)와 부분적으로 관련된될 수 있으며, 자궁내막증에 대한 관심이 증가하면서 진단율이 증가하여 나타나는 것일 수도 있을 것으로 여겨진다.

표 2-1 Main results of selected studies on the incidence and prevalence of endometriosis

Reference, country	Results
Kim et al., 1984, Korea	Incidence of endometriosis was 2.7 % of the patients with pelvic operation
Houston et al., 1988, USA	Incidence of pelvic endometriosis was 108.8 − 246.9 newly diagnosed cases per 100,000 person−years of risk
Rhee et al., 1990, Korea	Incidence of endometriosis was 2.8 % of the patients with laparotomies
Chung and Kim, 1995, Korea	Incidence of endometriosis was 6.7 % of the patients with gynecologic operation
Velebil et al., 1995, USA	Based on average annual discharge rates per 10,000 women, the rate for endometriosis was 32.4
Abbas et al., 2012, Germany	Standardized prevalence and incidence rates were 8.1 and 3.5 per 1000 women, respectively
Morassutto et al., 2016, Italy	Incidence of endometriosis in women aged 15 − 50 years is 0.11 %. Prevalence of endometriosis estimated from incidence is 1.82 %
von Theobald al., 2016	Prevalence of hospitalization for endometriosis was 0.9%. Endometriosis affected 1.5% of hospitalized women of childbearing age, ranging from 1.0% to 2.4% between regions

참·고·문·헌

1. 김동호, 이재찬, 배도환. 진단 및 수술적 골반경하에서 자궁내막증의 빈도와 임상적 고찰. 대한산부회지 1996; 39: 2089-95.

2. 김미연, 최민혜, 배진영 외. 자궁절제술 환자의 자궁내막증 유병률. 대한산부회지 2008; 51: 1121-7.

3. 김정구, 강순범, 이진용 외. 자궁내막증에 관한 임상적 고찰, 대한산부회지 1984; 27: 1551-60.

4. 박종설, 황일천, 문형 외. 자궁내막증의 임상적 고찰. 대한산부회지 1984; 27: 1237-42.

5. 이정호, 이태성, 이탁 외. 자궁내막증의 임상적 고찰. 대한산부회지 1990; 33: 770-4.

6. 정혜원, 김승철. 자궁내막증의 임상적 고찰. 대한산부회지 1995; 38: 1201-10.

7. 조주연, 최동희, 송찬호 외. 자궁내막증에 관한 임상적 고찰. 대한산부학회지 1984; 27: 1802-11.

8. Abbas S, Ihle P, Köster I, et al. Prevalence and incidence of diagnosed endometriosis and risk of endometriosis in patients with endometriosis-related symptoms: ndings from a statutory health insurance-based cohort in Germany. Eur J Obstet Gynecol Reprod Biol 2012; 160:79–83.

9. Eskenazi B, Warner ML. Epidemiology of endometriosis. Obstet Gynecol Clin North Am 1997; 24: 235–58.

10. Fauconnier A, Chapron C. Endometriosis and pelvic pain: epidemiological evidence of the relationship and implications. Hum Reprod Update 2005; 11: 595-606.

11. Gruppo Italiano per lo studio dell'endometriosi. Prevalence and anatomical distribution of endometriosis in women with selected gynaecological conditions: results from a multicentric Italian study. Human Reproduction 1994; 9: 1158–62.

12. Houston DE, Noller KL, Melton III LJ et al. e epidemiology of pelvic endometriosis. Clinical Obstetrics and Gynecology 1988; 31: 787–800.

13. Janssen EB, Rijkers AC, Hoppenbrouwers K, et al. Prevalence of endometriosis diagnosed by laparoscopy in adolescents with dysmenorrhea or chronic pelvic pain: a systematic review. Hum Reprod Update 2013; 19: 570-82.

14. Morassutto C, Monasta L, Ricci G, et al. Incidence and Estimated Prevalence of Endometriosis and Adenomyosis in Northeast Italy: A Data Linkage Study. PLoS One 2016; 21: 11e0154227.

15. Rawson JM. Prevalence of endometriosis in asymptomatic women. J Reprod Med 1991; 36: 513-5.

16. Velebil P, Wingo PA., Xia Z., et al. Rate of hospitalization for gynecologic disorders among reproductive-age women in the United States. Obstetrics & Gynecology 1995; 86: 764–9.

17. Vigano P, Parazzini F, Somigliana E, et al. Endometriosis: epidemiology and aetiological factors. Best Pract Res Clin Obstet Gynaecol 2004; 182: 177–200.

18. von eobald P, Cottenet J, Iacobelli S, et al. Epidemiology of Endometriosis in France: A Large, Nation-Wide Study Based on Hospital Discharge Data. Biomed Res Int 2016; 2016:3260952.

19. Waller KG, Lindsay P, Curtis P, Shaw RW. e prevalence of endometriosis in women with infertile partners. Eur J Obstet Gynecol Reprod Biol 1993; 48: 135-9.

Chapter

03

위험인자

Risk factors

| 김선미 |

자궁내막증은 다수의 유전적, 환경적 요인에 의해 발생하는 복합 요인성 질환으로 알려져 있다.

1. 임상적 연관 인자

1) 출산력 및 월경력

출산력이 없는 경우, 짧은 월경 주기, 월경 주기가 길고 월경량이 많은 경우, 초경이 이른 경우 등과 같이 월경혈의 골반강내 역류로 인한 월경혈에의 노출 기회의 증가는 자궁내막증 위험도를 높이는 것으로 보고되었다. 이는 자궁내막증 발병 기전 중 월경혈의 역류와 골반내 이식설을 지지하는 근거로도 지목되는 부분이다.

2) 폐쇄성 자궁기형 또는 생리혈의 체외로의 정상적 배출을 방해하는 의학적 상태

역시 월경혈의 역류와 골반내 이식설을 지지하는 내용으로 이러한 경우 자궁내막증의 위험도가 높아지는 것으로 보고되었다.

3) 신체 크기 (Body size)

소아기 또는 초기 성인기의 신체 사이즈가 자궁내막증 위험도와 역의 상관관계를 보인다는 보고가 있다. 즉 체질량지수(BMI)가 높을수록 자궁내막증 위험도가 낮다는 것이다. 또 한편으로는 청소년기 체질량지수가 낮을수록 자궁내막증 발생 빈도가 낮다는 보고가 있으며 이는 이 시기에 체질량

지수가 낮을 경우 초경이 늦고 따라서 자궁내막증 발생 위험도도 낮아지는 것으로 해석될 수 있다.

4) 인종

한 연구에 따르면 아시아 여성에서 백인 여성에 비해 9배 높은 자궁내막증 발생 위험도가 보고되기도 하였다.

5) 가족이나 친척의 자궁내막증 병력

자궁내막증의 유전적 위험도에 대해서는 잘 알려져 있으며 아래에서 다시 기술될 예정이다.

2. 유전적 연관 인자

자궁내막증은 상당한 유전적 소인을 가지는 것으로 알려져 있다. 한 연구에 따르면 중증 자궁내막증 환자의 1촌(first-degree) 가족(어머니, 자매)의 경우 7%의 유병율을 보인 반면, 환자 파트너의 1촌 가족에서는 1% 미만의 유병율을 보이는 것으로 보고되었고, 아이슬랜드에서 시행된 또 다른 연구에 따르면 일반인 집단과 비교하여 자궁내막증이 있는 환자의 자매에서 5.6배, 친척에서는 1.6배 그 발생율이 높은 것으로 보고되기도 하였다. 또한 영국의 한 병원 기반 연구에서 230명의 수술로 확인된 자궁내막증 환자가 단지 100 단위의 가족 내에 분포하는 가족내 집단 발병 경향을 보였으며, 이 때 가족력이 있는 자궁내막증의 경우 그렇지 않은 경우에 비해 더 중증 질환이 더 일찍 발생하는 양상이 관찰되었다. 유전성에 대한 더 강력한 근거는 쌍생아 자매 연구에서 찾아볼 수 있는데 이란성 쌍생아 자매에 비해 일란성 쌍생아 자매에서 더 높은 진단 일치율을 보이며, 호주에서 3096명을 대상으로 시행된 지금까지 가장 큰 규모의 쌍둥이 자매 연구에 따르면 자궁내막증의 유전적 요인이 52%에 달하는 것으로 추정된다. 그러나 자궁내막증의 유전은 멘델리안 유전 법칙을 따르지 않으며 다유전자성으로 여러가지 유전자 자리(genetic loci)와 연관되어 있는 것으로 보고되고 있다.

1) 가설 기반 후보 유전자 연구(Hypothesis-based candidate gene studies)에 의해 보고된 유전적 연관 인자들

가설 기반의(hypothesis-based) 후보 유전자 연구는 복합 요인성 질환의 유전자 연구에 있어 가장 흔히 사용되어온 방법이다. 즉 그 질환의 발생 기전을 설명하는 생물학적 가설에 근거한 유전자 또는 유전자 지역(region)을 선택하여 질환과의 연관성을 평가하는 방법이 되겠다. 이러한 연구는 자궁내막증과 같이 그 원인이나 발병기전이 불명확한 질환에 있어서 어떠한 생물학적 발생기전을 가정하고 시행하는 것이므로 근본적으로 제한적일 수밖에 없으며 자궁내막증에서의 연구 결과도 마찬가지이다.

2) 비가설 기반(Hypothesis-free) 연구에 의해 보고된 유전적 연관 인자들

(1) 전체 유전자 연관 연구 (Whole genome linkage studies)

자궁내막증과 같은 복합성 질환의 연관 연구를 위해서는 다수의 이환된 구성원을 갖는 많은 수의 가계가 필요하다. 최대 규모의 게놈 전체(genome-wide) 연관 연구는 2005년 발표된 International Endogene Study(IES)로 1176 가계(931개의 호주 및 245개의 영국 가계, 최소 2명 이상의 가족 구성원을 포함하면서 수술적으로 진단된 자궁내막증을 기준으로 함) 분석에서 염색체 10q26 와 20p13 부위와의 연관성을 발견하였다. 이중 rs11592737은 자궁내막증 발생 기전과 관련성이 있다고 알려진 CYP2C19 유전자 안에 위치하며, CYP2C19 유전자는 약물 대사와 에스트라디올(E2)의 에스트론(E1)으로의 전환을 포함한 에스트로겐 대사에 관여한다. 이 연관성 하나만으로는 염색체 10q26 와 자궁내막증과의 연관성을 모두 설명할 수는 없고 이 지역에서의 드문 유전자 변이를 발견하기 위해 재염기서열결정(resequencing) 등을 통한 추가적 연구가 필요하다. 또한 기능 연구를 통한 유전자 식별과, 기저의 생물학적 경로에 미치는 유전자 변이의 영향 규명이 과제로 남아 있다.

염색체 7p13–15 지역에서는 자궁내막증 발생과 관련하여 유력한 후보 유전자인 INHBA, SFRP4, 및 HOXA10 에 대한 코드화 지역(coding region)과 상류 조절부위(upstream regularoty region)의 염기서열 분석이 이루어졌으며 유전자형 배열(genotyping array)에서 존재하지 않는 드문 유전자 변이 발견을 목표로 하였다. 이 연구에서 11개의 변이가 관찰되었는데, 이 중 5개는 흔한 변이(minor allele frequency [MAF] > 0.05)였고 나머지 6개는 드문 변이였다. 그러나 다섯개의 흔한 변이 중 어느 것과도 개별적으로나 집합적으로 자궁내막증 위험성과의 연관성이 관찰되지 않았고, 드문 변이는 이들 가계에서 관찰된 연관성에 대한 인과성을 설명하지 못하였다. 이들 유전자의 코드화 지역(coding region)과 상류 조절부위(upstream regularoty region)에 대해서만 염기서열분석이 이루어졌으므로 인트론 부위(intronic region)와 같은 비코드화 지역(noncoding region) 또는 다른 유전자 부위의 변이가 자궁내막증과의 연관성을 가지고 있을 가능성이 있겠다.

(2) 게놈-와이드 연관 연구 (Genome-wide association studies, GWAS)

GWAS는 최근의 과학 기술적 발달에 의해 현실화된 유전자 분석법으로 다양한 복합 인자성 질환에서 공통 위험 요소를 규명하는데 있어 매우 유용한 방법으로 최근 활발하게 관련 연구가 진행되고 있다. GWAS의 원리는 게놈을 대표할 수 있는 몇 세트의 100,000 common SNP를 선정하여 대규모의 환자군과 대조군을 대상으로 분석하여 그 빈도를 두 그룹간에 비교하는 것으로 지금까지 보고된 질환 및 형질에 대한 GWAS 연구 결과는 GWAS Catalog 라는 이름으로 National Human Genome Research Institute (NHGRI) 와 European Bioinformatics Institute (EMBL-EBI)에 의해 주

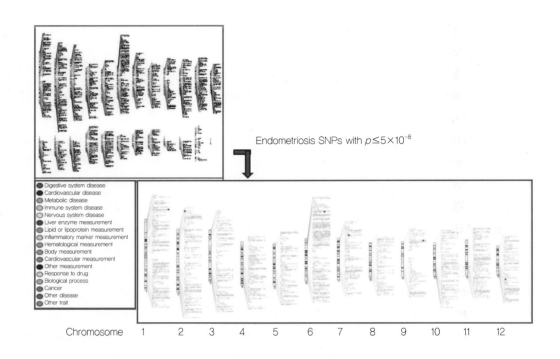

그림 3-1　모든 유전자에서 밝혀진 게놈-와이드 연관성(p ≤ 5 x 10-8)과 자궁내막증과의 연관 부위 개요도. National Human Genome Research Institute- European Bioinformatics Institute (EMBL-EBI) 에서 구현. www.ebi.ac.uk/gwas/diagram

기적으로 업데이트 및 보고되고 있으며 자궁내막증에 관한 정보도 역시 확인할 수 있다. (Burdett T 등 (EBI)) **(그림 3-1)**

　　Rahmioglu N. 등은 지금까지 발표된 모든 GWAS 연구 및 재현 연구들을 모두 통합한 메타 분석 결과를 보고하였는데 이 연구를 통해 연관성이 뚜렷한 6개의 유전자 자리와 III, IV기 자궁내막증과 경계성 유의성을 보인 2개의 유전자 자리를 보고하였다 **(표 3-1)**. 이들 유전자 변이는 유전자 안에 위치하고 있을 때에는 유전자 발현에 변화를 유발하는 것으로, 인트론이나 유전자 사이 구역에 위치할 때에는 근처 유전자의 시스-조절 (cis-regulation)이나 좀 더 멀리 떨어진 유전자 발현에 영향을 주어 작용할 것으로 생각된다. GWAS로 발견된 자궁내막증 관련 유전자 변이가 위치하거나 가장 가까이 위치하는 유전자의 역할은 **(표 3-2)**에 정리된 바와 같다. 모든 유전자 지역에 대한 기능 연구 가 추가적으로 이루어 질 때에 자궁내막증 발생에 있어서 이런 유전자 변이가 어떠한 원인 인자로 작용하는지에 대한 이해가 깊어지게 될 것이다.

표 3-1 자궁내막증과 뚜렷한 연관성이 보고된 8개의 게놈-와이드 유전자 변이

SNP	Chr	Position (HG 19)*	P meta [†]	OR all [‡] (95% CI)	OR stage III/IV [§] (95% CI)	Nearest gene (distance)
rs7521902	1	22490474	1.8×10^{-15}	1.18 (1.13 – 1.23)	1.25 (1.16 – 1.33)	WNT4 (21 Kb)
rs13394619	2	11727257	2.9×10^{-8}	1.13 (1.07 – 1.20)	1.18 (1.11 – 1.24)	GREB 1 (0)
rs4141819	2	67864425	8.8×10^{-6} (9.2×10^{-8})	1.08 (1.04 – 1.12)	1.16 (1.09 – 1.24)	Intergenic (ETAA1: 227 Kb)
rs1250248	2	216286843	1.1×10^{-4} (8.0×10^{-8})	1.11 (1.04 – 1.18)	1.26 (1.16 – 1.38)	FN1 (0)
rs7739264	6	19785338	6.2×10^{-10}	1.11 (1.08 – 1.15)	1.20 (1.13 – 1.28)	ID4 (52 Kb)
rs12700667	7	25901389	1.6×10^{-9}	1.13 (1.08 – 1.17)	1.22 (1.14 – 1.31)	Intergenic (miR-148a: 88 Kb, NFE2L3: 290 Kb)
rs1537377	9	22169450	1.0×10^{-8}	1.12 (1.08 – 1.17)	1.18 (1.11 – 1.26)	CDKN2B-AS1 (48 Kb)
rs10859871	12	95711626	4.8×10^{-15}	1.18 (1.13 – 1.22)	1.19 (1.11 – 1.27)	VEZT (17 Kb)

* Human Genome Ver. 19 accessable at http://www.ncbi.nlm.nih.gov/projects/genome/assembly/grc/
† 메타분석의 p 값은 Rahmioglu 등의 연구에 따름Rahmioglu, 2014 #4. rs4141819 와 rs1250248 에 대해서는 III/IV기 자궁내막증에 대한 P 값만이 통계적 유의성을 보였으며 괄호 안에 표기함
‡ 모든 자궁내막증 케이스를 분석한 OR
§ III/IV기 자궁내막증만을 분석한 OR

주목해야 할 점은 지금까지의 연구로 알게된 대부분의 유전자 변이가 자궁내막증 발생의 원인일 가능성보다는 직접적 원인 유전자와 연관불균형을 보이고 있을 가능성이 더 높다는 점이다. 원인이 되는 변이와 그 변이의 질환 발생에서의 역할을 확인하기 위해서는 더 큰 인구집단 샘플에서 추가적인 염기서열 분석이 이루어져야 하고, 원인 유전자 변이를 확인한 후에는 기능 연구가 추가적으로 이루어져 질환 조직에서의 유전자 발현(mRNA), 단백 및 대사체 수준에서 발생하는 변화와 DNA 수준에서의 변화와의 관계를 확인해야 한다.

지금까지 발견된 자궁내막증 관련 유전자 변이의 질환 발생에서의 역할은 매우 낮은 것으로 보인다(3.4%). 그러나 향후 표준화된 분류를 통해 등록된 많은 수의 자궁내막증 환자에서 더 많은 정보가 누적되면 자궁내막증이라는 복합 질환 발생의 원인 기전과 유전적 변이에 따른 발생 위험도를 더 잘 이해하고 이를 치료에 적용할 수 있을 것이라 기대된다.

표 3-2 자궁내막증과 연관성이 보고된 유전자들의 생물학적 기능

Gene name	Known functions
WNT4	여성 생식기 발생에 있어 중요한 역할을 하는 단백질-코딩 유전자. Knockout 생쥐에서 WNT4의 소실은 뮬러관과 그로부터 유래되는 기관 발생이 전혀 없는 것이 발견됨. WNT 유전자는 복강과 자궁내막에서도 발현됨.
GREB1	호르몬 의존성 유방암 세포 성장에 관여하는 에스트로겐 조절 기전에서 작용하는 하나의 초기 반응 유전자. 자궁내의 자궁내막에 비해 복강내의 자궁내막에서 발현이 증가되어 있어 에스트로겐 의존성 자궁내막증 성장에 관여할 것으로 추측됨.
ETAA1	뼈나 연부조직에서 발생하여 공통적인 특성을 갖는 Ewing계 종양에서 종양-특이 세포표면 항체를 코딩하는 유전자.
FN1	배아발생, 상처 치유, 혈액 응고, 숙주 방어 및 전이 등과 같은 세포의 부착과 이동에 관여. FN1을 목표로 하는 전사 인자(transcription factor)를 코딩하는 SOX2는 난소암 세포의 세포 이동을 조절하는 핵심 유전자로 알려져 있음.
ID4	난소암의 발암유전자이면서 유방암 발생에 있어 메틸화 관련 조절 기전에서의 역할이 추정되는 유전자. 난소암, 자궁내막암 및 유방암 세포주에서 발현이 증가함.
NFE2L3	세포분화, 염증 및 발암과정에 관여할 것으로 추정되는 전사인자. 인간 유방암 세포 및 고환암 조직 표본에서 그 발현이 증가한 것이 관찰됨.
miRNA_148a	Wnt/β-catenin의 신호전달 과정에서 작용할 것으로 추정되는 microRNA로 이 유전자는 성 호르몬 항상성 조절과정 및 섬유발생과정에 작용하여 자궁내막증 발생에 역할을 할 것으로 추정됨
HOXA10	뮬러관의 개별 장기(난관, 자궁, 자궁경부 및 질)로의 구역 특이 발생에 필수적 역할을 하는 homeobox A계 전사 인자에 속함.
CDKN2B-AS1	CDKN2B, CDKN2A 및 ARF 종양 억제 인자의 조절에 관여함. 자궁내막증 및 자궁내막암에서 CDKN2A의 비활성화가 보고됨.
VEZT	접합 이음 막경유 단백(adherens junction transmembrane protein)을 코딩. 잠정적 발암억제 유전자로서 세포 이동/침입 유전자, 성장 유전자, 세포 유착 유전자, 및 TCF19와 같은 기능이 알려져 있는 세포 주기 진행 유전자에 대해 작용하는 것으로 보임. TCF19는 면역 균형을 유지하는데 관여함.

3. 환경적 연관 인자

최근에는 dioxin, 미량 원소, 및 유기 오염물 들을 포함하는 내분비 교란 인자(endocrine disrupting chemicals) 추정 물질들에의 과다노출과 자궁내막증 발생과의 연관성이 보고된 바 있다. 그러나 그 노출 자체가 어떤 기전을 통해 작용하는지 명확하지 않으며 연구 결과들이 모호한 경우가 많아 추후 관련연구가 더 필요하다.

1. Albertsen HM, Chettier R, Farrington P, et al. Genome-wide association study link novel loci to endometriosis. PLoS One, 2013;8:e58257.

2. Almstrup K, Leffers H, Lothe RA, et al. Improved gene expression signature of testicular carcinoma in situ. Int J Androl, 2007;30:292-302; discussion 303.

3. Birnbaum LS, Cummings AM. Dioxins and endometriosis: a plausible hypothesis. Environ Health Perspect, 2002;110:15-21.

4. Borowski A, Dirksen U, LIXIN L, et al. Structure and function of ETAA16: a novel cell surface antigen in Ewing's tumours. Cancer Immunol Immunother 2006;55:363-74.

5. Burdett T (EBI) HPN, Hastings E (EBI), Hindorff LA (NHGRI), et al Available at: www.ebi.ac.uk/gwas, Accessed [Aug 2016]. The NHGRI-EBI Catalog of published genome-wide association studies.

6. Chevillard G & Blank V. NFE2L3 (NRF3): the Cinderella of the Cap'n'Collar transcription factors. Cell Mol Life Sci, 2011;68:3337-48.

7. Cribb AE, Knight MJ, Dryer D, et al., Role of polymorphic human cytochrome P450 enzymes in estrone oxidation. Cancer Epidemiol Biomarkers Prev 2006;15:551-8.

8. Falconer H, D'hooghe T, Fried G. Endometriosis and genetic polymorphisms. Obstet Gynecol Surv 2007;62:616-28.

9. Fan W, Li S, Chen Q, et al. Association between interleukin-10 promoter polymorphisms and endometriosis: a meta-analysis. Gene, 2013;515:49-55.

10. Frare AB, Barbosa AM, Costa IR, et al. GSTM1 and GSTT1 polymorphisms in endometriosis in women from Goias, Brazil. Genet Mol Res 2013;12:2764-70.

11. Gaetje R, Holtrich U, Engels K, et al. Endometriosis may be generated by mimicking the ontogenetic development of the female genital tract. Fertil Steril 2007;87:651-6.

12. Gloria-bottini F, Ammendola M, Saccucci P, et al. The association of PTPN22 polymorphism with endometriosis: effect of genetic and clinical factors. Eur J Obstet Gynecol Reprod Biol 2013;169:60-3.

13. Hadfield RM, Mardon HJ, Barlow DH, et al. Endometriosis in monozygotic twins. Fertil Steril 1997;68:941-2.

14. Hindorff LA, Sethupathy P, Junkins HA, et al., Potential etiologic and functional implications of genome-wide association loci for human diseases and traits. Proc Natl Acad Sci U S A 2009;106:9362-7.

15. Jacoby VL, Fujimoto VY, Giudice LC, et al. Racial and ethnic disparities in benign gynecologic conditions and associated surgeries. Am J Obstet Gynecol 2010;202:514-21.

16. Kennedy S, Mardon H, Barlow D. Familial endometriosis. J Assist Reprod Genet 1995;12:32-4.

17. Kobayashi A, Behringer RR. Developmental genetics of the female reproductive tract in mammals. Nat Rev Genet 2003;4:969-80.

18. Koninckx PR, Braet P, Kennedy SH, BARLOW DH. Dioxin pollution and endometriosis in Belgium. Hum Reprod 1994;9:1001-2.

19. Lou X, Han X, Jin C, et al., SOX2 targets fibronectin 1 to promote cell migration and invasion in ovarian cancer: new molecular leads for therapeutic intervention. Omics 2013;17:510-8.

20. Malinak LR, Buttram VC, JR., Elias S,. Heritage aspects of endometriosis. II. Clinical characteristics of familial endometriosis. Am J Obstet Gynecol 1980;137:332-7.

21. Martini M, Ciccarone M, Garganese G, et al., Possible involvement of hMLH1, p16(INK4a) and PTEN in the malignant transformation of endometriosis. Int J Cancer 2002;102:398-406.

22. Matsuzaki S, Darcha C. In vitro effects of a small-molecule antagonist of the Tcf/ss-catenin complex on endometrial and endometriotic cells of patients with endometriosis. PLoS One 2013;8:e61690.

23. Miao R, Guo X, Zhi Q, et al., VEZT, a novel putative tumor suppressor, suppresses the growth and tumorigenicity of gastric cancer. PLoS One 2013;8:e74409.

24. Missmer SA, Hankinson SE, Spiegelman D, et al. In utero exposures and the incidence of endometriosis. Fertil Steril 2004;82:1501-8.

25. Nyholt DR, Low SK, Anderson CA, et al., Genome-wide association meta-analysis identifies new endometriosis risk loci. Nat Genet 2012;44: 1355-9.

26. Painter JN, Anderson CA, Nyholt DR, et al., Genome-wide association study identifies a locus at 7p15.2 associated with endometriosis. Nat Genet 2011a;43:51-4.

27. Painter JN, Nyholt DR, Morris A, et al., High-density fine-mapping of a chromosome 10q26 linkage peak suggests association between endometriosis and variants close to CYP2C19. Fertil Steril 2011b;95:2236-40.

28. Pankov R, Yamada KM. Fibronectin at a glance. J Cell Sci 2002;115:3861-3.

29. Pellegrini C, Gori I, Achtari C, et al., The expression of estrogen receptors as well as GREB1, c-MYC, and cyclin D1, estrogen-regulated genes implicated in proliferation, is increased in peritoneal endometriosis. Fertil Steril 2012;98:1200-8.

30. Rahmioglu N, Missmer SA, Montgomery GW, et al. Insights into Assessing the Genetics of Endometriosis. Curr Obstet Gynecol Rep 2012;1:124-137.

31. Rahmioglu N, Nyholt DR, Morris AP, et al. Genetic variants underlying risk of endometriosis: insights from meta-analysis of eight genome-wide association and replication datasets. Hum Reprod Update 2014;20:702-16.

32. Rhee DK, Park SH, Jang YK. Molecular signatures associated with transformation and progression to breast

cancer in the isogenic MCF10 model. Genomics 2008;92:419-28.

33. Sahmani M, Ghaleh TD, Darabi M, et al. I405V polymorphism of CETP gene and lipid profile in women with endometriosis. Gynecol Endocrinol 2013;29:712-5.

34. Saliminejad K, Memariani T, Ardekani AM, et al., Association study of the TNF-alpha -1031T/C and VEGF +450G/C polymorphisms with susceptibility to endometriosis. Gynecol Endocrinol 2013;29: 974-7.

35. Sanfilippo JS, Wakim NG, Schikler KN, et al. Endometriosis in association with uterine anomaly. Am J Obstet Gynecol 1986;154:39-43.

36. Simpson JL, Elias S, Malinak LR, et al. Heritable aspects of endometriosis. I. Genetic studies. Am J Obstet Gynecol 1980;137:327-31.

37. Smarr MM, K K, Buck Louis GM. Endocrine disrupting chemicals and endometriosis. Fertil Steril, S0015-0282(16)61389-4. doi: 10.1016/j.fertnstert.2016.06.034. [Epub ahead of print].

38. Stefansson H, Geirsson RT, Steinthorsdottir V, et al. Genetic factors contribute to the risk of developing endometriosis. Hum Reprod 2002;17:555-9.

39. Szczepanska M, Wirstlein P, Skrzypczak J, et al. Polymorphic variants of CYP17 and CYP19A and risk of infertility in endometriosis. Acta Obstet Gynecol Scand 2013;92:1188-93.

40. Treloar SA, Bell TA, Nagle CM, et al. Early menstrual characteristics associated with subsequent diagnosis of endometriosis. Am J Obstet Gynecol 2010;202: 534.e1-6.

41. Treloar SA, O'connor DT, O'connor VM, et al. Genetic influences on endometriosis in an Australian twin sample. sueT@qimr.edu.au. Fertil Steril 1999;71:701-10.

42. Treloar SA, Wicks J, Nyholt DR, et al. Genomewide linkage study in 1,176 affected sister pair families identifies a significant susceptibility locus for endometriosis on chromosome 10q26. Am J Hum Genet 2005;77: 365-76.

43. Uno S, Zembutsu H, Hirasawa A, et al., A genome-wide association study identifies genetic variants in the CDKN2BAS locus associated with endometriosis in Japanese. Nat Genet 2010;42:707-10.

44. Vainio S, Heikkila M, Kispert A, et al. Female development in mammals is regulated by Wnt-4 signalling. Nature 1999;397:405-9.

45. Vanaja MC, Rozati R, Nassaruddin K, et al. Association of VEGF +405G>C polymorphism with endometriosis. Front Biosci (Elite Ed) 2013;5:748-54.

46. Verschuur-maes AH, De Bruin PC, Van Diest PJ. Epigenetic progression of columnar cell lesions of the breast to invasive breast cancer. Breast Cancer Res Treat 2012;136:705-15.

47. Vitonis AF, Baer HJ, Hankinson SE, et al. A prospective study of body size during childhood and early adulthood and the incidence of endometriosis. Hum Reprod 2010;25:1325-34.

48. Wang Y, Van Der Zee M, Fodde R, et al. Wnt/Beta-catenin and sex hormone signaling in endometrial homeostasis and cancer. Oncotarget 2010;1:674-84.

49. Zhao ZZ, Nyholt DR, Thomas S, et al. Polymorphisms in the vascular endothelial growth factor gene and the risk of familial endometriosis. Mol Hum Reprod 2008;14:531-8.

50. Zondervan KT, Treloar SA, Lin J, et al., Significant evidence of one or more susceptibility loci for endometriosis with near-Mendelian inheritance on chromosome 7p13-15. Hum Reprod 2007;22:717-28.

병인론

Etiology

PART
03

조직발생학적 가설

Proposed theories for histogenesis of endometriosis

| 김종현 |

자궁내막증은 해부학적, 조직학적, 호르몬, 유전자, 면역력, 환경요인 등 다양한 요인에 의해 발생되는 것으로 생각되고 있다. 오래전부터 자궁내막증 발생에 대하여 여러 가지 가설들이 여러 문헌들을 통하여 소개되어 왔으나, 왜 발생하는가에 대한 정확한 이론은 아직 없다.

1. 월경혈 역류 – 이식설(Implantation theory)

Sampson (1921)은 월경 중 탈락된 자궁내막 세포들이 난관을 통하여 복강으로 역류하고, 복막과 난소에 착상하여 성장함으로써 자궁내막증이 발생한다고 설명하였다. 월경혈의 역류는 난관이 막히지 않은 가임기 여성에서 흔히 관찰할 수 있는 소견으로, Halme 등은 난관이 개통되어 있는 여성의 경우 약 76~90%에서 월경 직후 복강경 수술을 통해 혈액이 섞인 복강액을 확인하였다. 그러나 월경혈 역류가 관찰된 모든 여성에서 자궁내막증이 관찰되는 것은 아니다.

* 자궁내막증 발생 기전 중 이식설을 뒷받침해주는 증거들은 다음과 같다.
① 복막 자궁내막증 병변은 골반 하부에 주로 발생하며, 난소, 곧창자자궁오목(pouch of Douglas, cul-de-sac, rectovaginal septum), 방광자궁오목(vesicouterine pouch), 자궁천골(자궁엉치) 인대 등의 순으로 많이 관찰된다.
② 자궁 또는 질의 기형으로 월경혈의 유출경로가 막힌 경우 자궁내막증의 발생이 증가한다.
③ 초경이 빨리 시작되거나 월경주기가 짧은 경우 경우 자궁내막증의 발생이 증가한다.

④ 역류량이 많은 여성이 건강한 여성과 비교하여 자궁내막증의 발생이 증가한다.

⑤ 실험적으로 월경으로 탈락된 자궁내막이 세포배양액에서 생존 가능하다.

⑥ 동물실험에서는 인위적으로 자궁에서 골반으로 구멍을 내어 월경혈의 역류를 유도하면 자궁내막증이 유발된다

⑦ 동물실험에서 자궁내막세포가 포함된 생리혈을 골반강에 한 번 접종한 경우 46%, 두 번 연속 접종한 경우 100%에서 인간의 경우와 조직학적, 임상적 행태가 유사한 자궁내막증이 발병하였다.

⑧ 사춘기 전 여성에서 발견되는 자궁내막증은 분만직후 모체로부터 공급되던 난포호르몬(에스트로겐)의 감소에 의한 생리현상에 의한 것으로 설명하기도 한다.

2. 체강상피 화생설(coelomic metaplasia theory) 및 유도설(induction theory)

체강상피 화생설은 복막과 늑막에 존재하는 체강상피에서 유래한 중피세포(mesothelial cell)의 자연발생적 화생에 의해 자궁내막증이 발생한다는 이론이다 (Gruenwald 등). 체강상피 화생설로부터 변형된 유도설은 복강으로 유입된 월경기 자궁내막 세포의 변성에 의해 유리된 내분비적 요소들이 난소의 종자상피세포(germinal epithelium)와 복막중피세포의 화생을 유도하여 자궁내막조직으로 변화시킨다는 가설이다(Burney 등).

* 자궁내막증 발생에 체강상피 화생 또는 유도에 의한 것이라는 주장들은 다음과 같다.

① 자궁내막증은 초경이 시작되지 않은 소녀와 월경을 경험해 보지 않은 여성에서도 보고된 바 있다.

② 자궁내막 세포는 해부학적 결함이 없는 한, 직접 흉부로 유입될 수 없기 때문에 착상설은 늑막 및 폐의 자궁내막증을 설명할 수 없다. 변성이 일어난 자궁내막 세포들로부터 복막액(우측 hemi-diaphragm을 통해 흉강과 연결)으로 유리된 스테로이드 호르몬 또는 화학물질에 의한 자극으로 늑막의 화생이 유발된다는 설이 있다.

③ 자궁내(eutopic)와 이소성(ectopic) 자궁내막이 형태 및 기능적 측면에서 서로 많은 차이를 보이는 것은 자궁내막증의 병변이 정상 자궁내막조직의 자가이식물(autotransplants)이라는 이론을 설명할 수 없다.

* 체강상피 화생설은 자궁내막 세포와 복막세포가 모두 체강상피로부터 기원한다는 사실에 기초하여 제기된 이론이지만 다음과 같은 문제점들도 지적되고 있다.

① 자궁내막증이 복막세포의 변형에 의한 것이라면 이러한 현상은 남성에게도 나타나야 한다.

② 체강상피는 복강 뿐 아니라 흉강도 구성하고 있지만 자궁내막증은 거의 대부분 복강 내에서 발생한다.

③ 세포의 변성은 연령 증가와 비례하지만 자궁내막증은 젊은 가임기 여성에서 주로 발생한다.

기타 자궁내막세포의 혈행성 또는 림프성 전파에 의해서도 자궁내막증이 발생할 수 있음을 시사하는 보고들도 있다. 수술흉터나 회음부에서 발견되는 자궁내막증은 제왕절개술, 기타 골반강내 수술 또는 회음절개 후 봉합을 시행할 때 의인성(iatrogenic)으로 자궁내막 조직이 직접 이식될 수 있다는 가설로 가장 잘 설명될 수 있다.

3. 림프성 전파(Lymphatic spread of endometriosis to pelvic sentinel lymph nodes)

난관을 통해 역류한 월경혈내 자궁내막 조직이 생존, 부착, 증식, 침습 및 혈관생성의 과정을 거쳐 자궁내막증의 복막내 병변을 형성한다는 견해는 이해되고 있으나, 난소의 자궁내막증과 특정한 형태의 심부 자궁내막증의 발병기전에 대해서는 아직도 논란의 여지가 많다.

Temper 등은 난소 자궁내막증, 더글라스와 심부 자궁내막증 환자들의 수술시 림프절을 제거하여 관찰한 결과 약 11%에서 림프절 내 자궁내막증을 관찰할 수 있었고, 난포호르몬(estrogen)과 황체호르몬(progesterone) 수용체 양성반응을 보이는 자궁내막세포양 병변(endometriotic-like cells)을 약 80%에서 관찰할 수 있었다고 보고하였으며, 심한 자궁내막증 수술시 림프절 절제로 자궁내막증의 재발을 감소시킬 수 있다는 주장을 하였다. 그러나 이러한 치료법은 광범위 수술에 의한 위험성을 증가시키므로 아직은 논란의 여지가 있다.

발생위치, 병변의 모양과 호르몬에 대한 반응성이 서로 다르기 때문에 복막의 자궁내막증, 난소의 자궁내막증 및 직장-질 중격의 자궁내막증 등은 서로 다른 발병기전을 가진 각각의 독립적인 질환이라는 의견도 있으나, 심부 자궁내막증은 직장-질 중격에서 발생한 것이 아닌 더글라스와에 발생한 자궁내막증의 유착에 의해서 발생했다는 주장도 있다.

참·고·문·헌

1. Brosens I, Benagiano G. Is neonatal uterine bleeding involved in the pathogenesis of endometriosis as a source of stem cells? Fert Ster 2013;100:622–3.

2. Burney RO, Giudice L. Pathogenesis and pathophysiology of endometriosis. Fert Steril 2012;98:511–9.

3. Cramer DW, Missmer SA. The epidemiology of endometriosis. Ann N Y Acad Sci 2002;955:396-406.

4. D,Hooghe TM, Bambra CS, Raeymaekers BM, et al. Intrapelvic injection of menstrual endometrium causes endometriosis in baboons (Papio cynocephalus and Papio anubis). Am J Obstet Gynecol 1995;173:125-34.

5. D'Hooghe TM, Bambra CS, Suleman MA, et al. Development of a model of retrograde menstruation in baboons (Papio anubis). Fertil Steril 1994;62(3):635–8.

6. Dehoux JP, Defrre S, Squifflet J et al. Is the baboon model appropriate for endometriosis studies? Fertil Steril 2011;96(3):728–3.

7. Gruenwald P. Origin of endometriosis from the mesenchyme of the celomic walls. Am J Obstet Gynecol 1942;44(3);470–4.

8. Halme J, Hommond MG, Hulka J, et al. Retrograde menstruation in healthy women and in patients with endometriosis. Obstet Gynecol 1984;64:151-4.

9. Ishimura T, Masuzaki H. Peritoneal endometriosis: endometrial tissue implantation as its primary etiologic mechanism. Am J Obstet Gynecol 1991;165:210-4.

10. Jenkins S, Olive DL, Haney AF. Endometriosis: pathogenetic implications of the anatomic distribution. Obstet Gynecol 1986;67:335-8.

11. Koninckx PR, Kennedy SH, Barlow DH. Endometriotic disease: the role of peritoneal fluid. Human Reproduction Update 1998;4(5):741–51, 1998.

12. Marsh EE, Laufer MR. Endometriosis in premenarcheal girls who do not have an associated obstructive anomaly. Fertil Steril 2005;83(3):758-60.

13. Nisolle M, Donnez J. Peritoneal endometriosis, ovarian endometriosis, and adenomyotic nodules of the rectovaginal septum are three different entities. Fertil Steril 1997;68:585-96.

14. Sampson JA. Perforating hemorrhagic (chocolate) cysts of the ovary; their importance and especially their relation to pelvic adenomas of endometrial type (adenoma of the uterus, rectovaginal septum, sigmoid, etc.). Archives of Surgery 1921;3:245-323.

15. TeLinde RW, Scott RB. Experimental endometriosis. Am J Obstet Gynecol 1950;60:1147-73.

16. Yong Jin Na. Pathogenesis of Endometriosis: Early Lesion Formation. Korean J Reprod Med 2007;34(2):57-66.

17. Vercellini P, Aimi G, Panazza S, et al. Deep endometriosis conundrum: evidence in favor of a peritoneal origin. Fertil Steril 2000;73:1043-6.

유전학적 요인

Genetic factors

| 서석교 |

자궁내막증은 유전적 소인이 있는 질환이라고 생각된다. 하지만 확실한 멘델유전소질(mendelian genetic trait)은 발견되지 않았으며, 대부분의 연구자들은 자궁내막증이 더 복잡한 방식으로 유전될 것이라고 생각한다. 그렇게 생각하는 근거에는 자궁내막증으로 진단된 자매는 자궁내막증의 다양한 증상 중에서도 굉장히 유사한 증상을 동시에 호소하는 경우가 많고, 가까운 친척관계(어머니, 자매, 딸)에 자궁내막증 환자가 있는 경우 자궁내막증의 유병률이 일반 인구에 비해 6-9배 높다는 연구 결과, 심한 자궁내막증을 앓고 있는 환자의 자매에서 magnetic resonance imaging (MRI)를 촬영할 경우 15%에서 자궁내막증이 발견된다는 연구 결과, 자궁내막증 환자에서 특정 유전자들의 유전 다형현상이 대조군에서보다 더 많이 관찰된다는 점, dioxin과 같은 환경 유해 인자에의 노출이 자궁내막증의 발병에 영향을 미친다는 점을 들 수 있다.

1. 인구학적 연구

자궁내막증 환자의 가까운 친척 관계(first-degree relatives: 어머니, 자매, 딸: DNA 의 50%를 공유하는 친척 관계)에서 자궁내막증의 유병률이 높다는 다수의 연구가 있다. 자궁내막증이 사람에 있어서는 유전적 소인을 강하게 보인다는 증거 역시 충분하다. Simpson 등(1980)은 자궁내막증 환자의 가까운 친척에서 대조군으로 설정된 자궁내막증 환자 남편의 가까운 친척에서보다 자궁내막증의 발병 위험성이 7배 증가한다는 연구 결과를 보고하였다. Coxhead & Thomas(1993)는 자궁내막증 환자의 가까운 친척에서, 자궁내막증 친척을 갖지 않은 대조군보다 자궁내막증 발병의 위험이

6배 높다는 연구 결과를 보고하였다. 또한, Moen & Magnus(1993)은 자궁내막증 또는 자궁선근증을 가진 환자의 가까운 친척에서 대조군에 비해 자궁내막증의 발병율이 7배 증가한다는 결과를 보고하였다. 일란성 쌍둥이에서 한 사람이 자궁내막증에 걸릴 경우, 나머지 한 쪽 자매에서도 자궁내막증이 발병할 확률은 75%에 이른다. 또 다른 쌍둥이 연구에서는, 자궁내막증의 잠재적인 발병 여부의 51%는 유전적 영향에 의한 것이라는 결과가 있다. 다른 쌍둥이 연구에서는, 16쌍의 일란성 쌍둥이에서 14쌍에서 두 명 모두에게 자궁내막증 발병하였다. 그리고 이 중, 9쌍은 중등도 이상의 자궁내막증 소견을 보였다.

2. 유전 다형현상과 자궁내막증

지난 10년 간 여러 연구에서, 유전 다형현상(genetic polymorphism)이 자궁내막증의 발병과 관련이 있다는 문제 제기가 꾸준히 있어왔다. 유전 다형현상을 분석하는 다양한 실험 기법을 통해, 현재까지 20여 개의 유전자들이 자궁내막증의 발병과 관련이 있는 것으로 보고되었다. 유전 다형현상과 자궁내막증의 발병을 연구한 연구의 50% 정도에서는 실제로 특정 유전자의 유전 다형현상과 자궁내막증이 유의미한 관계가 있는 것으로 나타났다. 이러한 연관성은 사이토카인과 염증반응(cytokines and inflammation; IFN-γ, IL-1-β, IL-4, IL-6, IL-10, IL-1 receptor, IL-2 receptor β, TNF-α, TNF-β, TNF-receptor 2), 스테로이드 합성 효소들과 해독 효소들과 수용체들(steroid-synthesizing enzymes and detoxifying enzymes and receptors; CYP17, CYP19, AHR, AHR repressor, AHR nuclear translocator, GSTM1, GSTT1, GSTP1, NAT1, NAT2, PPAR-γ), 에스트라디올 대사(estradiol metabolism; COMT, HSD17B1), 기타 효소들과 대사 작용(other enzymes and metabolic systems; AHSG, eNOS, GALT), 접합 분자들과 기질 효소들(adhesion molecules and matrix enzymes; ICAM-1, MMP1, MMP3, MUC9, PAI-1)에서 가장 뚜렷하게 보였다. 세포소멸, 세포 주기 조절, 그리고 종양 유전자들(apoptosis, cell cycle regulation, and oncogenes; FAS, FASL, p21, p53, ras)은 질병과 반대되는 작용을 하는 것으로 보였으며, 반면에 호르몬 수용체들(hormone receptors; AR, ER-α, ER-β, PRs), 성장 인자 체계(growth factor systems; EGFR, RANTES, TGF-β-receptor 1, VEGF), 그리고 특히 인간 백혈구 항원 체계 구성원들(HLA system and immune components)은 상대적으로 강한 연관성을 보였다.

한편, Guo는 최근 시행한 메타분석을 통해 single nucleotide polymorphism (SNP, 단일염기다형성)과 자궁내막증의 연관성을 보고한 연구들이 과연 타당한지에 대한 문제를 제기하였다. Guo 의 메타분석은 위에서 언급한 여러 기전 중에서 성호르몬 합성, GSTM1/GSTT1, 그리고 dioxin 해독 효소와 관련된 모든 연구들을 포함하였는데, Guo는 메타분석에 포함된 대부분의 연구들이 publication bias(출판 편향)이 심하고 대조군의 설정도 명확하지 않으며, 통계분석 기법에 있어서 오류가 상당부분 발견되었다고 지적하였다. 더욱이, 자궁내막증과의 연관성이 보고된 후보 유전자 중에서는 그 후보 유전자와 자궁내막증과의 연관성이 보고된 연구가 한 개뿐이거나, 다른 실험자에 의해서 후보 유전자와 자궁내막증과의 연관성이 재현되지 않은 경우가 많았다. Guo는 이 메타분석을 통해, SNP와 자궁내막증 발병과의 관련성에 대한 증거가 현재로서는 불충분하다는 결론을 내렸다.

3. 염색체 수의 이상(이수성, Aneuploidy)

Phosphoglycerate kinase gene methylation 기법을 이용하여 검사하였을 때, 정상 자궁내막의 gland cell들에서와 마찬가지로, 자궁내막종의 상피세포는 단일클론에서 생성된 세포군으로 나타난다. Flow cytometry(유동세포계수법) 기법을 이용하였을 때도, 정상 자궁내막 세포와 비교하여 자궁내막종의 세포가 염색체 수의 이상을 보인다는 증거는 찾지 못했다.

자궁내막증 환자와 정상인에서 얻은 자궁내막 조직에서 comparative genomic hybridization(비교 유전체 부합법)을 이용하여 Gogusev 등은 자궁내막증 조직에서 어떤 염색체의 어느 부위에서 유전자의 copy numbers(복제 개수)에 변화가 생겼는지 알아낼 수 있었다.

또 다른 연구에서는, 염색체 1번과 7번의 trisomy(삼염색체), 염색체 9번과 17번의 monosomy(단염색체) 가 자궁내막종, 난소암(ovarian endometrioid adenocarcinoma), 그리고 정상 자궁내막에서 발견되었다. 조직 내에 염색체 수가 다른 세포들(aneusomic cells)을 함유하는 비율은 정상 자궁내막이나 난소외 자궁내막증에서 난소 자궁내막종에서보다 유의미하게 적다. 이러한 사실은 난소 실질의 미세 환경이 자궁내막 세포의 유적적 변이를 유도하는 성질이 있음을 시사하고, 특정 케이스에서는 침윤성 암으로 발병하는 데 기여한다는 사실을 추측해 볼 수 있다.

4. 후성유전학(Epigenetics)

후성유전학은 유전자의 염기서열에는 변화를 주지 않으면서 유전자의 발현 등에 영향을 주어 개체의 차이를 나타내게 하는 현상에 대한 연구 분야이며, 이러한 유전자 발현의 변화는 체세포 분열에 의해서 유전이 가능하다. 따라서 후성유전학에 의하면 돌연변이가 없이도 새로운 형질이 유전될 수 있다. DNA의 아세틸화, 메틸화(methylation), 포스포릴화(phosphorylation), 유비퀴틸화(ubiquitinization) 등 여러 가지 형태가 있는데, 이들 중 DNA 메틸화 연구가 가장 잘 알려져 있다.

후성유전학적인 유전자 변형은 암을 포함하는 다양한 질병들의 발병 및 진행에 관여한다고 여겨지고 있다. 특히 메틸화의 변화와 암과의 연관성에 대해서는 수많은 논문들이 발표되고 있는데, 과메틸화에 의한 암억제유전자(tumor suppressor)의 발현 저해와 저메틸화에 의한 발암유전자의 과발현 등이 대표적으로 제시되고 있다. 이러한 연구의 흐름은 임상적으로도 중요한 영향을 미쳐 DNA 과메틸화는 유전자 발현을 억압하는 기전으로서 뿐만 아니라, 암을 진단하는 표지자로서 관심을 끌고 있고, 이를 활용한 암 진단방법이 개발되고 있다. 또한 DNA 과메틸화에 의한 종양유전자의 발현억제는 가역적인 과정이기 때문에, 과메틸화를 없앰으로써 종양 유전자의 발현을 유도할 수 있어, 이런 후성유전학적 치료제의 개발이 활발히 연구되고 있고 DNA 메틸화의 억제 물질인 5-aza-2'-deoxycytidine 등과 히스톤아세틸화의 저해제인 SAHA등이 암 치료제로 제한적 이지만 활용되기 시작하였다.

지난 5년간 자궁내막증이 후성유전학과 관련된 질병이라는 증거들이 발견되어 오고 있다. 후성유전학은 자궁내막증에서 호르몬 및 면역 이상에 대한 공통 기전이 될 것으로 보이며, 유전학보다 자궁내막증의 발생기전을 연구하는데 중요한 분야로 생각된다. 2005년 보고된 자궁내막증 환자의 자궁내막조직에서 HOXA10의 과메틸화 및 발현의 감소와 2006년 보고된 이소성 자궁내막조직에서 PR-B (progesterone receptor B)의 과메틸화가 프로게스테론의 저항성과 관계가 있을 것이라는 연구결과는 자궁내막증의 발생이나 진행 과정에 후성유전학적 요인이 관계될 것이라는 증거라고 볼 수 있다. 가장 최근의 연구들 중에서 나타나는 몇 가지 증거들로는 에스트로겐의 생합성에 관련된 여러 가지 steroidogenic gene의 활성에 중요한 역할을 하는 전사 인자인 steroidogenic factor-1 (SF-1)이 정상자궁내막에서는 발현되지 않으나 자궁내막증 환자의 이소성 자궁내막조직에 발현이 되며 저메틸화 되어있다는 연구결과와 ER-β가 이소성 자궁내막조직에서 저메틸화 되어 과발현된다는 연구결과가 있다. 또한 정상 자궁내막 기질세포에서는 발현하지 않는 aromatase가 demethylation agent인 5-aza-2'-deooxycytidine으로 치료 시 mRNA의 발현이 증가한다는 연구결과와 자궁내막증에서 감소되어 있는 E-cadherin이 HDACI인 trichostatin A (TSA)로 치료 시 발현이 증가되어 자궁내막증 병변의 진행이 감소하였다는 연구결과 등이 있다.

이러한 결과는 후성유전학적 요인이 이소성 자궁내막세포가 본연의 성질(cellular identity)을 지속적으로 유지할 수 있게 하여 자궁내막증에 관여할 가능성에 대해 생각해 볼 수 있다.

참 · 고 · 문 · 헌

1. Kennedy SH. Genetics of endometriosis. In: Tulandi T, Redwine D, eds. Endometriosis: advances and controversies. New York: Dekker, 2004:55–68.

2. Treloar SA, O'Connor DT, O'Connor VM, et al. Genetic influences on endometriosis in an Australian twin sample. Fertil Steril 1999;71:701–10.

3. Hadfield RM, Mardon HJ, Barlow DH, et al. Endometriosis in monozygotic twins. Fertil Steril 1997;68:941–2.

4. Simpson JL, Malinak LR, Elias S, et al. HLA associations in endometriosis. Am J Obstet Gynecol 1984;148:395–7

5. Maxwell C, Kilpatrick DC, Haining R, et al. No HLA-DR specificity is associated with endometriosis. Tissue Antigens 1989;34:145–7.

6. Falconer H, D'Hooghe T, Fried G. Endometriosis and genetic polymorphisms [review]. Obstet Gynecol Surv 2007;62:616–28.

7. Jiang X, Hitchcock A, Bryan E, et al. Microsatellite analysis of endometriosis reveals loss of heterozygosity at candidate ovarian tumor suppressor gene loci. Cancer Res 1996;56:3534–9.

8. Gogusev J, Bouquet de Joliniere J, Telvi L, et al. Detection of DNA copy number changes in human endometriosis by comparative genomic hybridisation. Hum Genet 1999;105:444–51

9. Shin JC, Ross HL, Elias S, et al. Detection of chromosomal aneuploidy in endometriosis by multicolor in situ hybridization. Hum Genet 1997;100:401–6.

10. Körner M, Burckhardt E, Mazzucchelli L. Higher frequency of chromosomal aberrations in ovarian endometriosis compared to extragonadal endometriosis: a possible link to endometrioid adenocarcinoma. Mod Pathol 2006;19:1615–23.

11. Wu Y, Halverson G, Basir Z, et al. Aberrant methylation at HOXA10 may be responsible for its aberrant expression in the endometrium of patients with endometriosis. Am J Obstet Gynecol 2005;193:371–80.

12. Xue Q, Lin Z, Yin P, et al. Transcriptional activation of steroidogenic factor-1 by hypomethylation of the 50 CpG island in endometriosis. J Clin Endocrinol Metab 2007b;92:3261–7.

염증성 및 면역학적 요인

Inflammatory & immunologic factors

| 정혜원 |

건강한 가임기 여성의 76-90%에서 월경혈의 역류는 흔히 볼 수 있는 현상이지만 대부분의 여성에서 이로 인하여 자궁내막증이 발생하지는 않는다. 정상여성에서는 월경 때 역류된 자궁내막 조직이 대부분 면역반응에 의하여 소멸되는데 자궁내막증이 있는 여성에서는 역류된 자궁내막에 대한 면역반응이 적절하지 않아 이들 세포가 복강 내에 남아서 자궁내막증으로 발생할 수 있다.

자궁내막증은 수많은 면역 관련성 기전들이 연관되어 있다고 보고되었다. 세포성 및 체액성 면역 변화와 면역기능의 이상이 자궁내막증의 발생이나 중증도에 영향을 미쳤을 수 있다. 자궁내막증 환자에서 면역 세포의 작용이 정상적이지 않다. 자궁내막증 환자의 복강액 내에 면역세포의 수가 증가되어 있지만 자궁내막 세포를 제거하기보다는 오히려 자궁내막증의 발생을 유발하는 것으로 보인다.

대식세포(macrophages)와 자연살해세포(natural killer cell, NK cell)에 의해 매개된 세포 면역반응의 결함으로 면역이나 염증반응에 의하여 제거되어야 할 자궁내막이 남아 복강내 중피세포(mesothelial cells)에 부착하여 세포외 기질(extracellular matrix)로 침습하여 지속하고 증식하게 된다. 자궁내막증 환자의 복강액내의 면역세포들은 다양한 종류의 싸이토 카인과 성장요소등의 체액요소들을 분비하여 이소성 자궁내막의 부착과 증식과 국소적 신생혈관 생성을 자극한다. 감염이나 외상에 반응한 정상적 염증반응이 상향조절 되어 자궁내막증 병변이 착상하고 생존할 수 있다. 자궁내막증 병변의 생존에 있어 cytokines과 chemokine의 역할은 잘 알려져 있으나 매우 다양한 기능을 가지고 있어서 아직 완전히 이해되고 있지는 않다. 이러한 비정상적인 면역반응은 자궁내막증에서 생기는 독특한 호르몬 환경에 의해 악화된다. 최근 자궁내막증 환자에서 면역과 염증에 대한 transcriptomic analysis에서 관련된 유전자 579개중 396개가 자궁내막증 조직에서 91개가 자궁내막 조직에서 정상인의 자궁내막과 발현 차이가 있었다고 보고되어 면역과 염증이 자궁내막증의 발생에 관여한다고 보고되었다.

자궁내막증 발생 원인을 밝히는 많은 연구 결과에도 불구하고 면역반응의 이상에 대해서 확실히 밝혀져 있지 않으며 질병의 원인인지 결과인지는 명확하지 않으나 역류된 자궁내막 조직의 착상 및 발달에 중요한 역할을 하여 병인에 중요한 역할을 할것 으로 생각되고 있다.

1. 자궁내막증과 자가면역 질환의 연관성

미국에서 진행된 단면 연구에서 갑상선 기능 저하증, 만성피로증후군, 류마티스 관절염, 전신성 홍반, Sjogren 증후군, 다발성 경화증이 일반 인구집단에 비해 자궁내막증 환자에서 높게 나타났으며 알러지와 천식도 흔한 것으로 보고되어 자기면역질환과의 연관성이 의심된다. 그러나 이러한 연구들은 기억하여 확인하는 과정에서 편견이 존재할 수 있는 위험이 크다. 자궁내막증 환자에서 B-세포 기능이 증가하며 각종 자가항체의 발현 빈도가 증가하여, 자궁내막증이 자가면역성 질환과의 연관성이 있거나 자가면역성 질환의 하나로 여겨지기도 하였다.

자궁내막증 환자에서 항핵 항체(antinuclear antibodies)의 유병율이 높다는 보고가 있는데 가장 흔한 자가 항체는 transferrin 과 laminin-1을 포함한 자궁내막항원에 대한 항체이다. 이러한 자가면역 반응은 염증에 의해서 유발되었을 가능성이 많으며 만성적인 조직 파괴의 결과로 나타났을 가능성이 있다. 실제로 항자궁내막항체를 검출하려는 연구들이 있었다. 그러나 자궁내막 단백에 대해 자가항체를 생성하는 기전이 아직 명확하지 않고, 동물실험에서 자가항체를 유도해 낼 수 없으며, 이들 자궁내막단백으로 동물에서 자궁내막증이 발생하지 않으므로 추가적인 연구가 필요한 상태이다. 자궁내막증과 연관된 불임증에 자가항체가 관여할 수 있으나 아직 그 중요성에 대해서는 논란이 있다.

2. 세포성 면역계의 변화

자궁내막증이 있는 여성의 자궁내막은 정상인의 자궁내막과는 달리 세포성 면역반응에 잘 반응하지 않는 것으로 알려져 있다. 자궁내막증 환자에서 복막액의 양이 증가하고 복막액내 백혈구 특히 활성도가 증가된 대핵 세포의 증가, 염증성 싸이토카인, 성장요소, 혈관형성 촉진물질의 증가 등이 있어 무증상 복막감염(subclinical peritoneal inflammation) 상태와 유관하다. 월경혈에 포함되어 있는 자궁내막 조직들은 복강내로 들어가서 염증 반응을 일으킨다. 세포면역 반응의 이상으로 복강내에 역류된 자궁내막 세포를 효과적으로 제거하지 못하며 싸이토카인과 성장요소들이 자궁내막조직들을 복막표면에 붙게 하고 증식과 혈관 형성(angiogenesis)를 촉진함으로서 이소성 자궁 내막의 착상과 성장을 촉진한다. 대식세포 등에서 epidermal growth factor (EGF), macrophage-derived growth factor (MDGF)과 같은 성장 및 혈관 생성 요소, fibronectin과 integrins 같은 부착분자들을 분비하여 자궁내막 세포의 성장을 촉진한다.

대식세포는 복강액내에 정상적으로 있는 세포이지만 자궁내막증 환자의 복강액내에서 그 수와 비율 및 활성도가 증가하고 대식세포 수의 증가는 성장인자로 작용하는 proinflammatory와 화학쏠림 싸이토카인(chemotactic cytokine), 성장인자(growth factor), 프로스타글란딘(prostaglandin)의 분비를 통해 역류된 자궁내막 세포의 증식을 돕는다. 최근 연구에서는 대식세포가 이소성 자궁내막 조직을 상처로 인지하여 상처 치유를 위해 자궁내막 조직을 생존케 하며, 혈관신생을 야기하여 자궁내막증의 발생에 관여하는 것으로 보고하였다. 또한 복강내 착상한 자궁내막증 세포가 성장하는데 중요한 TNF-α와 IL-8 같은 혈관 형성 매개물질과 VEGF를 분비하여 저산소상태의 신생혈관형성을 조절한다. 자궁내막증 환자에서 활성화된 복강내 대식세포와 혈액내의 단핵구(monocytes)들이 이소성 자궁내막 세포를 제거하는 대신에 성장요소와 싸이토카인을 분비하여 자궁내막증을 유발한다.

자궁내막증 환자의 복강내 자연살해세포수에 대한 많은 연구들의 결과가 일치하지 않는다. 그러나 자궁내막증 환자의 자연살해세포의 세포독성 작용이 감소하였으며 진행된 자궁내막증 환자에서 그 감소가 크다는 연구 결과는 일치하고 있다. 자궁내막증 환자에서는 자연살해세포에 대한 면역억제 기능이 정상인보다 더 커서 자궁내막조직이 병변으로 자랄 수 있는 환경이 된다. 자궁내막증 환자에서 IL-6가 자연살해세포의 세포독성을 줄여 면역 억제에 관여 한다고 보고되었다.

자궁내막증이 있는 여성의 복강액과 이소성 자궁내막 간질에 세포독성/억제 T 세포와 조력 T 세포 모두 증가되어 있으나 논란의 여지가 있다.

중핵구는 반감기가 짧으며 염증반응을 해결하는데 중요한 역할을 한다. 건강한 여성의 중핵구를 자궁내막증이 있는 여성의 복강액이나 혈청에서 배양하면 정상인의 복강액이나 혈청에서 배양한 것 보다 apoptosis가 적게 일어나는 것이 보고되어 자궁내막증이 있는 여성의 복강액이나 혈청에서 antiapoptotic factors가 있음을 알 수 있다.

항원전달제시세포(APC; Antigen-presenting cells)중 하나인 수지상 세포(dendritic cells)는 획득면역을 활성화 시킨다. 미성숙수지상 세포는 건강한 여성의 복막에는 존재하지 않으나 자궁 내막증 병변이나 그 주위 복막에서 발견된다. 그러나 수지상 세포가 자궁내막증의 병인에 관련 되어 있다는 연구 결과는 논란이 있다.

자궁내막증 환자의 자궁내막과 자궁내막증 조직에서 정상인의 자궁내막에 비해 B cell의 활성이 증가되어 있다.

3. Cytokines and Chemokines

인터루킨-1(IL-1)은 자궁내막증 환자의 복강액에서 발견되고 자궁내막증 병변에서 IL-1에 대한 수용체 발현이 증가한다. 정상여성과 비교해 자궁내막증 환자의 복강액내에서 IL-1α, IL-1β와 총 IL-1이 증가되어 있다. 또한 자궁내막증환자의 자궁내막과 복강액내에 IL-1α, IL-1β의 기능을 약화시키는 soluble decoy receptor IL-1-R II의 발현에 이상이 있다. 초기 자궁내막증 환자의 복막액내에 IL-1Ra 가 감소되어 있어서 역류된 자궁내막으로 인한 염증반응을 약화시킴으로서 자궁내막증 발생 초기 발생의 기전이 된다. IL-1은 혈관 생성인자(vascular endothelial growth factor, interleukin-6, interleukin-8)의 분비를 자극하여 자궁내막증의 발생을 촉진한다. 또한 IL-1은 자궁내막증 세포로부터 soluble form의 intercellular adhesion molecule-1 (ICAM-1)의 분비를 유도하여 자연살해세포와 다른 면역 세포들의 면역인지로 인한 면역학적 감시를 피해 자궁내막세포가 복강내로 들어가는 것을 돕는다.

TNF-a는 자궁내막증 환자의 복강액내에서 중등도와 연관성 있게 증가되어 있으며 농도와 병변의 크기는 양의 상관관계가 있다. 초기 혹은 경미한 자궁내막증 환자의 자궁내막과 복강액내에 TNF-α의 농도가 높게 나타나 TNF-α는 질환 발생의 초기에 역할을 하는 것으로 보인다. TNF-α는 활성화된 림프구, 대식세포, 자연살해세포등 에서 만들어지는 염증성 싸이토카인으로서 자궁내막 상피세포(eutopic endometrial epithelial cells)에서 발현되며 IL-1에 의하여 상향 조절된다. TNF-α는 배양된 간질세포가 중피세포(mesothelial cells)에 부착하는 것을 증가시켜서 자궁내막증 환자의 복막에 이소성 자궁내막조직의 부착을 촉진시킨다. 자궁내막증 환자의 복강내 대식세포에서 COX-2의 발현이 증가되어 있다. TNF-α 와 IL-1은 prostaglandin E2 (PGE2)의 합성을 조절하며 감염이나 상처에 반응하여서만 상향조절되는 cyclooxygenase-2 (COX-2)의 발현을 유도한다.

자궁내막증이 있는 환자의 복강액내에서 정상인의 복강액에 비해 IL-6가 증가 되어 있으며 이는 자궁내막증의 크기, 수와 양의 상관관계를 보인다. 자궁내막증 환자의 자궁내막과 자궁내막증조직에서 정상인의 자궁내막에 비해 IL-6가 높게 나타나며 특히 진행된 자궁내막증에서 그 농도가 증가되어 있다. 자궁내막증 환자의 복강액내에 증가된 대식세포에서 IL-6가 높은 농도로 생성 된다.

IL-10은 염증성 싸이토카인인 IFN-γ, IL-2, IL-3, TNF-α 과 GM-CSF의 합성을 방해하는 항염증성 싸이토카인으로 알려져 있다. 자궁내막증이 있는 환자의 복강액내에서 정상인의 복강액에 비해 IL-10이 증가 되어 있으며 이로 인하여 자궁내막증에서의 자연살해세포의 세포독성 작용(cytotoxic activity)의 감소가 일어나는 것으로 보인다.

Interleukin-8 (IL-8)은 중피세포(mesothelial cells), 대식세포(macrophages), 자궁내막 세포등에서 생성되는 proinflammatory, angiogenic 효과를 갖는 강력한 호중구 화학쏠림인자 (neutrophil chemotactic factor)이다. IL-8은 자궁내막증의 병기와 유의한 연관성을 보여 진행된 자궁내막증 보다는 초기 병변에서 높게 나타난다. IL-8은 자궁내막증 환자의 복강액에서 농도가 증가되어 있는데 이는 염증반응으로 인해 증가된 IL-1과 종양괴사인자(tumor necrosis factor, TNF)-α 가 복막의 중피세포(mesothelial cell)에서 IL-8의 분비를 촉진하는데 기인한다. IL-8은 자궁내막 기질세포가 세포외 기질 단백질(extracellular matrix proteins)에 부착하고 기질 금속단백분해효소(matrix metalloproteinase, MMP)의 활성을 자극하며 용량 의존적으로 자궁내막 기질세포의 증식을 자극함으로서 이소성 자궁내막의 착상과 성장을 증진시킨다. 자궁내막증이 있는 환자의 복강액내에서 정상인의 복강액에 비해 IL-8이 증가 되어 있으나 자궁내막증 환자의 혈액 내에서는 증가되어 있지 않으므로 자궁내막증에서 IL-8은 국소적인 조절장애를 보인다고 볼 수 있다.

자궁내막증은 에스트로겐 의존성 병변인데 자궁내막증이 생긴 부위에 국소적으로 호중구(neutrophils)가 동원되면서 국소적 에스트로겐 과다 생성이 IL-1에 의한 IL-8의 분비와 연관성이 있다. 자궁내막증이 있는 여성과 정상인 여성에서 국소 염증과 prostaglandins (PG)의 분비의 차이가 있어 자궁내막의 방향화 효소의 활성도의 차이가 있다는 보고가 있다.

단핵구화학주성단백-1(monocyte chemotactic protein-1, MCP-1)과 RANTES (regulated on activation, normal T-cell expressed and secreted)도 자궁내막증 환자의 복강액에서 높게 측정되며 자궁내막증의 중등도와 연관성 있게 이들 물질이 증가되어 있다. 이들 싸이토카인은 복강 내로 대식세포를 유인하는 화학유인물질(chemo-attractant)로 작용한다. 단핵구화학주성단백-1은 주로 복강내에 있는 대식세포에서 생성된다. 자궁내막증병변의 단핵구화학주성단백-1과 RANTES는 다양한 종류의 백혈구, 중피 세포, 자궁내막세포에서 분비되며 이소성 자궁내막의 샘상피(glandular epithelium)와 기질 대식세포(stromal macrophages)에서도 생성된다. 자궁내막증 환자의 단핵구, 호중구, T 림프구는 자궁내막증이 없는 환자보다 MCP-1, RANTES, MIP (Macrophage Inflammatory Protein)-1α의 분비가 많은 것으로 알려져 있다(Na et al., 2011). 자궁내막증 환자의 복강액내의 중피세포에서도 IL-1α와 TNF-α의 자극에 의해서 MCP-1이 생성된다. 건강한 여성의 복강액내에서도 MCP-1이 생성되는데 분비기 보다 증식기에 높은 농도로 나타난다. 이러한 연구결과들은 자궁내막증 병변에서 케모카인에 의해서 면역중개물질들이 동원이 증가하는데 estrogen이 중요한 역할을 함으로서 면역과 내분비간의 복잡한 상호작용이 있음을 보여준다. RANTES는 다른 복강액내 싸이토카인에 의하여 자극된 자궁내막증 implant에서 만들어 진다.

성장인자들이 혈관내피세포의 증식을 자극하고 단핵구의 화학유인물질로 작용한다. 자궁내막증 환자의 자궁내막세포는 염증 반응을 매개하는 혈관형성(vasculogenesis)이나 혈관신생(angiogenesis)을 증진시킨다. 혈관내피성장인자(vascular endothelial growth factor, VEGF)는 일차적으로 자궁내막선(endometrial glands)에서 생성되며 에스트로겐과 IL-1등 다양한 요소들에 의해 상향 조절된다. VEGF는 자궁내막증 병변에서 발현되는데 비활동성 'powder-burn' 병변에서보다 활동형의 red lesions에서 증가되어 있다. 혈관내피성장인자는 이소성 자궁내막 조직의 복막부착 후 생존 및 성장에 중요한 혈관투과성과 혈관신생에 중요한 역할을 하는 성장인자로 주로 단핵구와 대식세포에서 생성되며, 자궁내막증 환자의 복강액 내에서 중증도가 높을수록 높게 측정된다. 호중구에서 기원한 혈관내피성장인자를 자궁내막증의 진단 표지자로 사용하는 것의 효용성에 대한 연구도 소개되고 있다.

인슐린유사성장인자-Ⅰ(insulin-like growth factor-Ⅰ)은 자궁내막증 환자의 복강액에서 높게 측정되는데, 체외에서 자궁내막 기질세포의 분화 및 증식에 관여하여 자궁내막 조직의 성장에 관여한다고 알려져 있다.

참·고·문·헌

1. 김동호, 김태철, 강규현 외. 자궁내막증에서 mcp-1의 면역조직화학적 특징. 대한산부학회지. 2000;43:2140-2145.

2. 최두석, 이정원, 윤병구 외. 자궁내막증 환자의 말초혈액 및 복강액에서의 면역세포 아형과 cytokine 농도의 특성. 대한산부학회지. 1998;41:2980-54.

3. Ahn SH, Khalaj K, Young SL et al. Immune-inflammation gene signatures in endometriosis patients. Fertility and Sterility. 2016;106(6):1240-31.

4. Akoum A, Lawson C, McColl S et al. Ectopic endometrial cells express high concentrations of interleukin (IL)-8 in vivo regardless of the menstrual cycle phase and respond to oestradiol by up-regulating IL-1-induced IL-8 expression in vitro. Molecular Human Reproduction. 2001;7(9):859-66.

5. Arici A, Oral E, Attar E et al. Monocyte chemotactic protein-1 concentration in peritoneal fluid of women with endometriosis and its modulation of expression in mesothelial cells. Fertility and Sterility. 1997;67(6):1065-72.

6. Arici A, Seli E, Zeyneloglu HB et al. Interleukin-8 induces proliferation of endometrial stromal cells: a potential autocrine growth factor. fte Journal of Clinical Endocrinology and Metabolism. 1998;83(4):1201-5.

7. Bergqvist A, Bruse C, Carlberg M et al. Interleukin 1β, interleukin-6, and tumor necrosis factor-α in endometriotic tissue and in endometrium. Fertility and Sterility. 2001;75(3):489-96.

8. Beste MT, Pfäffle-Doyle N, Prentice EA. Prentice et al. Endometriosis:Molecular network analysis of endometriosis reveals a role for c-Jun-regulated macrophage activation. Science Translational Medicine. 2014;6(222):222ra16.

9. Capobianco A, Rovere-Querini P. Endometriosis, a disease of the macrophage. Frontiers in immunology. 2013;4:9.

10. Cheong YC, Shelton JB, Laird SM et al. IL-1, IL-6 and TNF-α concentrations in the peritoneal fluid of

women with pelvic adhesions. Human Reproduction. 2002;17(1):69-75.

11. Garcia-Velasco JA, Arici A. Interleukin-8 stimulates the adhesion of endometrial stromal cells to fibronectin. Fertility and Sterility. 1999;72(2):336-40.

12. Gazvani MR, Christmas S, Quenby S et al. Peritoneal fluid concentrations of interleukin-8 in women with endometriosis: relationship to stage of disease. Human Reproduction 1998;13(7):1957-61.

13. Gorai I, Ishikawa M, Onose R et al. Antiendometrial autoantibodies are generated in patients with endometriosis. American Journal of Reproductive Immunology 1993;29(2):116-123.

14. Halme J, Hammond MG, Hulka JF et al. Retrograde menstruation in healthy women and in patients with endometriosis. Obstetrics and Gynecology. 1984;64(2):151-4.

15. Haney AF, Muscato JJ, Weinberg JB. Peritoneal fluid cell populations in infertility patients. Fertility and Sterility. 1981;35(6):696-8.

16. Harada T, Yoshioka H, Yoshida S et al. Increased interleukin-6 levels in peritoneal fluid of infertile patients with active endometriosis. American Journal of Obstetrics and Gynecology. 1997;176(3):593-7.

17. Hill JA, Haimovici F, Anderson DJ. Products of activated lymphocytes and macrophages inhibit mouse embryo development in vitro. fte Journal of Immunology. 1987a;139(7):2250-4.

18. Inagaki J, Sugiura-Ogasawara M, Nomizu M et al. An association of IgG anti-laminin-1 autoantibodies with endometriosis in infertile patients. Human Reproduction. 2003;18(3):544-9.

19. Jolicoeur C, Boutouil M, Drouin R et al. Increased expression of monocyte chemotactic protein-1 in the endometrium of women with endometriosis. American Journal of Pathology. 1998;152(1):125-33.

20. Kalu E, Sumar N, Giannopoulos T et al. Cytokine profiles in serum and peritoneal fluid from infertile women with and without endometriosis. Journal of Obstetrics and Gynaecology Research. 2007;33(4):490-5.

21. Kang YJ, Jeung IC, Park A et al. An increased level of IL-6 suppresses NK cell activity in peritoneal fluid of patients with endometriosis via regulation of SHP-2 expression. Human Reproduction. 2014;29:2176–89.

22. Kharfi A, Boucher A, Akoum A. Abnormal interleukin-1 receptor type II gene expression in the endometrium of women with endometriosis. Biology of Reproduction. 2002;66(2):401-6.

23. Kim JG, Kim CW, Moon SY et al. Detection of antiendometrial antibodies in sera of patients with endometriosis by dual-colored, double-labeling immunohistochemical method and western blot. American Journal of Reproductive Immunology. 1995;34(2):80-7.

24. Kim JG, Suh CS, Kim SH et al. Insulin-like growth factors (IGFs), IGF-binding proteins(IGFBPs), and IGFBP-3 protease activity in the peritoneal fluid of patients with and without endometriosis. Fertility and Sterility. 2000;73(5):996-1000.

25. Koch AE, Polverini PJ, Kunkel SL et al. Interleukin-8 as a macrophage-derived mediator of angiogenesis. Sci-

ence 1992;258(5089):1798-801.

26. Kwak JY, Park SW, Kim KH et al. Modulation of neutrophil apoptosis by plasma and peritoneal fluid from patients with advanced endometriosis. Human Reproduction 2002;17(3):595-600.

27. Lebovic DI, Mueller MD, Taylor RN. Immunobiology of endometriosis. Fertility and Sterility. 2001;75(1):1-10.

28. Mahnke JL, Dawood MY, Huang JC. Vascular endothelial growth factor and interleukin-6 in peritoneal fluid of women with endometriosis. Fertility and Sterility. 2000;73(1):166-70.

29. Matorras R, Ocerin I, Unamuno M et al. Prevalence of endometriosis in women with systemic lupus erythematosus and Sjogren's syndrome. Lupus. 2007;16(9):736-40.

30. Na YJ, Yang SH, Baek DW et al. ERects of peritoneal fluid from endometriosis patients on the release of vascular endothelial growth factor by neutrophils and monocytes. Human Reproduction. 2006;21(7):1846-55.

31. Na YJ, Lee DH, Kim SC et al. ERects of peritoneal fluid from endometriosis patients on the release of monocyte-specific chemokines by leukocytes. Archives of Gynecology and Obstetrics. 2011;283(6):1333-41.

32. Oosterlynck DJ, Cornillie FJ, Waer M et al. Women with endometriosis show a defect in natural killer activity resulting in a decreased cytotoxicity to autologous endometrium. Fertility and Sterility. 1991;56(1):45-51.

33. Pencovich N, Luk J, Hantisteanu S et al. fte development of endometriosis in a murine model is dependent on the presence of dendritic cells. Reproductive BioMedicine Online. 2014;28(4):515-21.

34. Seli E, Arici A. Endometriosis: interaction of immune and endocrine systems. Seminars in Reproductive Medicine. 2003;21(2):135-44.

35. Sinaii N, Cleary SD, Ballweg ML et al. High rates of autoimmune and endocrine disorders, fibromyalgia, chronic fatigue syndrome and atopic diseases among women with endometriosis: a survey analysis. Human Reproduction. 2002;17(10):2715-24.

36. Wingfield M, Macpherson A, Healy DL et al. Cell proliferation is increased in the endometrium of women with endometriosis. Fertility and Sterility. 1995;64(2):340-6.

환경인자

Environmental factor

| 나용진 |

자궁내막증의 원인으로 에스트로겐 의존성이 보고되고 있기 때문에 이론적으로는 임신중 산모의 에스트로겐에 노출되어 태어나는 여아의 자궁내막증 발생 빈도가 증가할 수 있다. 이와 관련하여 임신 중 산모가 diethylstilbestrol을 복용한 경우 출생한 여아에서 자궁내막증의 발생 위험이 증가하였다는 연구들이 있다. 또한 에스트로겐의 혈중 농도를 감소시키는 흡연 산모의 출생 여아에서 자궁내막증의 발생 빈도가 낮았다는 보고도 있으므로 태생기의 환경 요인도 자궁내막증의 발생에서 고려해야 할 대상이 되어야 하겠다. 환경요인에서 중요하게 생각해야 할 것은 화학물질이다. 우

표 7-1 자궁내막증의 발병과 관련성이 의심되는 내분비계교란물질들

분류		원인(source)	작용기전(가설)
잔류성 (persistent)	카드뮴	흡연, 안료, 도금재료	자궁내막 및 난포(follicle)에 축적,
	구리	귀금속, 녹색잎 채소	에스트로겐 농도를 증가
	다이옥신	쓰레기 소각	프로게스테론에 대한 반응성 감소
	다염화이중페닐	플라스틱, 살충제	생식샘자극호르몬(gonadotropin)의 분비 자극
	폴리페놀	주방세제	에스트로겐(estrogenic)작용
	다불소알킬물질	가구 및 주방용품 코팅제	에스트로겐작용
비잔류성 (non-persistent)	비스페놀 에이	플라스틱, 통조림 코팅제	에스트로겐수용체작용제 (estrogen receptor agonist)
	프탈레이트	플라스틱 가소제(plasticizer)	항안드로겐(anti-androgenic)작용

리 몸의 호르몬 작용에 영향을 미치고 방해하는 화학 물질을 내분비계교란물질(EDCs; endocrine disrupting chemicals)이라고 한다. 내분비계교란물질은 자연환경에서 분해되는지 여부에 따라 잔류성(persistent)과 비잔류성(non-persistent)로 나뉜다(표 7-1). 잔류성 교란물질로는 카드뮴이나 구리와 같은 중금속, 다이옥신(dioxin), 다염화이중페닐(polychlorinated biphenyl) 폴리페놀 및 다불소알킬물질(polyfluoroalkyl substance) 등이 있다. 비잔류성 교란물질로는 비스페놀 에이(bisphenol A)와 프탈레이트(phthalate)가 대표적이다. 카드뮴의 혈중 농도가 높은 여성의 경우 자궁내막증의 유병율이 증가하였다는 연구가 있다. Herington 등은 쓰레기를 소각할 때 많이 발생하는 다이옥신의 일종인 2,3,7,8-tetrachlorodibenzo-p-dioxin에 과도하게 노출된 여성의 경우 프로게스테론에 대한 반응성이 감소되고, 염증유발성(proinflammatory) 자극에 과민반응이 나타나서 자궁내막증으로 진행될 수 있다고 하였으나 추가 연구가 필요한 실정이다. 다염화이중페닐을 대상으로 한 과거 연구들에서는 자궁내막증의 발생을 높이지 않는다고 주로 보고되었지만 최근의 연구에서는 혈중 또는 소변내 농도가 높을 수록 자궁내막증의 유병율이 증가하였다는 보고들이 잇따르고 있다. 의복, 가구 및 주방용품의 코팅 재료로 널리 쓰이는 다불소알킬물질은 자궁내막증의 발생 위험을 2배 이상 증가시켰다는 보고가 있다. 최근에는 비스페놀 에이 및 프탈산에 대한 연구가 광범위하게 이루어지고 있다. 비스페놀 에이는 플라스틱 제조 및 통조림의 에폭시수지 코팅에 사용되어 온 페놀계 화학물질로 일상생활에 광범위하게 사용되어 왔는데 내인성 에스트로겐과 비슷한 작용을 하여 에스트로겐 수용체와 상호작용을 하고, 에스트로겐 생성을 자극하여 생식샘자극호르몬의 분비에 혼란을 가져오는 것으로 알려져 있다. 프탈산은 플라스틱에 유연성과 탄성을 더함으로써 플라스틱 생성에 관여하는 물질로, 항안드로겐 효과를 나타내어 테스토스테론 생성을 감소시키며 고용량에서는 에스트로겐 생성을 감소시킨다. 비스페놀 에이의 경우에는 아직까지 자궁내막증 발생과 관련이 있다는 연구는 없다. 그러나 프탈산의 경우에는 과도하게 노출된 여성에서 자궁내막증의 유병률이 높았다는 보고가 있다. 환경오염 문제가 점점 더 심각해지고 있는 작금의 현실에서 내분비계교란물질과 자궁내막증의 관계를 이해하는 것은 임상에서의 환자 진료 및 공중보건정책 결정에 중요하다. 그러나 이와 관련된 연구가 아직은 충분하지 않아 더 많은 관심과 조사가 필요한 실정이다.

참·고·문·헌

1. Missmer SA, Hankinson SE, Spiegelman D, et al. In utero exposures and the incidence of endometriosis. Fertil Steril 2004;82:1501–8.

2. Upson K, Sathyanarayana S, Scholes D, et al. Early-life factors and endometriosis risk. Fertil Steril 2015;104:964–71.e5.

3. Buck Louis GM, Hediger ML, Pena JB. Intrauterine exposures and risk of endometriosis. Hum Reprod

2007;22:3232–6.

4. Rier SE, Turner WE, Martin DC, et al. Serum levels of TCDD and dioxin-like chemicals in Rhesus monkeys chronically exposed to dioxin: correlation of increased serum PCB levels with endometriosis. Toxicol Sci 2001;59:147–59.

5. Herington JL, Bruner-Tran KL, Lucas JA, et al. Immune interactions in endometriosis. Expert Rev Clin Immunol 2011;7:611-26.

6. Lebel G, Dodin S, Dewailly E. Organochlorine exposure and the risk of endometriosis. Fertil Steril 1998;69:221-8.

7. Mayani A, Barel S, Soback S, et al. Dioxin concentrations in women with endometriosis. Hum Reprod 1997;12:373-5.

8. Simsa P, Mihalyi A, Schoeters G, et al. Increased exposure to dioxin-like compounds is associated with endometriosis in a case-control study in women. Reprod Biomed Online 2010;20:681–8.

9. Buck Louis GM, Peterson CM, Chen Z, et al, Sundaram R, et al. Perfluorochemicals and endometriosis: the ENDO study. Epidemiology 2012;23:799–805.

10. Porpora MG, Medda E, Abballe A, et al. Endometriosis and organochlorinated environmental pollutants: a case-control study on Italian women of reproductive age. Environ Health Perspect 2009;117:1070–5.

11. Buck Louis GM, Peterson CM, Chen Z, et al. Bisphenol A and Phthalates and Endometriosis, The ENDO Study. Fertil Steril 2013;100:162–9.e2.

자궁내막 줄기세포

Role of endometrial stem cell

| 조시현 |

1. 서론

줄기세포(stem cell)란 어떤 조직으로든 발달할 수 있는 세포로, 분화능 정도에 따라 전능성(toti-potent) 및 만능성(pluripotent), 다능성(multipotent)으로 구분할 수 있다. 전능성(totipotency)이란 개체를 형성할 수 있는 분화능력을 말하며, 세포 하나하나가 한 개체로 분화가 가능하다. 만능성(Pluri-potency)이란 태아나 성체의 모든 세포로 가는 분화능을 말하며, 초기 수정란세포가 분열하면서 여러 장기로 분화되기 전 단계의 세포로써 이러한 세포는 심장, 췌장, 간, 피부, 신경 등등 다양한 장기로 분화가 가능하나 개체로의 형성은 불가능하다. 다능성(mupti-potency)이란 조직 또는 기능에 있어 밀접하게 관련된 세포들만을 생성 할 수 있는 것을 의미한다. 배아 줄기세포(Embryonic stem cell)의 경우 전능성(totipotent)이지만 성체 줄기세포(adult stem cell)의 경우 다능성(multi-point)을 보인다. 이보다 분화능이 더 한정된 세포를 전구세포(progenitor cell)라고 하는데, 이들은 단일조직 또는 단일종류의 세포로만 분화할 수 있고 자기 재생의 특징을 가진다. 일반적으로 성체 줄기세포나 전구세포의 역할은 조직의 항상성 유지에 있어 조직 손상이나 cellular turnover시 대체 세포를 제공하게 된다. 일생동안 300~400회의 교체 주기를 가지는 자궁내막의 경우 줄기세포의 존재 가능성이 꾸준히 제기 되었으며 최근 자궁내막에 존재하는 줄기세포가 자궁내막증의 발생 기전의 한 축을 담당할 수 있다는 가설들이 주목받고 있다. 자궁내막증의 발생 기전에 대해서는 아직 명확히 밝혀지지 않았으나 고전적 가설들로는 Sampson의 자궁내막 역류설, 체강상피 화생설, 혈관/임파관을 따른 자궁내막 전이설 등이 있으나 자궁내막병변이 그 기원에 있어 clonal 하다는 것과 월경 중 줄기세포가 함께 탈락된다는 개념이 기존의 가설들과 합쳐져 줄기세포가 자궁내막증의 발생에 주요 역할을 한다는 가설이 세워졌다. 월경의 역류에 의해 복강으로 들어온 전구세포(progenitor cell)들이 자궁내막증의 일반적 형태를 이룰 수 있으며 골수에서 기원한 다능성 줄기세포들이 분화하여 원거리에서 이소성 자궁내막증을 일으킬 수 있다는 것이다.

2. 자궁내막에 존재하는 줄기세포집단

자궁내막내의 줄기세포의 존재에 대해서는 1978년 처음 제시되었으나 자궁내막의 줄기세포가 내막의 재생에 관여한다는 개념은 2004년 호주의 Gargett group에서 처음 제시되었으며 이후 자궁내막의 전구세포(progenitor cell)들과 골수의 다능성 줄기세포들이 자궁내막의 증식에 영향을 준다는 것이 확인되었다. 자궁내막은 월경주기마다 탈락되는 functional layer와 주기에 상관없이 계속 유지되는 basalis layer로 이루어져 있다. Schwab 등은 이 두 층에 존재하는 줄기세포에 대한 연구에서 생리 주기와 관계없이 지속적으로 자궁내막의 basalis layer가 유지되는 것을 발견하고 이 basalis layer가 자궁내막 전구세포의 주공급원일 것이라는 가설을 세웠다. Padykula 등은 germinal cellular component를 가진 primate endometrium이 lower basalis에 국한되어 high epithelial cell mitotic activity를 가지는 것을 발견하였고 추가적인 연구를 통하여 이러한 줄기세포성질을 가진 세포들이 실험실 배양을 통해 chondrogenic, osteogenic 그리고 adipogenic fat 조직으로 분화될 수 있음이 밝혀졌으며 이런 특성을 가진 자궁내막세포는 매우 적은 빈도를 보여 epithelial cell의 경우 0.22%, stromal cell의 경우 약 1.25%에서 single cell suspension 후 clonogenicity를 보이는 것으로 보고되고 있다.

이렇게 자궁내막에 존재하는 줄기세포의 기원에 대해서는 두 가지 가설이 제시되고 있다. 하나는 배아 줄기세포로부터 유래하여 배아의 발정과정으로부터 성인기까지 남아 복제를 지속한다는 것이고, 또 다른 기원은 혈관내 circulating source로 손상과 같은 자극에 반응하여 모집되거나 또는 주기적으로 골수와 같은 다른 장기로부터 공급을 받을 수도 있다. 실제로 골수로부터 유래한 자궁내막 줄기세포의 존재는 골수 이식을 받은 수혜자로부터 증명되었는데 골수 이식을 받은 여성에서 자궁내막 stroma와 epithelium조직 중 0.2%~52%가 공여자의 세포로부터 분화된 것으로 보고되었다. 또한 동물모델을 통해 이러한 골수 유래의 줄기세포가 자궁내막의 형태로 분화되는 것이 재현되기도 하였다. 자궁에 손상이 있을 경우 골수로부터 줄기 세포의 유입이 증가되는데 이는 동물모델에서 자궁의 혈관에 대한 ischemia reperfusion 모델을 이용하여 자궁손상 이후 골수세포의 유입이 두배정도 증가된다는 것이 밝혀졌으며 골수 이식 전 mobilization의 촉진을 위해 투여되는 G-CSF가 줄기세포가 자궁으로 이동하는 것을 촉진할 것이라고 추측되었었지만, 자궁 손상 후 G-CSF 투여는 오히려 자궁으로의 생착(engraftment)을 감소시키는 효과를 보였으며 이는 mesenchymal cell보다

hematopietic stem cell이 더 잘 이동되기 때문이었다.

3. 자궁내막증에서의 줄기세포의 역할

이소성 자궁내막증 병변에서의 줄기세포의 존재는 Forte 등이 자궁내막증 환자의 자궁내막증 병변으로부터 Oct-4라는 줄기세포 표지자의 존재를 확인함으로서 증명되었다. 정상자궁내막과 이소성 자궁내막증 병변에서의 Oct-4의 농도를 비교한 Pacchiarotti 등의 연구에서도 이소성 자궁내막증 병변에서의 Oct-4의 발현도가 더 높은 것을 확인함으로써 자궁내막증 병변의 유지 및 생존에 미분화된 자가재생능력을 가진 세포집단의 역할이 클 것이라는 가설을 제시하게 되었으며, Chang 등의 연구에서는 자궁내막증 조직에서의 Oct-4 mRNA발현정도가 세포이송 연관 유전자와 정적 상관관계(positivie correlation)을 가지고 있다는 것이 확인되었다. 자궁내막증의 발생기전에 역시 이 줄기세포들이 역할을 할 것으로 생각되고 있는데, 첫 번째 기전으로는 자궁내막 줄기세포의 역류성 이동으로 인한 이소성 자궁내막 조직 형성을 들 수 있다. 월경 후 성체 전구 세포들이 자궁내막의 정상적 재생 능력을 맡듯이, 동일한 전구세포들은 자궁내막증의 발생에 대해 enhanced capacity를 가지고 있다. 이 자궁내막 줄기세포들의 조절장애가 Sampson의 월경 역류 가설과 함께 이소성 자궁내막 병변이 퍼지는 것의 잠재적 기전으로 제안되었다. 월경 중 전구세포들이 탈락되면 이소성 위치에 이식이 되어 자궁내막을 생성할 수 있다. 자궁내막증을 가진 여성들에서 월경중 자궁내막의 basalis layer가 더 많이 탈락되어 자궁내막 줄기세포가 풍부한 조직을 이소성 위치로 이동시키는 수단이 되는 것이다. 두 번째 기전으로는 골수 등 다른 조직에서 기원되어 아직 자리를 잡지 않은 줄기세포들이 이동하여 전구세포 집단으로 재집단화 되는 것이다. 특히 이는 복강 밖에 발생하는 자궁내막증의 발생기전을 설명할 수 있다. 실제로 자궁이 제거된 LacZ transgenic mice에서 정상 wild type mice의 자궁을 복강내에 이식하고 10주 후 복강내에 발생한 자궁내막조직에서 LacZ를 발현하는 epithelial cell 과 stromal cell이 각각 0.04%, 0.1%가 발현되었으며 이는 자궁외 줄기세포가 자궁내막증 발생에 기여한다는 것을 증명하고 있다.

실제로 영장류 실험에서 정상 자궁내막 세포 샘플을 이식함으로서 자궁내막증을 발생시킬 수 있었으며 자궁내막증 환자의 수술 중 채집된 정상자궁내막과 이소성 자궁내막증병변으로부터 자궁내막 줄기세포를 획득할 수 있었다. In vitro assay에서는 이 둘은 외형은 유사했지만 이소성 병변에서 얻은 줄기세포들이 증가된 이송능과 증식능을 가진 것으로 확인되었다. 이 두 조직을 면역결핍된 쥐에 이식했을때도 이소성 세포들이 침투력과 혈관생성능이 더 높았다.

4. 줄기세포의 연구를 이용한 자궁내막증의 치료

줄기세포가 자궁내막증의 발생에 기여하는 역할을 고려할 때 자궁내막증의 새로운 치료제 개발 방향으로 자궁내막과 골수의 줄기세포들이 이소성 위치로 이동하는 것을 줄이는 방법이 고려될 수 있다. 자궁내막증 병변은 줄기세포를 모이게 하는데 매우 효율적인 조직으로서, Demetra 등의 실험에서 줄기세포들이 정상자궁보다 자궁내막증 병변으로 더 많이 집결되는 것이 관찰되었다. 혈액에서 순환하는 골수 기원의 줄기세포는 그 수가 제한적인데 자궁내막증 조직이 줄기세포를 집결시키면서 줄기세포가 정상 자궁내막으로 도달하는 수가 줄어들게 된다.

줄기세포의 이동과 호밍(homing)은 케모카인(chemokine)이라는 화학전달물질에 의해 chemotactic mechanism으로 조절된다. CXCR4는 줄기세포 표면에 공통적으로 발현되는 chemokine인데 이에 결합하는 CXCL12이 자궁내막의 기질과 상피의 염증 및 손상부위에 생산된다[36]. CXCL12 농도의 차이가 chemical gradient를 형성하여 줄기세포의 이동을 이끄는 것으로 알려졌는데 Wang 등은 골수유래 줄기세포와 인체유래 자궁내막 기질세포간의 communication에서의 CXCR4-CXCL12 axis의 역할에 대해 연구하였으며 estradiol을 생리적 농도로 투여했을 때 기질세포에서 CXCL12가, 골수유래 줄기세포에서 CXCR4가 각각 발현되며 골수유래 줄기세포가 자궁내막기질세포로 화학주성(chemoattraction)에 따른 이동이 촉진되는 것을 발견하였다. 또한 ADAM3100라는 CXCR4 antagonist를 처리한 경우 골수유래 줄기세포의 이동이 억제되는 것을 볼 때 CXCL12가 자궁내막기질세포의 이동을 유발하는데 충분하다는 것을 보여주었으며 에스트로겐에 의한 자궁내막의 CXCL12 합성과 골수유래 줄기세포의 CXCR4 수용체의 발현 증가로 인하여 자궁내막으로 줄기세포의 모집이 증가된다는 가설을 제시하였다. 또한 자궁내막증 환자의 자궁내막증 병변 생검에서 정상 대조군에 비해 CXCL12-CXCR4 axis의 발현이 증가되어있었으며 흥미롭게도 estradiol과 progesterone의 투여가 정상 자궁내막조직에서의 CXCL12의 발현을 감소시켰다. 자궁내막증에서 호르몬치료가 통증과 염증을 감소시키기 위해 흔히 사용된다는 점을 고려해볼 때 이런 소견은 progestin의 효과가 일부 CXCL12 생산의 감소를 매개하여 줄기세포의 집결을 감소시키는 것일 수 있다는 근거가 될 것이며, 골수세포 유래 줄기세포의 이동에서 일차적 경로로 작용하는 CXCR4-CXCL12 axis의 차단이 자궁내막증의 치료에 이용될 수 있을 것이다.

Sakr 등은 역시 선택적 에스트로겐 수용체 조절제인 bazedoxifene(BZA)를 이용하여 쥐를 대상으로 실험을 하였으며, BZA 투여가 골수 줄기세포의 이소성 위치로의 생착을 줄이고 정상 자궁내막으로의 생착을 높이는 것으로 나타났다. 또한 이식된 조직의 크기 및 자궁내막세포의 증식, 에스트로겐 수용체(ESR1)의 평균 크기를 줄였다. 항에스트로겐 작용이 이소성 병변으로 줄기세포가 모이는 것을 저해함으로서 자궁내막증에 효과를 보였을 것으로 생각된다.

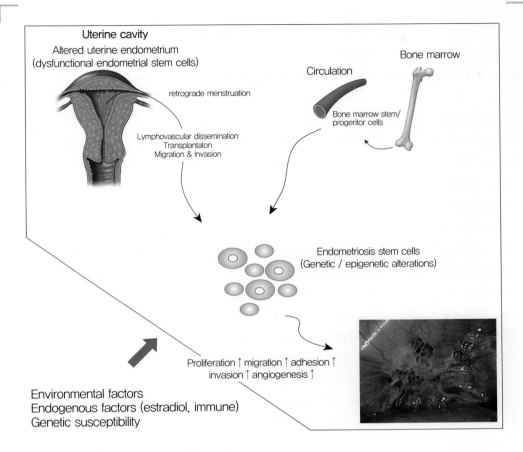

그림 8-1 줄기세포의 연구를 이용한 자궁내막증의 치료

5. 결론

성체줄기세포는 인간의 여러 장기에 존재를 하지만 여성의 가임기 동안 지속적인 재생과 탈락을 반복하는 자궁내막에 줄기세포군이 존재한다는 사실은 매우 흥미롭다. 이러한 줄기세포군이 주로 생리주기에 따른 자궁내막의 재생에 깊은 관여를 하고 있지만 최근 여러 연구결과들을 볼 때 자궁내막증의 발생에도 어느 정도 관여를 할 것으로 생각되며 특히 자궁내막으로 분화 가능한 줄기세포의 근원이 자궁내막 뿐 아니라 골수로부터 순환되어 모집될 수 있다는 점에 있어 생리역류와 연관된 골반내 자궁내막증의 발생뿐만 아니라 골반 이외에 발생하는 자궁내막증의 발생기전을 설명할 수 있는 장점이 있다. 아직까지는 어떠한 자극이나 기전에 의해서 이러한 줄기세포들이 모집이 되고 자궁

내막증 조직으로 분화되는 지 정확하게 밝혀지지 않고 있으나 이러한 기전의 이해를 통하여 새로운 비호르몬적 자궁내막증 치료 방법이 제시될 수 있으며, 또한 다른 조직으로 분화 가능한 자궁내막 줄기세포의 능력을 이용하여 재생의학에 적용을 하는 새로운 시도들이 현재 활발히 진행되고 있다.

참 · 고 · 문 · 헌

1. Gargett CE. Uterine stem cells: what is the evidence? Hum.Reprod. Update. 2007;13(1):87–101.

2. Chan RW, Schwab KE, Gargett CE. Clonogenicity of human endometrial epithelial and stromal cells. Biol. Reprod. 2004;70(6):1738–50.

3. Bongso A, Richards M. History and perspective of stem cell research. Best Pract. Res. Clin. Obstet. Gynaecol. 2004;18(6): 827–42

4. Wu Y, Basir Z, Kajdacsy-Balla A, et al. Resolution of clonal origins for endometriotic lesions using lasure capture microdissection and the human androgen receptor(HUMARA) assay. Fertil. Steril. 2003; 79(Suppl. 1): 710–7.

5. Deane JA, Gualano RC, Gargett CE. Regenerating endometrium from stem/progenitor cells: is it abnormal in endometriosis, Asherman's syndrome and infertility? Curr. Opin. Obstet. Gynecol.2013; 25(3): 193–200.

6. Jimbo H, Hitomi Y, Yoshikawa H, et al. Evidence for monoclonal expansion of epithelial cells in ovarian endometrial cysts. Am. J. Pathol. 1997;150(4):1173–8.

7. Gargett CE, Masuda H. Adult stem cells in the endometrium. Mol. Hum. Reprod. 2010; 16(11): 818–34.

8. Patel AN, Park E, Kuzman M, et al. Multipotent menstrual blood stromal stem cells: isolation, characterization, and differentiation. Cell Transplant. 2008; 17(3): 303–11.

9. Musina RA, Belyavski AV, Tarusova OV, et al. Endometrial mesenchymal stem cells isolated from the menstrual blood. Bull. Exp. Biol. Med. 2008; 145(4): 539–43.

10. Prianishnikov VA. On the concept of stem cell and a model of functional-morphological structure of the endometrium. Contraception 1978;18(3):213–23

11. Taylor HS. Endometrial cells derived from donor stem cells in bone marrow transplant recipients. JAMA 2004;292(1):81–5

12. Lapidot T, Petit I. Current understanding of stem cell mobilization: the roles of chemokines, proteolytic enzymes, adhesionmolecules, cytokines, and stromal cells. Exp Hematol 2002;30(9):973–81

13. Schwab KE, Chan RW, Gargett CE. Putative stem cell activity of human endometrial epithelial and stromal cells during the menstrual cycle. Fertil Steril 2005;84(Suppl 2):1124–30.

14. Padykula HA, Coles LG, McCracken JA, et al. A zonal pattern of cell proliferation and differentiation in the rhesus endometrium during the estrogen surge. Biol. Reprod. 1984; 31(5), 1103–18.

15. Padykula HA, Coles LG, Okulicz WC et al. The basalis of the primate endometrium: a bifunctional germinal compartment. Biol. Reprod. 1989;40(3), 681–90.

16. Taylor HS. Endometrial cells derived from donor stem cells in bone marrow transplant recipients. JAMA 2004;292(1):81–5

17. MintsM, Jansson M, Sadeghi B, et al. Endometrial endothelial cells are derived from donor stem cells in a bone marrow transplant recipient. Hum Reprod 2008;23(1):139–143

18. Du H, Naqvi H, Taylor HS. Ischemia/reperfusion injury promotes and granulocyte-colony stimulating factor inhibits migration of bone marrow-derived stem cells to endometrium. Stem Cells Dev 2012;21(18):3324–31

19. Forte A, Schettino MI, Fincelli M, et al. Expression pattern of stemness-related genes in human endometrial and endometriotic tissues. Mol. Med. 2009;15(11–2), 392–401.

20. Pacchiarotti A, Caserta D, Sbracia M, et al. Expression of oct-4 and c-kit antigens in endometriosis. Fertil. Steril. 2011; 95(3): 1171–3.

21. Taylor HS, Osteen KG, Bruner-Tran KL, et al. Novel therapies targeting endometriosis. Reprod Sci 2011;18(9):814–23

22. Du H, Taylor HS. Stem cells and female reproduction. Reprod Sci 2009;16(2):126–39

23. Gargett CE, Schwab KE, Brosens JJ, et al. Potential role of endometrial stem/progenitor cells in the pathogenesis of early-onset endometriosis. Mol Hum Reprod 2014;20(7):591–8

24. Sasson IE, Taylor HS. Stem cells and the pathogenesis of endometriosis. Ann N Y Acad Sci 2008;1127:106–15

25. Figueira PG, Abrão MS, Krikun G, et al. Stem cells in endometrium and their role in the pathogenesis of endometriosis. Ann N Y Acad Sci 2011;1221:10–7

26. Santamaria X, Massasa EE, Taylor HS. Migration of cells from experimental endometriosis to the uterine endometrium. Endocrinology 2012;153(11):5566–74

27. Laganà AS, Sturlese E, Retto G, et al. Interplay between misplaced Müllerian-derived stem cells and peritoneal immune dysregulation in the pathogenesis of endometriosis. Obstet Gynecol Int 2013;2013:527041

28. Djokovic D, Calhaz-Jorge C. Somatic stem cells and their dysfunction in endometriosis. Front Surg 2014;1:51

29. Braundmeier AG, Fazleabas AT. The non-human primate model of endometriosis: research and implications for fecundity. Mol Hum Reprod 2009;15(10):577–86

30. D'Hooghe TM, Bambra CS, Raeymaekers BM, et al. Intrapelvic injection of menstrual endometrium causes endometriosis in baboons (Papio cynocephalus and Papio anubis). Am J Obstet Gynecol 1995;173(1):125–34

31. Kao AP, Wang KH, Chang CC, et al. Comparative study of human eutopic and ectopic endometrial mesenchymal stem cells and the development of an in vivo endometriotic invasion model. Fertil Steril

32. Lapidot T, Petit I. Current understanding of stem cell mobilization: the roles of chemokines, proteolytic enzymes, adhesionmolecules, cytokines, and stromal cells. Exp Hematol 2002;30(9):973–81

33. Croitoru-Lamoury J, Lamoury FM, Zaunders JJ, et al. Human mesenchymal stem cells constitutively express chemokines and chemokine receptors that can be upregulated by cytokines, IFN-beta, and Copaxone. J Interferon Cytokine Res 2007; 27(1):53–64

34. Ji JF, He BP, Dheen ST, et al. Interactions of chemokines and chemokine receptors mediate themigration of mesenchymal stem cells to the impaired site in the brain after hypoglossal nerve injury. Stem Cells 2004;22(3):415–27

35. Müller A, Homey B, Soto H, et al. Involvement of chemokine receptors in breast cancer metastasis. Nature 2001;410(6824): 50–6

36. Hattori K, Heissig B, Rafii S. The regulation of hematopoietic stem cell and progenitor mobilization by chemokine SDF-1. Leuk Lymphoma 2003;44(4):575–82

37. Wu Y, Zhao RC. The role of chemokines in mesenchymal stem cell homing to myocardium. Stem Cell Rev 2012;8(1):243–50

38. Cui Y, Madeddu P. The role of chemokines, cytokines and adhesion molecules in stem cell trafficking and homing. Curr Pharm Des 2011;17(30):3271–9

39. Andreas K, Sittinger M, Ringe J. Toward in situ tissue engineering: chemokine-guided stem cell recruitment. Trends Biotechnol 2014;32(9):483–92

40. Wang X, Mamillapalli R, Mutlu L, et al. Chemoattraction of bone marrow-derived stem cells towards human endometrial stromal cells is mediated by estradiol regulated CXCL12 and CXCR4 expression. Stem Cell Res (Amst) 2015;15(1):14–22

41. Ruiz A, Salvo VA, Ruiz LA, et al. Basal and steroid hormone-regulated expression of CXCR4 in human endometrium and endometriosis. Reprod Sci 2010;17(10):894–903

42. Sakr S, Naqvi H, Komm B, et al. Endometriosis impairs bone marrow-derived stem cell recruitment to the uterus whereas bazedoxifene treatment leads to endometriosis regression and improved uterine stem cell engraftment. Endocrinology 2014; 155(4):1489–97

병리학

Pathology

병리

Pathology

| 남종희 |

자궁내막증(endometriosis)은 자궁 이외의 부위에 자궁 내막샘과 기질 조직이 관찰되는 것을 말한다. 호발 부위는 빈도순으로 난소, 자궁의 인대, 직장-질 중격, 골반복막 등이며, 이외에도 대장을 포함한 장관, 수술흉터, 배꼽, 비뇨생식기계, 장막, 그리고, 드물게 폐와 흉막, 림프절, 골 및 좌골신경 등 인체 어느 부위에서든지 관찰될 수 있다.

이 병변의 기원은 다음의 세가지 가능성으로 설명한다.

- 역류설: 월경혈이 난관을 통해 역류하는 것은 정상에서도 관찰되며, 이를 통해 내막조직이 복강내로 전파되기도 한다. 자궁경부와 복강내 자궁내막증은 역류 후 착상설로 설명할 수 있다.
- 화생설: 골반강을 피복하는 상피가 화생성 변화를 일으켜 자궁내막증이 발생할 수 있다. 난소와 골반강내 림프절에 생긴 자궁내막증이 화생설로 설명된다.
- 혈류 또는 림프관 파종설: 폐나 림프절에서 관찰되는 자궁내막증은 이 가설로 설명할 수 있다. 이 밖에도 유전, 호르몬 및 면역학적 인자들이 자궁내막증의 발병에 관여할 것으로 생각된다.

자궁내막증은 대부분 난소호르몬의 영향을 받아 월경주기에 따라 출혈소견을 동반한다. 따라서 병변이 있는 부위에 적갈색 또는 황갈색의 결절을 형성하지만, 병변의 지속기간과 위치에 따라 다양한 형태로 관찰될 수 있는데, 심한 경우 주변 구조물과의 섬유성 유착을 초래한다. 자궁내막증의 조직학적 진단은 비교적 단순하게 자궁내막샘과 기질세포를 확인함으로써 이루어지지만(**그림 9-1**), 내막조직이 만성 섬유성 변화를 보이거나, 샘상피와 기질세포의 변형 또는 탈락이 있는 경우에 어려움에 직면할 수 있다. 특히 조직의 양이 적을 경우 더욱 어려워진다. 본 장에서는 자궁내막증에서 관찰되는 샘상피와 기질의 조직학적인 소견과 변형, 다른 질환 특히 종양과 감별해야하는 자궁내막

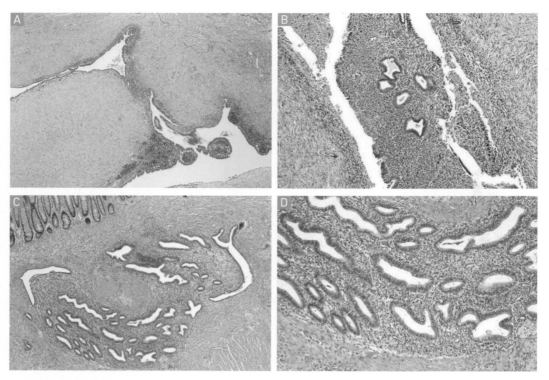

그림 9-1 난소(A & B) 및 대장(C & D)의 자궁내막증

증 병변 그리고, 각 부위별 자궁내막증 및 연관 종양에 관하여 기술하고자 한다.

1. 내막샘상피의 조직학적 소견

자궁내막증에서 내막샘은 비활동성이거나 증식기 또는 분비기의 정상 자궁내막샘과 유사한 소견을 보이지만, 호르몬 영향 또는 화생으로 인해 변형될 수 있다. 샘상피세포들은 자궁내막샘 세포나 솜털을 갖는 난관상피세포를 닮아 있다(그림 9-2). 때로 내막증식증(hyperplasia)과 함께 세포의 비정형성을 보이는 '비정형 자궁내막증'을 보이기도 한다.

1) 폐경기 또는 치료와 연관된 변화

폐경기 후의 자궁내막증은 내막조직이 대부분 위축되어 있기 때문에 진단이 어려울 수 있다. 비

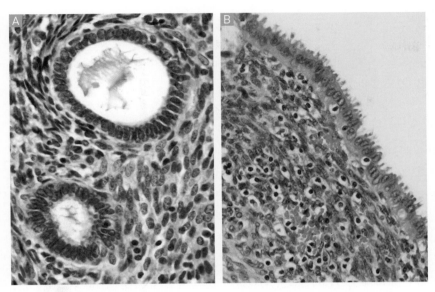

그림 9-2 자궁내막증 샘상피 (A: 자궁내막 샘상피, B: 솜털을 갖는 난관상피를 닮은 샘상피)

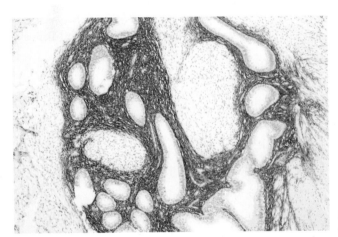

그림 9-3 CD10에 대한 면역조직화학 염색

활동성 또는 위축된 내막은 폐경기 전일지라도 경구피임약 복용이나 프로게스틴 같은 호르몬제재를 사용한 환자에서 관찰될 수 있다. 위축내막에서 샘구조는 낭성으로 확장되어 있고 납작한 상피세포로 피복되어 있다. 위축된 내막샘은 흔히 섬유화된 기질세포에 의해 둘러싸여 있고, 때로 기질세포들은 일부분에서만 관찰되기도 한다. 이 경우, CD10에 대한 면역염색이 기질세포를 확인하는 데 도움을 줄 수 있다(그림 9-3).

2) 임신과 관련된 변화

임신 중에 자궁내막증의 샘들은 보통 입방형세포 또는 납작한 세포들로 구성된 비활동성의 크고 작은 샘구조나 낭구조를 보인다. 때로 임신기 자궁내막샘처럼 분비기 변화나 Aria-Stella 반응 또는 투명세포변화를 보이기도 한다.

3) 화생성 변화(Metaplastic change)

섬모세포 화생(ciliated metaplasia), 호산성세포 화생(eosinophilic metaplasia), 구두징세포 화생(hobnail metaplasia), 편평세포 화생(squamous metaplasia), 점액세포 화생(mucinous metaplasia) 및 투명세포 화생(clear cell metaplasia) 등 자궁내막샘에서 보이는 화생성 변화가 자궁내막증 환자의 12~68%에서 관찰된다. 화생성 변화는 난소 상피성종양 발생과 연관성이 높은 것으로 보인다.

4) 비정형 자궁내막증(Atypical endometriosis)

난소상피성 종양의 약 30%에서 자궁내막증과 연관성이 있고, 특히 투명세포암과 자궁내막양암이 연관성이 깊다. 비정형 자궁내막증은 난소상피암과의 연관성이 더 높아서 난소암과 연관된 자궁내막증의 60~78%는 비정형 자궁내막증을 보인다. 그러나, 경도 또는 중등도의 세포학적 비정형성은 난소의 자궁내막증 낭에서 흔히 관찰되는 소견으로, 반응성 변화 또는 변성된 샘상피세포로 간주되기도 한다. 비정형 세포들은 핵의 크기 및 모양이 다양하고, 염색질의 과염색성 및 뚜렷한 핵소체를 보인다. 이들은 보통 한층 또는 여러층으로 관찰되며, 때로 작은 돌기형태로 관찰된다. 비정형 샘상피나 기질 사이에서 중성구 침윤이 관찰되기도 한다.

5) 내막샘 증식증(Hyperplasia)

자궁내막에서 발생하는 정형 및 비정형증식증이 내인성 또는 외인성 에스트로겐 자극 및 타목시펜 치료와 연관되어 자궁내막증 조직에서도 관찰된다. 이 병변의 빈도가 높지 않아 악성종양과의 연관성을 논하기는 어렵지만 자궁내막의 증식증과 비슷할 것으로 추측하고 있다.

6) 기질 자궁내막증(stromal endometriosis)

자궁내막증 병변 중 내막샘이 없이 기질세포만의 결절이 관찰되는 경우 기질 자궁내막증으로 불린다. 이는 림프구 응집으로 오인될 수 있는데, 특징적인 소동맥, 출혈소, 색소침착된 조직구 및 CD10 양성 면역조직반응 등의 소견으로 확인할 수 있다. 난소기질내에서 우연히 발견되기도 하며, 자궁경부에서는 저등급 기질육종과 유사하게 보여 이 종양과의 감별을 요한다. 기질 자궁내막증은 크기가 작고, 표재층에 위치해 있으면서, 적혈구의 혈관외 유출이 관찰되는 반면, 침윤성 성장 및 혈관침입의 소견이 관찰되지 않는다.

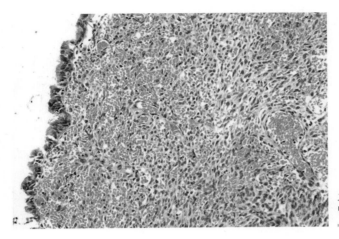

그림 9-4 자궁내막증에서 흔히 관찰되는 내막기질내 출혈

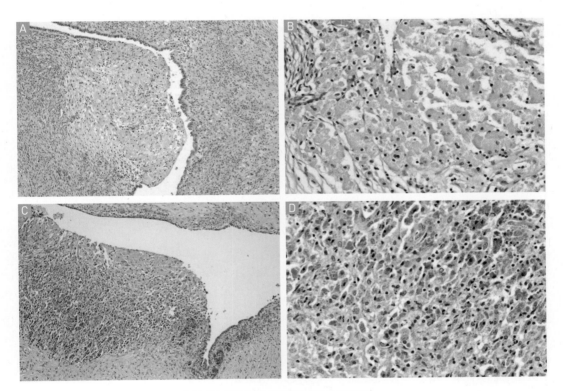

그림 9-5 거품세포(A:40X & B:200X) 및 색소침착 큰포식세포(C:40X & D:200X)

2. 기질(Stroma)의 조직학적 소견

내막기질은 비활동성 또는 증식기 기질세포들로 구성되며, 소동맥 혈관망이 잘 발달되어 있다. 소혈관은 흔히 충혈되어 있어 확인이 가능하고, 때로 혈관구조가 확실치 않더라도 촛점상 출혈부위가 관찰된다(그림 9-4). 기질세포들은 면역염색상 CD10에 양성이기 때문에, 채취된 검체가 매우 작거나, 현미경소견상 기질세포인지 아닌지 불분명할 때 또는 샘상피가 없이 기질세포만 있을 때 기질세포의 확인에 CD10 면역염색이 유용하다. 기질은 거품형 또는 색소형 큰포식세포의 침윤, 섬유화, 탄력섬유화, 평활근화생, 점액성 변화, 탈락막 변화 등을 보일 수 있다.

1) 거품세포 및 색소침착 큰포식세포(Foamy and Pigmented Histiocytes)

출혈 및 월경주기에 따른 변화들이 큰포식세포의 침윤을 유도하고, 이로인해 기질의 전형적인 소견이 모호해진다. 큰포식세포는 세포질이 풍부한데, 병변의 초기에는 색소의 침착이 없이, 과립상, 호산성 또는 포말성 세포질(위황색종 세포, pseudoxanthoma cell)을 보이고, 시간이 경과되면 특징적인 색소성 큰포식세포가 관찰된다(그림 9-5). 색소의 대부분은 섬세한, 회갈색의 과립으로 관찰되는 지방갈색소로서 디아스타제로 전처치한 PAS염색에 양성반응을 보인다. Prussian blue 염색에 양성이고, 거칠고 불규칙적인 황갈색의 헤모시데린도 관찰된다. 때로 조직구가 내막기질 전체를 차지하고 있거나(황색종성 자궁내막증, xanthomatous endometriosis), 내막샘의 내강을 채울 수도 있다. 드물게 지방성분이 콜레스테롤 결정체로 변할 수 있고, 이 경우 거대세포 이물질반응을 보이게 된다(그림 9-6). 이러한 반응이 현저한 경우 진주종성 자궁내막증(cholesteatomatous endometriosis)으로 불린다. 위황색종세포들이 난관점막에서 관찰될 수 있는데, 이를 위황색종성 난관염(pseudox-

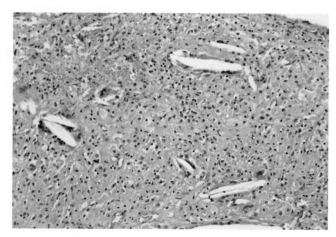

그림 9-6   기질내 콜레스테롤 결정체와 이물반응 및 큰포식세포의 침윤

anthomatous salpingitis)이라 하며, 이 세포들은 골반복막, 골반 림프절 및 장막에서도 발견된다.

2) 섬유화 및 탄력섬유화(Fibrosis and elastosis)

자궁내막증은 섬유화가 동반될 수 있는데, 이는 병변 주위조직과의 유착을 초래하고, 낭성 자궁내막증 벽을 부분적으로 또는 전체를 대체하기도 한다. 장기간 지속된 병변은 유리질 섬유화가 현저하고(그림 9-7A), 드물게 이영양성 석회화나 골형성(그림 9-7B)도 관찰된다. 일부 탄력섬유화(elastosis)도 관찰되는데, 심한 경우 백체(corpus albicans)처럼 보일 수 있고, 이러한 경우 전형적인 자궁내막샘구조가 있어야 진단이 가능하다.

3) 평활근 화생(Smooth muscle metaplasia)

기질성분은 평활근 화생을 보일 수 있다. 이는 주로 난소의 낭성 자궁내막증의 낭벽에서 관찰되지만, 다른 부위의 자궁내막증에서도 때때로 관찰된다. 평활근 화생이 과도한 경우 자궁내막평활근증(endomyometriosis)으로 불리기도 하며, 이는 난소, 폐쇄 림프절(obturator lymph node), 작은 창자, 광 인대, 요천부(lumbosacral region) 등에서 발생한다. 남자에서는 음낭에 자궁모양(uterus-like) 종괴를 형성하기도 한다. 비뇨생식기의 선천성 기형과 동반된 경우에는 선천성 기형으로 간주되기도 한다. 골반 인대나 장관계 또는 방광 등의 자궁내막증에서는 자궁의 샘근증(adenomyosis)처럼 침범된 장기 고유의 평활근의 증식을 내막증 주변에서 보일 수 있다.

4) 점액양 변화(Myxoid change)

샘상피 주변에서 점액양 변화를 보일 수 있다. 이때 관찰되는 점액은 기질성으로 toluidin blue 또는 pH 2.5 Alcian blue염색에 양성, PAS염색에서는 음성 반응을 보인다. 이는 피부 및 표재성 연부조

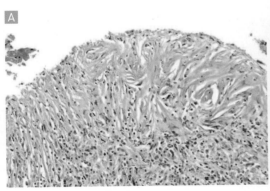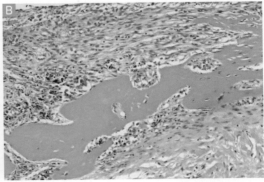

그림 9-7 기질의 섬유화(A)와 골형성(B)

직에서, 그리고 임신 중 또는 산후조리 기간에 자주 관찰되는 것으로 보아 해부학적 위치와 호르몬 상태가 영향을 주는 것으로 보인다.

5) 탈락막 변화(Decidual change)

임신 또는 프로게스틴 치료 중에 프로게스테론의 영향으로 내막샘 상피세포는 위축이 되고, 기질세포들은 탈락막세포 형태를 띤다. 일부에서는 탈락막세포의 괴사나 점액양 변화, 부종 및 림프구 침윤의 소견을 보인다. 때로 핵이 한쪽으로 치우치면서 세포질 내에 공포를 형성하여 인환세포 모양의 탈락막세포도 관찰된다. 이 경우, 전이성 암과 감별하여야 하는데, 탈락막세포는 공포내의 점액이 산성 점액이며, cytokeratin에 대한 면역염색에 음성이다.

3. 종양유사 병변

임상적으로 종양과의 감별을 필요로 하는 자궁내막증의 병변으로 점액성 변화, 인환세포처럼 보이는 기질세포의 탈락막변화, 샘상피세포의 비정형 및 증식증, 기질 자궁내막증, 괴사성 위황색종성 결절, 용종성 자궁내막증, 혈관침윤 등이 있다.

1) 괴사성 위황색종성 결절(necrotic pseudoxanthomatous nodule)

폐경기 또는 후기 가임기에 복벽에 부착된 다발성 결절 또는 복강내 떠 다니는 결절형태로 관찰되어 임상적으로 전이성 암종으로 오인할 수 있다. 대부분 난소에 자궁내막증을 동반하고 있다. 현미경 소견상 중심부에 괴사부위가 관찰되고, 주변부에 유리질변성을 동반한 섬유화 조직이 보이며, 줄지어 있는 위황색종 세포(pseudoxanthoma cells)들이 관찰된다. 이때는 전형적인 내막샘과 기질 세포들이 관찰되지 않을 수 있고, 난소에서만 전형적인 자궁내막증 소견이 관찰되기도 한다. 현미경 소견상 육아종과 같은 난소 및 복강의 괴사성 결절들과 감별하여야 하는데, 이때는 위황색종성 조직구가 잘 관찰되지 않는다.

2) 용종성 자궁내막증(Polypoid endometriosis)

용종성 종괴를 형성하는 자궁내막증으로, 가임기 또는 폐경기 후에 호발하고, 임상적으로는 골반종괴, 질의 용종, 대장 폐쇄의 형태로 관찰된다. 호발 부위는 대장 점막, 난소 표면 또는 낭종 내부, 자궁 장막, 자궁경부와 질의 점막, 요관, 난관, 장막, 방광 등으로 약1/3에서는 다발성 병변으로 관찰된다. 분홍색 또는 회갈색의 용종성 종괴로 최대크기 14cm까지 보고되었다. 현미경소견상 자궁내막샘과 기질세포들이 혼합되어 있으며, 다양한 내막샘 구조와 화생성 변화를 동반한다. 출혈, 섬유화, 두꺼운 혈관벽, 헤모시데린을 포함하고 있는 조직구 및 탈락막변화 등이 관찰될 수 있고, 대부분 비용종성 자궁내막증 병변을 동반하고 있다. 용종성 자궁내막증은 샘육종(adenosarcoma)과 감별하여야 한다. 샘육종의 경우, 샘상피 주위 기질세포의 밀도가 높고, 샘구조물 내부로 돌출되는 유두상 증식이 현저하며, 세포분열수가 증가되어 있다. 드물게 용종성 병변의 꼬임으로 인해 허혈성 괴사에 빠지게 되면, 반응성으로 세포의 비정형성 및 세포분열이 증가하여 감별을 어렵게 한다.

3) 중피증식증(Mesothelial hyperplasia)

골반복막의 자궁내막증에서 중피증식이 자주 관찰되며, 때로 현저하다. 이는 난소 표면, 난관, 복막, 장막 등에서 주로 나타나며, 작은 세관, 돌기, 세포집단, 끈 모양으로 또는 낱개의 세포로 섬유화된 조직내에서 증식하여, 침윤하는 상피세포암처럼 보인다. 면역조직화학염색으로 상피세포가 아닌 중피세포임을 확인해야 한다.

4) 기타

복막의 평활근증과 연관성이 깊고, 신경주위 침윤과 혈관침윤 등을 관찰할 수 있다. 리제강 고리 (Liesegang ring)는 자궁내막증 낭성병변의 괴사성, 염증성 또는 섬유화 조직에서 관찰되는 호산성의 반지모양의 구조물로, 기생충 또는 이물질과 감별하여야 한다. 자궁내막증은 난관상피세포로만 구성된 난관증과 감별하여야 하며, 난소의 상피세포 함입샘과도 감별하여야 한다. 기질세포와 조직구 침윤을 동반한 염증반응이 감별에 도움을 줄 수 있다. 샘구조를 포함하고 있는 저등급 자궁내막기질육종(endometrial stromal sarcoma)도 감별하여야 하는데, 기질육종의 경우 자세히 관찰하면 전형적인 기질육종 부위가 존재하고, 기질세포의 세포분열수의 증가, 성삭 같은 구조물, 혈관침범 등의 소견들을 보인다.

4. 부위별 자궁내막증

1) 난소표면의 자궁내막증

가장 흔하게 발생하는 난소실질의 자궁내막증은 수질에 흔하고, 육안으로 확인되는 확장된 샘이나 낭을 잘 형성하는데, 소위 '초콜렛 낭'으로 불리는 갈색의 혈액 찌꺼기로 채워진 3-5cm 직경의 낭을 형성한다. 난소표면의 자궁내막증의 경우 작은 결절형태로 표면에 돌출되거나 주변조직과의 유착이 흔하다. 기질세포의 양이 적거나 난소기질세포와 유사하게 보이는 경우 난소 상피세포 함입낭 또는 샘(inclusion cyst or gland)과 감별을 필요로 한다. 내막증 기질세포는 방추상이 약하며 샘주위에 응집하는 경향이 있고, 전형적인 소동맥혈관, 출혈소, 거품형 및 색소침착 조직구, CD10 양성 면역조직반응을 보인다.

2) 자궁경부 및 질 자궁내막증

자궁경부의 표재성 자궁내막증은 생검 또는 소작술(cautery)을 시행한 부위에 잘 생기기 때문에 자궁내막 조직의 착상 또는 외상후 화생에 의한 것으로 생각되고 있다. 우연히 발견되는 경우가 많고, 표면의 고유층에 국한되어 있다. 기질세포가 적거나, 부종, 출혈, 염증 등이 동반된 경우 진단에 혼동을 초래할 수 있다. 특히, 샘상피의 비정형 또는 세포분열의 증가는 내경부 샘상피 이형성증, 샘상피내암, 및 침윤성 샘암으로 오인할 수 있다. 때로는 기질 자궁내막증이 관찰될 수 있다.

자궁경부 심층의 자궁내막증은 광범위한 골반강내 자궁내막증과 연관된 cul-de-sac 침범의 확장으로 생긴다. 자궁경부 후벽 심층의 단단한 결절 또는 낭으로 만져지고, 자궁체부 샘근증의 자궁경부로의 확장과 감별하여야 한다.

표재성 질 자궁내막증은 질천장부에서 주로 관찰되고, 경부의 자궁내막증보다는 드물지만, 육안소견이나 유발원인은 유사하다. 질샘증(vaginal adenosis)과는 자궁내막 기질과 특징적인 염증반응 등으로 감별한다. 심층의 질 자궁내막증은 표재성보다 더 흔하고, 골반강내 자궁내막증과 연관이 있으며, 후벽의 질천장부에서 결절성 또는 용종성 병변으로 관찰된다. 질에 생기는 자궁내막양 샘암과 밀접한 연관성이 있다.

3) 난관 자궁내막증

난관의 자궁내막증은 3가지 유형으로 관찰된다. 첫 번째는 장막 또는 장막하 자궁내막증으로 골반강내 자궁내막증과 연관성이 깊고, 장막과 장막하층을 침범하지만, 난관내 근육층은 침범하지 않는다.

두번째는 난관내 자궁내막증(intraluminal endometriosis)으로 난관내 용종성 병변을 형성할 수 있고, 난관 내강을 꽉 채울 수도 있다. 자궁내막 조직은 자궁각으로부터 난관협부로 직접 확장될 수 있기 때문에 난관 점막의 일부가 자궁내막 조직으로 대체되는 것은 정상변이로도 생각할 수 있다. 이는 양측성으로 나타나기도 하지만 다른 부위의 자궁내막증과의 연관성은 확실치 않다. 불임 또는 난관내 임신의 원인으로 작용한다.

세번째는 난관절제술후 자궁내막증이다. 이는 난관결찰 시술환자의 20-50%에서 시술 1-4년 후에 상부 난관절제연에서 생기며, 난관염협부결절과 관련성이 높은 것으로 알려져 있다. 전기소작법, 짧은 상부 절제연, 시간간격의 증가 등이 이 합병증 증가의 원인인자로 생각된다.

4) 장관계 자궁내막증

직장, S상 결장, 충수돌기, 말단회장, 맹장 순으로 발생하며, 때로 Meckel 게실에서도 발생한다.

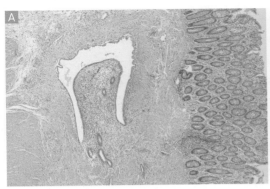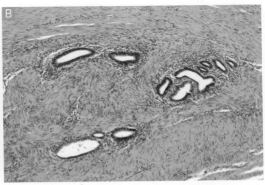

그림 9-8   대장의 자궁내막증. A. 대장의 점막하층에서 관찰되는 자궁내막 조직(40X), B. 대장의 평활근층내에 흩어져 있는 자궁내막 조직(100X)

주요 임상 증상은 급성 또는 만성 복통, 설사, 변비, 혈변, 대변직경 감소 등으로 자주 월경과 연동하는 증상을 보인다. 직결장의 자궁내막증은 보통 단발성으로 수센티미터의 짧은 분절을 침범하고, 회장의 병변은 다발성으로 긴 분절을 침범하는 경향이다. 육안상 단단하고 경계가 불분명한 종괴 형태로 관찰되며, 장막층이 주변 조직과 잘 유착된다. 절단면 상 단단하고 충실한 회백색의 벽결절 (mural nodule)로 관찰되지만, 드물게 낭성변화를 동반한다. 현미경 소견상 자궁내막 조직이 증식성 평활근층 사이에 흩어져서 관찰되며(그림 9-8), 때로 전층에 흩어져서 관찰되기도 한다. 합병증으로 천공이 발생할 수 있는데, 주로 임신과 관련하여 나타나고, 이때는 기질세포의 탈락막변화(decidual change)를 동반한다. 천공이외에 염전, 중첩, 급성 충수돌기염, 충수돌기 점액종, 근층내 혈종, 암 등의 합병증이 발생할 수 있다.

5) 요로계 자궁내막증

방광과 뇨관에서 주로 발생하고, 신장과 요도는 드물다. 요로계 자궁내막증은 보통 골반강내 자궁내막증과 연관성이 깊다. 뇨관 병변의 1/2은 뇨관과 주변 자궁천골인대에, 신장의 병변은 신장에만 국한되는 경향이다.

방광의 자궁내막증은 육안상 단발성 또는 다발낭종성 종괴로 관찰되며, 방광벽을 두껍게 하거나 방광내로 돌출되어 있다. 방광의 점막층은 정상이거나 때로 궤양 또는 출혈을 보인다. 현미경 소견상 자궁내막 조직 주변에 섬유화와 근층의 증식을 보이는데, 약 60%에서 고유점막층의 침범을 보인다.

뇨관의 자궁내막증은 아래쪽 1/3에 국한되어 있으며, 주로 왼쪽을 침범하고, 약 10%에서는 양측성으로 관찰된다. 외인성과 내인성으로 구분하는데, 외인성은 자궁천골 인대 또는 뇨관 외막으로부터의 압박과 섬유화에 의해 뇨관 내강의 축소를 초래한다. 내인성은 근층의 증식과 내부에 자궁내막증 조직을 특징으로 하며, 일부 점막층을 침범하는 경우, 뇨관 내부로 돌출될 수 있다.

신장의 자궁내막증은 단발성의 경계가 좋은 충실성 출혈성 낭성 종괴로 주로 신장의 실질내에서 관찰되며, 드물게 신우에서도 관찰된다. 요도의 자궁내막증은 매우 드물다.

6) 피부 자궁내막증

피부 자궁내막증은 대부분 수술흉터에서, 드물게 주사 자국을 따라 또는 자연발생하고, 골반내 자궁내막증과의 연관성은 깊지 않다. 자궁 또는 난관의 수술 후에는 주로 하방 복벽에서 관찰되고, 일부에서는 배꼽에서도 관찰된다. 외음절개술(episiotomy) 후에는 하부 질, 외음부, 바톨린샘, 회음, 항문주위에 생길 수 있고, 제왕절개술, 충수절개술, 서혜부 탈장 재건술 등의 수술 후에 수술흉터 부위에 발생할 수 있다. 자발성 자궁내막증은 배꼽, 서혜부와 항문주위에서 관찰될 수 있다.

수술 후 수주 내지 수년 후 발생하고, 때때로 출혈을 동반하며 월경주기와 연동하는 크기 및 압통의 증가를 보이는 피부의 결절로 나타난다. 항문주위의 병변은 누공, 농양, 치질 등을 연상시키는 항문직장 통증 및 자극이 있고, 배꼽의 자궁내막증은 서혜부 탈장처럼 관찰된다.

육안상 병변의 기간이나 부위에 따라 분홍색, 갈색, 또는 검붉은 색 등 다양한 색의 6내지 12cm의 단단한 결절로 관찰되며, 최근의 또는 오랜 출혈의 흔적을 동반한 회백색의 절단면을 보인다. 현미경 소견상 진피(dermis) 또는 피하조직 및 양쪽 모두를 침범하기도 하며, 때로 근육층까지도 침범한다. 다른 부위에 생기는 자궁내막증처럼 난관화생, 호산성세포 화생, 구두징화생, 점막화생, 유두상 합포체 화생, 평활근 화생 등 샘상피와 버팀질세포의 화생성 변화를 동반할 수 있다.

수술 흉터의 자궁내막증은 착상에 의한 자궁내막증으로 여겨진다. 착상의 위험도는 제왕절개술이나 질분만보다 자궁절개술에서 더 높은 것으로 보인다. 이는 분만 후기의 탈락막이 착상을 감소시키는 역할을 한 것으로 생각된다.

7) 서혜부 자궁내막증

우측서혜부의 탈장처럼 보이는 유통성 종괴로 관찰된다. 약 1/3에서는 서혜부 탈장이 동반되고, 병변은 치골결절을 침범하여, 관절염, 관절낭염 또는 근막염처럼 보인다.

8) 림프절 자궁내막증

림프절병변은 흔하지는 않으며, 과거에는 주로 기질세포가 없는 양성 뮐러샘이 림프절에서 관찰되는 난관증 형태로 보고되었다. 현미경 소견상 함입샘과는 달리 림프절의 중심부에 위치하며, 내막 기질세포와 적혈구 및 위황색종세포들이 관찰된다. 같은 림프절 내에 난관증이 공존하기도 하며, 임신 중에는 기질세포의 탈락막변화도 관찰된다.

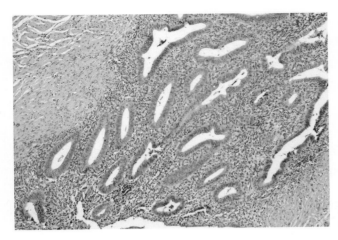

그림 9-9 복벽의 자궁내막증(200X)

9) 늑막 및 폐 자궁내막증

대부분 가임기 여성의 늑막과 폐실질에서 관찰되며, 드물게 폐경기 후에도 관찰된다. 늑막의 자궁내막증은 월경주기와 연동하는 우측폐기흉으로 인한 반복적인 호흡곤란이 주증상으로, 이외에도 반복적인 우측혈흉, 객혈, 흉통 등을 보인다. 흉부 방사선소견상 기흉, 혈흉, 흉수, 늑막병변 등을 보이며, 복강내 자궁내막증이 1/3에서 동반된다. 폐실질의 자궁내막증은 대부분 자궁 수술의 기왕력이 존재하며, 객혈과 혈액이 착색된 객담을 보이거나, 무증상으로 방사선촬영시 우연히 발견되기도 한다.

늑막의 자궁내막증은 거의 대부분 우측에 국한되어 나타나는데, 양측성 자궁내막증은 1증례만 보고되었다. 전형적인 다발성, 검붉은 색 또는 청색의 결절이나 낭성 병변이 횡격흉막에서 주로 관찰되지만, 다른 위치의 늑막에서도 관찰될 수 있다. 약 반수에서 천공이 발생할 수 있고, 때때로 늑막 수포를 보인다. 폐실질의 자궁내막증은 단발성, 검회색의 부분적인 출혈성 결절 또는 낭성 병변으로 관찰되고, 다수의 병변이 늑막하 또는 기관지벽이나 내강에서 관찰된다.

10) 연부조직 및 근 자궁내막증

드물게 골격근 또는 심층 연부조직에서 전형적인 자궁내막증이 관찰된다(**그림 9-9**). 월경주기에 따른 통증이나, 압통을 동반한 종괴가 보이며, 주로 등세모근(trapezius muscle), 손목 방사폄근(extensor carpi radialis), 엄지손가락, 넙다리두갈래근(biceps femoris), 대퇴 및 슬관절을 침범한다. 유방 및 요추골 침범증례도 보고되었다.

11) 신경계 자궁내막증

좌골신경초를 침범한 30증례가 보고되었다. 일부에서는 침범된 신경의 복막돌출이 보이고 (pocket sign), 지주막하 자궁내막증의 경우 월경주기에 따른 근통(radicular pain)과 지주막하 출혈이 관찰된다. 두정엽(parietal lobe)에서 관찰된 대뇌의 자궁내막증 1례가 보고되었다.

12) 남성 자궁내막증

전립선암으로 인해 장기간 에스트로겐 치료를 받은 남자에서 자궁내막증이 보고되었는데, 복벽을 침범한 1례를 제외하고 모두 방광, 전립선 및 전립선 주변부에 국한되어 있었다.

5. 자궁내막증에서 기원한 암종

난소에서 가장 흔하고, 난소이외에 직장질 중격, 질, 대장, 직장, 방광 등의 순으로 잘 발생한다. 자궁내막증과 동반된 암의 약 60%에서 비정형 자궁내막증이 관찰된다. 자궁내막증에서 발생한 난소암은 일반암에 비해 젊은 사람, 비만, 에스트로겐에 노출된 사람에 더 흔하고, 낮은 조직학적 등급, 더 좋은 예후를 갖는 것으로 보고되었다. 임상병기 I의 난소상피세포암 중 30%가 자궁내막증과 연관성이 있다. 자궁내막증에서 유래한 암의 유형은 난소의 경우 약 75%, 난소이외의 경우 약 90%가 자궁내막양암으로 가장 흔한 유형이다. 장관계 자궁내막증에서 유래한 자궁내막양암은 직장결장, 회장, 맹장 순으로 잘 발생한다. 이 경우 원발성 대장암과 감별이 어려운데, 비전형적인 육안소견, 자궁내막증의 존재, 점막침범의 부재, 낮은 등급의 세포핵, 편평상피화생, CK7+/CK20-/CDX2-면역조직반응 등이 자궁내막증에서 유래한 자궁내막양암에서 관찰되는 소견이다. 투명세포암은 두 번째로 많은 유형으로 약 15%에서 관찰되지만, 일부에서는 가장 많은 유형으로 보고되었다. 이외에도 자궁내막양 샘섬유종, 경계성 장액성 및 혼합 종양, 자궁내막기질육종, 샘육종 등 다양한 종양이 발생할 수 있다.

참·고·문·헌

1. Clement PB. Pathology of endometriosis; A survey of the many faces of a common disease emphasizing diagnostic pitfalls and unusual and newly appreciated aspects. Adv Anat Pathol 2007;14:241–60

2. Irving JA, Clement PB. Diseases of the peritoneum. In: Kurman RJ, Ellenson LH, Ronnett BM, ed. Blaustein's Pathology of the Female Genital Tract. 6th ed. New York: Springer Verlag; 2011:642–63

3. Groisman GM, Meir A. CD10 is helpful in detecting occult or inconspicuous endometrial stromal cells in-

cases of presumptive endometriosis. Arch Pathol Lab Med. 2003;127:1003–6

4. Fukunaga M, Ushigome S. Epithelial metaplastic changes in ovarian endometriosis. Mod Pathol. 1998;11:784–8

5. Fukunaga M, Nomura K, Ishikawa E, et al. Ovarian atypical endometriosis: its close association with malignant epithelial tumors. Histopathology. 1997;30:249–55

6. Clement PB, Young RH, Scully RE. Stromal endometriosis of the uterine cervix. A variant of endometriosis that may simulate a sarcoma. Am J Surg Pathol. 1990;14:449–55

7. Clement PB, Young RH. Two previously unemphasized features of endometriosis: micronodular stromal endometriosis and endometriosis with stromal elastosis. Int J Surg Pathol. 2000;8:223–7

8. Fukunaga M. Smooth muscle metaplasia in ovarian endometriosis. Histopathology. 2000;36:348–52

9. Rohlng MB, Kao KJ, Woddard BH. Endomyometriosis: possible association with leiomyomatosis disseminata and endometriosis [letter]. Arch Pathol Lab Med. 1981;105:556–7

10. Ahmed AA, Swan RW, Owen A, et al. Uterus-like mass arising in the broad ligament: a metaplasia or mullerian duct anomaly? Int J Gynecol Pathol. 1997;16:279–81

11. Clement PB, Young RH, Scully RE. Necrotic pseudoxanthomatous nodules of the ovary and peritoneum in endometriosis. Am J Surg Pathol. 1988;12:390–7

12. Parker R, Dadmanesh F, Young RH, et al. Polypoid endometriosis. A clinicopathologic analysis of 24 cases and review of the literature. Am J Surg Pathol. 2004;28:285–97

13. McFadden DE, Clement PB. Peritoneal inclusion cysts with mural mesothelial proliferation. A clinicopathological analysis of six cases. Am J Surg Pathol. 1986;10:844–54

14. Roth LM. Endometriosis with perineural involvement. Am J Clin Pathol. 1973;59:807–9

15. Clement PB, Young RH, Scully RE. Liesegang rings in the female genital tract. Int J Gynecol Pathol. 1989;8:271–6

16. Gardner HL. Cervical and vaginal endometriosis. Clin Obstet Gynecol. 1966;9:358–72

17. Furuya M, Murakami T, Sato O, et al. Pseudoxanthomatous and xanthogranulomatous salpingitis of the fallopian tube: a report of four cases and a literature review. Int J Gynecol Pathol. 2002;21:56–9

18. Sheldon RS, Wilson RB, Dockerty MB. Serosal endometriosis of the fallopian tubes. Am J Obstet Gynec. 1967;99:882–84. 118. Lisa JR, Gioia JD, Rubin JC. Observations on othe interstitial portion of the fallopian tube. Surg Gynecol Obstet. 1954;99:159–69

19. Yantiss RK, Clement PB, Young RH. Endometriosis of the intestinal tract: a study of 44 cases of a disease that may cause diverse challenges in clinical and pathologic evaluation. Am J Surg Pathol. 2001;25:445–54

20. Mondesitt SV, Tortolero-Luna G, Robinson JB, et al. Ovarian and extraovarian endometriosis-associated can-

cer. Obstet Gynecol. 2002;100:788–95

21. Stern RC, Dash R, Bentley RC, et al. Malignancy in endometriosis: frequency and comparison of ovarian and extraovarian types. Int J Gynecol Pathol. 2001;20:133–9

병태생리

Pathophysiology

10

통증

Pain

| 전성욱 |

1. 서론

　통증은 자궁내막증의 가장 흔하고 중요한 임상 증상이다. 자궁내막증에 기인한 통증의 양상은 월경통(dysmenorrhea), 심부성교통(deep dyspareunia), 배변통(dyschezia) 및 만성골반통(chronic pelvic pain) 등 다양하게 나타난다. 자궁내막증은 가임기 여성에서 발생하는 만성골반통의 가장 흔한 원인 질환으로서 만성골반통 환자에서 진단적 복강경을 시행하였을 때 자궁내막증이 관찰된 확률은 33%로 대조군의 5%에 비해 6.6배 정도 유의하게 높았다.

　자궁내막증은 복강내에서 난소낭종, 복막의 적색- 또는 청색점상병변(red or blue spot), 백색흉터(white scar) 등 다양한 형태로 존재하며, 다양한 형태의 발병기전을 통해서 통증을 유발할 수 있다. 임상적으로 병변의 진행도, 위치, 양상과 통증 발현간의 직접적인 연관성은 명확하지 않으나, 심부침윤자궁내막증(deep infiltrating endometriosis, DIE)의 경우에는 통증의 강도와 병변의 침윤 깊이 간에 연관성이 있는 것으로 알려져 있다.

　본 장에서는 자궁내막증 환자에서 특징적인 통증 발생의 병태생리적 원인에 대하여 살펴보도록 한다.

2. 통증이란?

1) 통증의 정의

표 10-1 통증 관련 용어 정의[ISAP taxonomy]

Terminology	Definitio
Pain	An unpleasant sensory and emotional experience associated with actual or potential tissue damage or described in terms of such damage
Noxious stimulus	An actually or potentially tissuedamaging event
Nociceptor	A sensory receptor that is capable of transducing and encoding noxious stimuli
Nociceptive pain	Pain arising from activation of nociceptors
Neuropathic pain	Pain arising as a direct consequence of a lesion or disease affecting the somatosensory system
Sensitization	Increased responsiveness of neurons to their normal input or recruitment of a response to normally subthreshold inputs
Peripheral sensitization	Increased responsiveness and reduced threshold of nociceptors to stimulation of their receptive fields
Central sensitization	Increased responsiveness of nociceptive neurons in the central nervous system to their normal or subthreshold afferent input
Allodynia	Pain in response to a non-nociceptive stimulus
Hyperalgesia	Increased pain sensitivity
Pain threshold	The minimal intensity of a stimulus that is perceived as painful
Pain tolerance level	The maximum intensity of a stimulus that evokes pain and that a subject is willing to tolerate in a given situation

Adpated from the Kyoto Protocol of Basic Pain Terminology.

통증(pain)이란 '실제적, 잠재적인 조직손상 또는 악영향으로 인하여 발생하는 불쾌한 감각적 또는 감정적 경험'이라고 정의할 수 있다(표 10-1). 통증은 손상된 신체가 회복될 때까지 보호함으로써 개인이 잠재적 위험상황으로부터 벗어날 수 있고, 미래에 발생할 수 있는 상황을 피할 수 있도록 하는 역할을 한다. 대부분의 통증은 자극이 사라지거나 신체의 손상이 회복됨과 동시에 사라지는 것이 일반적이나 경우에 따라서 손상이 회복된 이후에도 지속되기도 한다.

2) 통증의 기전(mechanisms of pain)

통증은 여러 신경생물학적 구성 요소를 포함하는 과정으로서 다양한 메커니즘이 알려져 있다. 일반적으로 알려진 통증의 기전은 (표 10-2)와 같다. 자궁내막증 환자에서 발생하는 통증의 경우에도 이 6가지가 모두 관여될 수 있으며, 그 중 통각수용성통증(nociceptive pain)이 가장 일반적인 통

표 10-2 통증 기전에 따른 분류

1) 통각수용기성 통증(Nociceptive pain)
2) 염증성 통증(Inflammatory)
3) 신경병성 통증(Neuropathic pain)
4) 심인성 통증(Psychogenic pain)
4) 혼합성 통증(Mixed)
5) 원인불명의 통증(Idiopathic)

증의 기전이다. 그 외에도 염증성통증(inflammatory)과 신경병증성통증(neuropathic pain) 역시 자궁내막증 환자의 통증 발생에 있어서 중요한 역할을 담당한다.

(1) 통각수용성통증(nociceptive pain)

화학적, 기계적 또는 물리적 요인에 의한 조직 손상으로 통각수용기(nociceptor)가 활성화되어 발생하는 통증으로 일반적으로 '정상통증(normal pain)'이라고 하면 통각수용성통증을 의미한다. 조직이 손상되면 우선 손상자극 자체가 통각수용기를 활성화 시켜 유수신경섬유(Aδ)와 무수신경섬유(C)를 통해 통각을 전달하며, 이어서 손상된 조직세포 및 말초신경 말단에서 브라디키닌(bradykinin), 세로토닌(serotonin), K+, H+, 서브스탠스 P (substance P) 등이 유리됨으로써 발생하는 염증반

표 10-3 신경 섬유의 분류

Type	Diameter (µm)	Velocity (m/sec)	Example
Aα	12–20	70–120	α–motor fiber Annulospiral or primary ending, Ia Afferents of Golgi–tendon organ, Ib
Aβ	5–12	30–70	Efferents of encapsulated nerve ending Flower–spray or secondary ending
Aγ	3–6	15–30	γ–motor fiber
Aδ	2–5	12–30	Nociceptors Thermoceptors
B	〈 3	3–15	Pre–ganglionic autonomic nerve fiber Visceral afferents
C (unmyelinated)	0.1–1.5	0.5–2.0	Nociceptors Thermoceptors Post–ganglionic autonomic nerve fiber

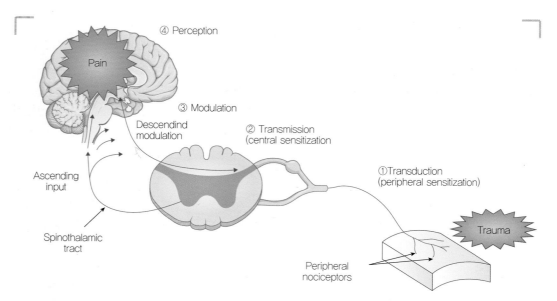

그림 10-1 통증 전달과정 개요

응으로 인하여 통증 반응에 대한 민감화(sensitization)와 통각과민(hyperalgesia)이 야기될 수 있다.

통각수용성통증은 일반적으로 도입(transduction), 전도(transmission), 조정(modulation), 지각(perception)의 4 단계를 거치게 된다(그림 10-1). 우선 통각수용기에서 통증자극이 생화학적 전기신호로 바뀌어 말초신경을 통해 중추신경계로 전도되며, 이러한 신호 전달 과정에서 글루타메이트(glutamate)가 중요 신경전달물질로 작용한다. 말초신경섬유는 축삭(axon) 타입에 따라 미엘린 섬유로 둘러싸여 전도 속도가 빠른 유수신경섬유(unmyelinated nerve fiber)와 무수신경섬유(unmyelinated nerve fiber)로 나뉘어진다(표 10-3). 중추신경계에 도달한 자극 신호는 신호 강도의 증가 또는 감소 같은 신호의 조정 과정을 거치게 되며 이후 대뇌 피질에서 통증자극을 지각하게 된다.

통각수용성통증은 체성통증(somatic pain)과 내장통증(visceral pain)으로 나눌 수 있다. 내장통증은 체성 통증과 달리 통증의 위치를 명확하게 한정하기 어려우며, 내장통증을 유발하는 자극 역시 체성통증의 원인과는 다르다. 자궁내막증으로 인한 통증은 병변의 위치상 대개는 체성통증보다 내장통증인 경우가 많으므로, 내장성통증의 특징인 모호하고 광범위한 통증과 연관통증(referred pain)을 보이는 경우가 흔하며, 병변의 진행 정도와 통증의 정도간에는 일반적으로 직접적인 비례 관계가 성립하지 않는다. 자궁내막증 환자에서 보이는 연관통증은 이차성 통각과민(hyperalgesia)과 연관되어 나타나기도 하며, 이는 자궁내막증 환자의 체성연관통증 부위에서 통증의 역치가 낮아질 수 있다는 것을 의미한다.

(2) 염증성통증(inflammatory pain)

염증은 내장통증의 중요한 원인 중 하나이며, 기본적으로 자궁내막증은 에스트로겐의존성 만성염증성질환(estrogen-dependent chronic inflammatory disease)으로 간주되므로, 자궁내막증에서 발생하는 통증의 원인 중 많은 부분이 염증과 관련 있을 것으로 생각된다.

염증성통증은 조직 손상과 그로 인한 염증 반응으로 초래된다. 조직손상으로 동원되는 활성대식세포(macrophage), 비만세포(mast cell), 자연살해세포(natural killer cell), 림프구(lymphocyte) 및 기타 다양한 면역세포들이 분비하는 시토카인(cytokine), 성장인자(growth factor) 및 기타 다양한 염증매개물질들이 통각수용기에 작용함으로써 통증 발현에 관여한다. 염증성통증은 일반적으로 통각수용성통증과 마찬가지로 '정상통증'으로 간주되지만, 염증이 지속될 경우 말초신경의 손상과 민감화로 신경병성통증(neuropathic pain)으로 진행되어 만성통증의 원인이 될 수 있다.

(3) 신경병성통증(neuropathic pain)

신경병성통증은 감각신경손상 후 유해한 자극 없이도 지속적, 만성적으로 통증을 느끼는 병적상태이다. 말초신경병성통증(peripheral neuropathic pain)은 '말초체성감각신경계에 영향을 주는 병변 또는 질환에 의해 직접적으로 초래되는 통증'으로 정의되며(표 10-1), 중추신경계에 위치하지 않은 말초신경세포의 손상에 의해 발생한다. 여러 가지 다양한 원인들, 예를 들어 당뇨, 영양결핍, 독소노출, 알코올중독, 그 외 다른 지속적인 손상이나 압력을 초래하는 질환이나 외부 요인들이 말초신경병을 유발할 수 있다. 조직이나 신경 손상에 의해 유발된 신경병성통증으로는 우선 외부 자극 없이도 자발적으로 통증을 느끼는 자발통증(spontaneous pain), 통상적인 통증 유발 자극에 대하여 상대적으로 더욱 과다한 통증을 느끼는 통각과민(hyperalgesia), 그리고 평소에는 정상적으로 통증으로 지각하지 않는 약한 자극에 대해서도 통증을 느끼는 이질통증(allodynia)이 있다. 이질통증은 자극에 따라서 가벼운 터치와 같은 기계적 자극에 반응하는 경우 기계적이질통증(mechanical allodynia), 온도 자극, 특히 냉 자극에 반응하는 경우 냉이질통증(cold allodynia)이라고 한다.

말초신경병성통증에 관여하는 가장 중요한 기전은 '통각수용기의 민감화(sensitization of nociceptors)'이다. 민감화는 다른 용어로 감작이라고도 하며 '정상적인 반응에 대한 반응성 증가 또는 정상적으로 역치 이하의 자극에 대한 반응성 증가'라고 설명할 수 있다(표 10-1). 민감화는 발생 부위에 따라 말초 신경에서 발생하는 말초민감화(peripheral sensitization)와 척수 수준 이상에서 발생하는 중추민감화(central sensitization)로 나눌 수 있다. 중추민감화 과정을 살펴보면 통증 정보를 전달하는 구심성 C 섬유를 낮은 빈도로 지속적으로 자극할 경우 척수후각세포의 반응이 점점 커지게 되는데, 이를 'wind-up' 현상이라고 하며 신경병성통증에서 통증의 강도 및 범위를 증가시키고 지속화하는데 있어서 중요한 기전으로 제시되고 있다. 지속적인 C 섬유의 자극은 핵심적인 신경전달물질인 글루타메이트와 다른 신경펩티드의 분비를 증가시키고, 이는 급성통증을 담당하는 주요수용체

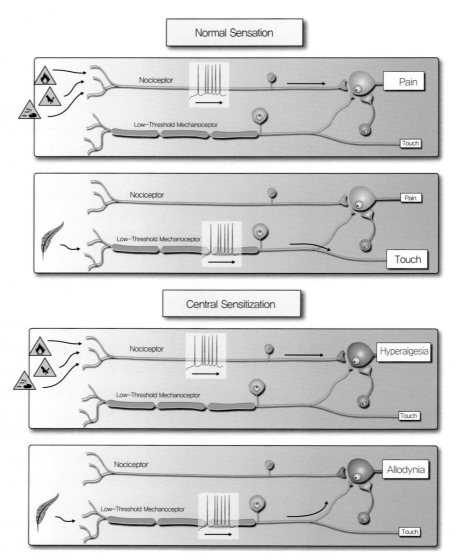

그림 10-2 정상 감각과 통각과민/이상통증

인 AMPA(α-amino-3-hydroxy-5-methyl-4-isoxazolepropionic acid) 수용체의 활성화를 초래하여 일시적으로 통증 자극이 전체적으로 합쳐져 느껴지는 효과를 일으키는데, 이러한 과정을 통해서 통각과민과 이질통증이 유발될 수 있다. 즉, 중추민감화 과정을 통하여 기존의 통각자극에 대한 반응이 증가할 뿐 아니라(통각과민), 기존에 통증으로 지각하지 않던 약한 역치의 자극에서도 통증을 지각하게 된다(이질통증) (그림 10-2). 이질통증의 경우 C 구심성 감각신경섬유로 전달되는 통증감각정보가 척수에서 시냅스 효율을 변화시킴으로써 원래는 통증을 유발하지 않는 약한 감각정보를 전달하는 Aβ 신경섬유를 통한 자극에도 통증이 유발된다. 이러한 중추민감화 과정에는 척수후각(dorsal horn) 내부의 GABA(γ-aminobutyric acid)에 의해 매개되는 억제조절기전(inhibitory mechanism)의 소실 역시 중요한 역할을 담당하는 것으로 알려져 있다. 이 외에도 이소성뉴런방전(ectopic neuronal discharges), 신경섬유간전기시냅스전달(ephaptic transmission between fibers), 아드레날린수용체 민감도증가(increased sensitivity of adrenergic receptors), 신경간신경의 기능이상(dysfunction of the nervi nervorum) 등 다양한 기전들이 말초신경병성통증의 발생에 관여하는 것으로 알려져 있다.

염증성통증 자체는 조직 손상이 회복되면서 사라지게 되지만, 지속적인 염증으로 인하여 일단 신경병성통증으로 진행될 경우 염증반응으로 인한 통증전달신경세포체의 지속적인 흥분으로 인하여 말초 및 중추민감화가 발생하여 만성통증으로 진행할 수 있다.

3. 자궁내막증에서 통증 발생의 특징

1) 자궁내막증의 통증 발생 기전

다른 질환과 마찬가지로 자궁내막증으로 인한 통증의 가장 일반적인 기전은 역시 통각수용성통증이다. 2014년 미국생식의학회(ASRM)에서는 자궁내막증 환자에서 통증을 유발하는 대표적인 기전으로 첫째, 활성대식세포 및 다른 세포로부터 분비된 성장 인자와 시토카인의 생성, 둘째, 병변의 출혈로 인한 직·간접 영향, 그리고 병변의 골반저부신경(pelvic floor nerves)에 대한 자극 또는 자궁내막증의 침윤으로 인한 직접적인 신경침습이라는 세가지를 언급하고 있는데, 신경병성통증에 해당하는 직접적인 신경 침습으로 인한 통증을 제외한 나머지 기전은 모두 통각수용성통증과 관련이 있다. 자궁내막증 환자에서 병변을 복강경으로 절제하였을 때 통증이 감소되는 것은 병변을 제거함으로써 기존 병변의 통각자극요인을 제거하여 통증을 없애는 것이라고 생각할 수 있으며, 호르몬치료로 병변을 억제할 경우에도 마찬가지 이유로 통증을 감소시킬수 있다.

염증성통증 역시 또 다른 중요한 통증의 원인이다. 자궁내막증 환자의 복강액에는 핵세포화학주성단백(monocyte chemotactic protein-1, MCP-1), 종양괴사인자(tumor necrosis factor, TNF)-α (23), 혈관내피성장인자(vascular endothelial growth factor, VEGF) 및 인터루킨(Interleukin, IL)-1, -6, -8, 18 같은 다양한 시토카인과 성장인자들이 증가하는 것으로 알려져 있으며, 이러한 시토카인들이 자궁내막증 환자의 복강내 염증반응에 다양하게 관여하는 것으로 생각되고 있다. 신경성장인자(nerve growth factor, NGF)와 프로스타글란딘(prostagladin) 역시 자궁내막증 환자의 염증성통증에 관여하는 것으로 알려져 있다. 자궁내막증 병변내 또는 병변 근처에 위치한 신경세포에는 이러한 시토카인에 대한 수용체들이 존재하며, 일단 복강액 내에 있는 시토카인들이 신경뉴런 수용체에 결합하여 신호전달을 활성화함으로써 통각수용기에서부터 통증을 전달을 증가시킨다(**그림 10-3**). 심부침윤자궁내막증(DIE)의 경우 복강 자궁내막증과 난소 자궁내막증에 비하여 활성비만세포(activated mast cell)가 증가하며, 이는 DIE 환자에서 다른 자궁내막증 환자에 비하여 염증으로 인한 통증강도와 통각과민이 상대적으로 증가하는 것과 관련 있을 것으로 생각된다.

자궁내막증 병변의 상피세포와 기질세포는 복강내 대식세포와 비만세포 등 면역 세포의 침윤을 자극하며, 이러한 면역세포뿐 아니라 자궁내막증 병변 자체에서 TNF-α, IL-1β, MCP-1, 렙틴(leptin) 및 NGF 같은 다양한 시토카인을 분비함으로써 염증환경을 조성한다. 여러 연구로부터 자궁내막증 환자의 복강액내 활성대식세포(activated macrophages)가 자궁내막증이 없는 여성의 복강에 비해서 증가한다는 알려져 있다. 자궁내막증연관신경섬유(endometriosis-associated nerve, EAN) 주변에서 증가한 대식세포와 자궁내막증 병변 간의 상호작용으로 발생하는 염증매개물질들은 자궁내막증 병변의 신경혈관신생(neuroangiogenesis)과 통증 발생에 관여한다. 또한 탈과립활성비만세포(activated and degranulating mast cell) 역시 자궁내막증 병변과 그 주변에서 증가하며, 이로부터 분비되는 히스타민, 단백분해효소, 시토카인, 그리고 화학주성인자 같은 많은 면역매개물질들이 자궁내막증 환자에서 염증반응을 통한 통증 발생과 이어지는 말초 및 중추민감화를 통한 만성골반통발현에 관여한다. 이 부분에 대해선 3) 말초민감화와 중추민감화 단원에서 다시 언급하기로 한다.

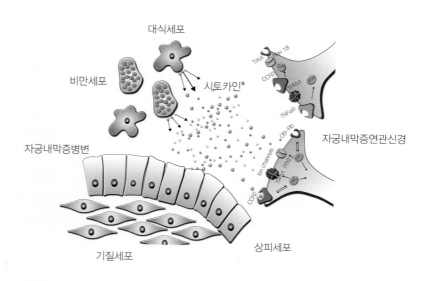

그림 10-3　자궁내막증에서 염증을 통한 말초신경감작 기전

2) 과신경분포(hyperinnervation)와 비정상적 신경지배(abnormal neoinnervation)

(1) 복막 및 난소(peritoneal and ovarian endometriosis)

조직 내 신경섬유의 조직학적 진단을 위해서는 다양한 신경세포표지자(biological neuronal markers) (표 10-4)를 사용하여 면역화학검사를 수행하는 것이 일반적이다. 기존의 연구 결과들을 살펴보면 복막자궁내막증 병변의 PGP 9.5 (protein gene product 9.5) 염색 신경섬유 밀도($16.3 \pm 10.0/mm^2$)가 정상 대조군 복막 신경섬유 밀도($2.5 \pm 1.3/mm^2$)에 비하여 유의하게 높았으며, NF(neurofilament) 염색 유수신경섬유밀도 역시 복막자궁내막증 병변에서 대조군에 비하여 높았다 ($6.7 \pm 3.7/mm^2$ 대 $1.0 \pm 0.8/mm^2$). 또한 복막자궁내막증 병변의 자궁내막증연관신경섬유(EAN)가 자궁내막증 샘조직(endometriotic glands)과 혈관조직 근처에서 다른 기질 부위에 비해 더 많이 분포하는 것이 확인되었다. 난소자궁내막증의 경우에도 이환된 난소의 신경섬유밀도가 이환되지 않은 반대쪽 난소 및 정상 여성의 난소와 비해 증가되어 있었다. 자궁내막증 환자의 복막과 난소에서 관찰되는 신경 섬유에는 통증을 전달하는 $A\delta$, C 신경섬유 외에도 콜린성, 아드레날린성 신경섬유가 혼재되어 있다. 자궁내막증을 가진 환자에서 이환되어 있지 않은 복막의 경우에도 자궁내막증이 없는 환자의 복막에 비하여 신경섬유 밀도가 유의하게 높았다.

특징적으로 복막자궁내막증 병변에서는 정상 여성의 복막과 비교하여 신경섬유의 감각신경/자율신경 비율이 증가되어 있는데, 정상 복막에 비하여 SP (substance P) 염색 감각신경섬유 밀도가 유의하게 높은 반면 TH (tyrosine hydroxylase) 염색 교감신경섬유의 비율은 낮았으며, 이러한 신경분

표 10-4 생물학적 신경세포 표지자(Biological neuronal markers)

신경세포 표지자	감지신경섬유
Protein gene product 9.5 (PGP9.5)	Pan-neuronal marker against myelinated and unmyelinated fibers
Neuron-specific enolase (NSE)	Pan-neuronal marker
Neuropeptide Y (NPY)	Sensory Aδ and C fibers; adrenergic fibers (sympathetic)
Vasoactive intestinal polypeptide (VIP)	Sensory Aδ and C fibers; cholinergic fibers (parasympathetic)
Substance P (SP)	Sensory Aδ and C fibers
Calcitonin gene-related peptide (CGRP)	Sensory Aδ and C fibers
Neurofilament (NF)	Myelinated nerve fibers
Protein S100	Myelinated nerve fibers
Acetylcholine (Ach)	Cholinergic nerve fibers
Tyrosine hydroxylase (TH)	Adrenergic nerve fibers

포 변화는 월경 주기 또는 자궁내막증 병기(ASRM stage)에 따라서 달라지지 않았다. 단, 난소자궁내막증의 경우에는 이러한 감각신경/자율신경비의 불균형이 관찰되지 않았다.

　　병변내 신경섬유 밀도 증가는 병변내 과신경분포(hyperinnervation)를 의미하며 이는 결과적으로 통증 생성의 증가를 초래한다. 실제로 복막자궁내막증 환자에서 통증 점수에 따라 두 군으로 분류하였을 때 통증점수가 높은 환자군에서 병변내 신경섬유 밀도가 더 높았다. 62명의 복막자궁내막증 환자 중 22명에게 경구프로게스토겐 또는 경구피임제를 투여하고 40명에게는 치료를 시행하지 않은 상태로 신경밀도를 비교한 결과 PGP 9.5 염색 신경섬유밀도가 치료군($10.6 \pm 2.2/mm^2$)에서 비치료군($16.3 \pm 10.0/mm^2$)에 비하여 유의하게 낮아지는 것을 확인하였는데, 이는 호르몬치료로 인한 신경섬유밀도 감소가 치료 후 통증 감소에 관여한다는 것을 시사한다. 즉, 복막자궁내막증 환자의 신경섬유 밀도의 증가로 인하여 통각수용기를 통하여 중추신경계로 전달되는 통증자극의 신호량이 증가되어 통증 지각이 증가되는데, 이러한 통증 증가는 호르몬치료를 통하여 병변의 신경섬유밀도를 감소시킴으로써 회복시킬 수 있다는 것이다. 이런 관점에서라면 자궁내막증 환자에서 호르몬억제치료를 통하여 병변 자체를 축소시킬 뿐만 아니라 자궁내막증연관신경섬유를 줄이는 효과를 통해서도 통증이 감소할 수 있는 것으로 생각할 수 있다.

　　복막자궁내막증 병변내 PGP 9.5 염색 신경섬유와 NF 염색 유수신경섬유 모두 월경 주기에 따른 유의한 신경섬유 밀도 차이를 보이지 않았는데, 이로부터 복막자궁내막증 환자에서 월경 주기의 전 기간에 걸쳐서 지속적으로 통증을 호소하는 이유를 설명할 수 있다.

(2) 심부침윤자궁내막증(deep infiltrating endometriosis, DIE)

　　DIE 병변에서도 복막자궁내막증과 마찬가지로 Aδ, C 감각신경섬유 외에 콜린성, 아드레날린성 신경섬유가 혼재되어 있으며, 정상조직에 비해 신경섬유밀도가 증가되어 있다. 직장질자궁내막증(rectovaginal endometriosis) 환자의 수술 전 통증 점수에 따라서 7점 이상과 7점 미만 두 군으로 나누어 조직학적으로 분석한 결과 통증 점수가 높은 군에서 자궁내막증 병변 내 신경 섬유가 존재하는 경우가 많았고, 또한 병변의 신경침윤(perineural and endoneural invasion) 비율 역시 유의하게 높았는데, 이는 복막 자궁내막증 병변과 마찬가지로 신경섬유 밀도와 통증 강도간에 연관성이 있음을 보여주는 결과이다.

　　DIE의 경우 일반적인 복막자궁내막증병변에 비하여 신경섬유 밀도가 유의하게 높으며, 또한 병변에서 신경섬유까지 거리 역시 복강자궁내막증보다 짧은 것으로 알려져 있다. 기존의 연구 결과에 따르면 심부침윤성자궁내막증 PGP 9.5 염색 신경섬유 밀도($67.6 \pm 65.1/mm^2$)가 복막자궁내막증($16.3 \pm 10.0/mm^2$)에 비하여 유의하게 높았다. 일반적으로 심부자궁내막증 환자에서 복강 자궁내막증 환자에 비하여 더 심한 골반통증을 호소하는 경우가 많으며, 특히 직장자궁오목(recto-uterine pouch or Douglas pouch) 또는 자궁천골인대(uterosacral ligament)에 압통을 동반한 결절이 있는

DIE 환자의 경우 심부성교통, 배변통 및 보다 심한 월경통을 호소하는 것으로 알려져 있는데, 이는 DIE 병변의 상대적인 신경섬유 증가가 관련 있을 것으로 생각된다. 단, DIE의 경우에는 복막자궁내막증에서 관찰되는 신경섬유밀도와 통증 강도간의 직접적인 연관성은 뚜렷하지 않으며, 복막자궁내막증과는 달리 교감 및 비교감 자율신경섬유 밀도가 정상 복막에 비하여 높았다.

Signorile 등의 연구 결과에 따르면 직장질 자궁내막증에서 에스트로겐 및 프로게스토겐 수용체 발현과 S-100 염색 신경섬유간의 직접적인 연관성이 밝혀졌는데, 이는 이러한 호르몬이 단순히 병변 자체 뿐만 아니라 EAN에도 관여한다는 것을 의미한다.

(3) 자궁(uterus)

자궁내막증은 정의상으로 자궁외질환(extrauterine disease)에 해당되나, 실제로는 정상 여성에 비하여 월경통이 심하며, 월경량도 상대적으로 많다는 연구 결과들이 다수 존재하고 있다. 자궁내막증 환자에서 자궁 통증 증가의 원인으로는 자궁내 프로스타글란딘, 성장인자 및 기타 시토카인의 증가, 그리고 국소 호르몬 변화가 관련 있는 것으로 알려져 있다. 특히 자궁의 에스트로겐 상승과 자궁내막의 프로게스테론 활성도 감소, 즉 프로게스테론저항성(progesterone resistance)이 자궁 통증 증가와 관련 있는 것으로 알려져 있다. 실제로 자궁내막증 환자에서 프로게스토겐을 투여한 결과 자궁 통증이 감소되는 것을 확인하였다.

자궁내막증 환자에서 관찰되는 자궁내 신경분포 및 신경밀도 변화 역시 자궁 통증과 연관 있는 것으로 알려져 있다. Al-Jefout 등의 연구에서 자궁내막증 환자 20명과 대조군 17명을 대상으로 자궁내막의 PGP 9.5 염색 신경섬유를 조직학적으로 확인한 결과, 자궁내막증이 있는 여성에서 PGP 9.5 신경섬유밀도가 $21.6 \pm 33.1/mm^2$ 인 반면, 대조군 여성에서는 PGP 9.5 신경섬유가 관찰되지 않은 것을 확인하였다. 또 다른 연구에서 25명의 자궁내막증 환자의 자궁내막을 생검한 결과 자궁내막기능층(functional layer)에서 다수의 무수감각신경섬유, 그리고 기저층(basal layer)에서 다수의 무수 및 유수감각신경섬유가 관찰되었다. 그러나 자궁내막증이 없는 47명의 정상 대조군 여성의 경우에는 기능층에서 이러한 감각신경섬유가 관찰되지 않았고, 기저층의 경우에도 대부분의 여성에서 신경섬유가 관찰되지 않고 일부 환자에서 관찰된 무수 및 유수감각신경섬유의 경우 역시 자궁내막증 환자와 비교하여 현저하게 신경섬유밀도가 낮은 것을 확인하였다. 자궁근육층(myometrium)의 경우에는 자궁내막증을 가진 여성과 그렇지 않은 여성 모두에서 무수, 유수신경섬유가 모두 관찰되었으나 신경섬유가 관찰된 환자의 빈도 및 조직내 신경섬유밀도 모두 자궁내막증 환자에서 상대적으로 높은 것을 확인하였다. 자궁내막증 환자에서 자궁근육층과 자궁내막층의 신경섬유밀도를 비교한 결과 자궁근육층에서 유수, 무수신경섬유밀도 모두 유의하게 낮았다. 이와 같은 자궁내막증 환자의 자궁내 비정상적인 신경지배 양상이 이런 환자에서 골반통과 더불어 월경통이 함께 증가하는 이유 중 하나로 제시된다.

Zhang 등은 통증이 없는 자궁내막증 환자의 경우에는 기능층에서 PGP 9.5 신경섬유가 관찰되지 않았다고 보고하였는데, 이러한 결과는 자궁내 존재하는 신경섬유가 통증과 연관이 있다는 근거로 생각할 수 있다. 또 다른 연구에서 복강경으로 진단된 36명의 자궁내막증 환자를 대상으로 경구 프로게스토겐 또는 경구피임제를 사용한 호르몬치료를 시행한 20명과 치료 받지 않은 10명을 대상으로 자궁내막조직검사를 시행한 결과 호르몬치료를 받은 군에서 치료받지 않은 군에 비하여 PGP 9.5 신경섬유밀도가 자궁내막 기능층($0.4 \pm 0.9/mm^2$ 대 $11 \pm 5/mm^2$), 기저층($0.9 \pm 1.3/mm^2$ 대 $18 \pm 8/mm^2$) 및 자궁근육층($1.5 \pm 0.8/mm^2$ 대 $3 \pm 1/mm^2$) 모두에서 유의하게 낮아진 것을 확인하였으며, 이러한 호르몬치료에 의한 신경섬유밀도 감소가 호르몬 치료 후 월경통 감소와도 관련 있을 것으로 생각된다.

자궁내막증 환자의 자궁내막 기능층에는 무수신경인 C-감각신경섬유가 주로 존재하는데, 이로부터 이러한 환자에서 나타나는 통증의 양상이 주로 무디고, 욱신거리는 미만성 통증(dull, throbbing, and diffuse pain)으로 나타나는 것을 설명할 수 있다.

(4) 신경혈관신생(neuroangiogenesis)의 증가

자궁내막증 병변 및 병변 주변 신경섬유, 즉 EAN의 증가는 자궁내막증 병변에서 정상 조직에 비해 신경신생(neurogenesis) 역량이 증가되었음을 의미한다. Mechsner 등의 면역조직화학연구 결과 자궁내막증세포에서 대표적인 뉴로트로핀(neutropin, NT)인 NGF의 발현이 증가되는 것을 확인할 수 있었다. 배양닭(cultured chicken)의 후근신경절(dorsal root ganglion, DRG) 세포를 자궁내막증 환자의 복강액에서 배양 처리하였을 때 자궁내막증이 없는 여성의 복강액과 비교하여 유의하게 성장이 증가되었으며, 이러한 신경성장 및 파생 증가는 NGF inhibitor를 사용하였을 때 다시 감소하였는데, 이로부터 자궁내막증 환자의 복강액내 NGF와 같은 뉴로트로핀의 증가가 병변 및 병변 주위 신경 성장에 관여한다는 것을 알 수 있다. NGF는 자궁내막증 신경신생의 핵심매개자로서 자궁내막증 병변에서 C-감각신경섬유 증가와 자율신경섬유 감소를 매개한다. NGF 외에 복강 자궁내막증 병변의 신경신생에 관여하는 것으로 알려진 물질로는 neurotropin-3(NT-3), NT-4, NT-5, Brain-derived neurotropic factor(BDNF) 등이 있다.

자궁내막증 환자의 복강내에는 향신경인자(neurotropic factor)와 혈관신생인자(angiogenic factor)가 모두 증가되어 있다. 혈관신생(angiogenesis)은 신경신생과 마찬가지로 자궁내막증 병변의 자궁외 착상 및 성장에 있어서 필수적인 과정으로(그림 10-4), 동물실험에서 혈관신생억제물질(angiostatic compounds)을 투여하였을 때 자궁내막증 병변의 혈관 밀도 감소와 동시에 병변 자체도 함께 축소되며, 따라서 자궁내막증 성장에 있어서 혈관신생이 핵심적인 역할을 수행한다는 것을 알 수 있다. 혈관내피성장인자(vascular endothelial growth factor, VEGF) 외에 혈관신생에 관여하는 물질로는 전환성장인자(transforming growth factor, TGF)-β가 있다. TGF-β1은 자궁내막증 환자의 복

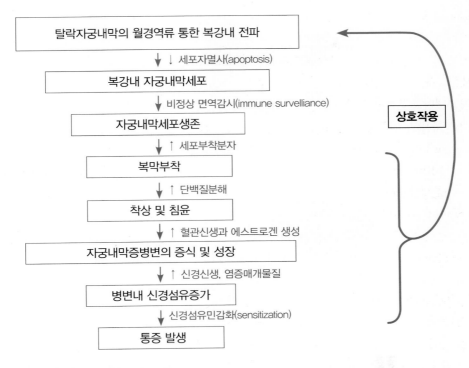

그림 10-4　자궁내막증 병변 생성과 통증 발생 모식도

강자궁내막증 적색병변(red peritoneal endometriotic lesions)에서 관찰되며, 자궁내막증의 면역반응, 혈관신생 및 기질증식에 관여하는 것으로 알려져 있다. 자궁내막증 병변의 신경섬유에서 발견되는 TGF-β1은 월경통과 양의 상관관계가 있다는 연구 결과가 보고되었다. 이 외에도 IL-6, IL-8, 인슐린 유사성장인자(Insulin-like growth factors, IGF), 렙틴(leptin)과 같은 다양한 시토카인 및 성장인자들이 혈관신생에 관여하는 것으로 생각된다.

　단, 발생학적으로 혈관과 신경조직은 별개가 아니라 평행적으로 성장(parallel growth)하는 관계로서 우선 혈관의 경우 혈관수축/이완 및 산소공급을 조절하기 위해서는 신경지배가 필요하며, 반대로 신경, 특히 거대신경의 경우 신경의 영양 공급을 안정적으로 보장하기 위해서는 혈관의 존재가 필수적이다. 이런 측면에서 혈관의 경우 NGF 같은 향신경인자를 분비하여 신경 성장을 유도하며, 마찬가지로 신경 역시 VEGF와 같은 혈관신생인자를 분비함으로써 혈관신생을 자극한다(그림 10-5A). 따라서 신경신생과 혈관신생 역시 별개의 과정이 아닌 신경혈관신생(neuroangiogenesis)이라는 하나의 과정으로 접근하여야 한다. VEGF와 NGF 모두 혈관내피 및 신경말단에 존재하는 VEGFR2, NRP1, TrkA 같은 다양한 수용체를 통하여 혈관과 신경 양쪽에 작용한다(그림 10-5B). 복

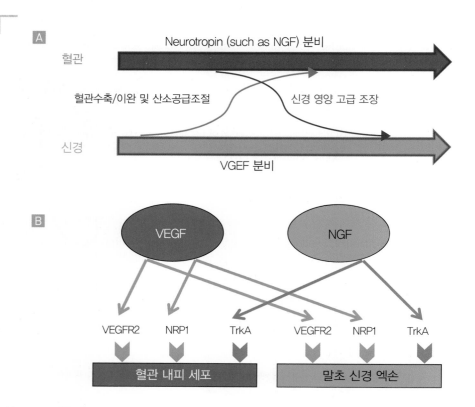

그림 10-5 신경혈관신생: 신경 · 혈관 상호작용
NRP1, neuropillin−1; Trk A, tropomyosin receptor kinase A; VEGFR2, vascular endothelial growth factor receptor 2.

막자궁내막증 병변과 정상 복막 조직을 비교한 결과 자궁내막증 병변 또는 병변 주위에서는 EAN
과 기질내 미성숙혈관(immature blood vessels)이 함께 관찰되는 반면, 성숙혈관은 자궁내막증 샘조
직과 기질 조직에서 발견되지 않았다. 한편 대조군 여성의 정상 복막조직에서는 성숙혈관(mature
vessles)만 관찰되며 미성숙혈관은 관찰되지 않았다. 또한 뉴런파생과 성장(neural outgrowth and re-
generation)의 중요표지자로 알려진 GAP-43 (growth-associated protein 43)이 자궁내막증 병변에서
만 발현되는 것이 확인되었는데, 이 역시 자궁내막증 병변의 발생 및 병변으로 인한 통증 발생 과정
에 있어서 신경혈관신생이 관여한다는 근거로 볼 수 있다.

3) 말초민감화와 중추민감화

자궁내막증 환자의 통증 발생에서 통각수용성통증의 역할에 대해서는 앞에서 기술한 바와 같다.

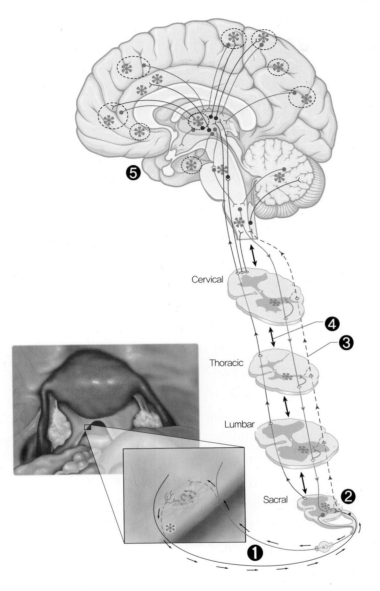

그림 10-6 자궁내막증 통증 발생과 중추신경계 작용

그러나 실제로 자궁내막증 환자에서 관찰되는 통각과민과 이질통증, 병변을 수술적으로 제거한 이후에도 지속되는 만성통증, 그리고 병변과 상관 없는 부위에서 관찰되는 이질통증 또는 통각과민 같은 임상 양상들은 이러한 자궁내막증 환자의 통증 발현에서 신경병성통증 역시 관여한다는 것을

시사한다.

　자궁내막증 병변 발생에 있어서 혈관신생과 신경신생, 즉 신경혈관신생이 필수적인 과정이라는
사실은 앞에서 언급한 바와 같다(그림 10-4). 자궁내막증에서 병변의 신경신생증가로 인한 EAN 과
신경분포로 인하여 통증 자극의 전달이 증가한다는 것은 이미 서술한 바와 같지만, 또한 이러한 과
신경분포 상황에서 염증반응을 포함한 통증유발자극에 지속적으로 노출될 경우에는 말단수용체의
통증에 대한 활성역치(excitation thresholds)의 저하를 초래함으로써 최종적으로 말초 및 중추민감화
와 통각과민을 유발하게 된다.

　자궁내막증 환자의 만성골반통 발현과 관련한 말초 및 중추민감화 과정을 정리하면 다음과 같
다(그림 10-6). 첫 단계로 염증 반응처럼 지속적으로 통각을 자극하는 어떠한 원인 사건이 지속됨에
따라 병변 또는 병변 주위에서 새롭게 발아하는 EAN의 말초민감화가 발생하게 된다. 이러한 말초
신경섬유민감화 과정에는 병변의 감각신경 뿐 만 아니라 자율신경 역시 교감-감각신경연결(sympa-
thetic-sensory coupling)을 통하여 관여하고 있을 것으로 여겨진다.

　다음 단계로 EAN 감각섬유는 골반의 다른 감각신경섬유와 마찬가지로 척수의 천골분절(sacral
segment)로 정보를 전달하는데, 이러한 병변-척수의 양방향연결(two-way connection) 과정에서 민
감화된 말초신경섬유는 척추의 해당 분절 뉴런의 민감화(감작)를 초래한다. 이 단계에서 앞에서 서
술한 'wind-up' 과정이 중요한 역할을 수행하는데, 이러한 과정을 거쳐서 통각과민과 이상통증이 발
생한다. 한편 천골분절로 전달되는 다른 장기로부터의 감각정보에 대해서도 변화를 초래하게 되는
데, 이를 골반-하복부 교차장기민감화(pelvic-lower abdominal cross-organ sensitization)라고 한다. 이
러한 현상은 만성골반통을 동반한 자궁내막증환자에서 간질성방광염/방광통증증후군, 과민대장증
후군과 같이 만성골반통의 또 다른 흔한 원인 질환들의 동반 이환이 증가되는 것을 설명하는 근거
이다.

　이렇게 감작된 척수뉴론은 중추신경연결을 통하여 다른 척수분절에 있는 뉴런들을 감작시키
게 된다. 일반적으로 척수후근신경가지(dorsal root branches)들은 다른 척수분절에 미치는 영향이
크지 않은 것으로 알려져 있지만, 일단 감작이 일어난 이후에는 다른 분절에 있는 뉴런들까지도 감
작시킬 수 있게 된다. 이러한 과정을 통하여 골반 말초신경섬유의 감작으로부터 천추분절(sacral
segment)이 감작되면 순차적으로 요추(lumbar segment), 흉추(thoracic segment), 그리고 경추분절
(cervical segment)에까지 감작이 전파된다. 척수의 각 분절 사이에는 다양한 척수 분절간연결(inter-
segmental spinal connections)이 존재하며, 이러한 흥분성 또는 억제성 분절간연결을 통하여 다양한
자극에 대하여 정상적인 신체 반응을 조정할 수 있는데, 이러한 분절간연결을 통하여 상위 단계로
중추민감화가 전파됨에 따라서 다른 분절에서 신경 지배하는 영역에서의 통증 및 비통증 감각전달
정보에 대해서도 이상 반응을 보일 수가 있으며, 이를 원격중추민감화(remote central sensitization)
라고 한다. 한편으로 이 과정에서 억제성분절간연결을 통하여 역설적으로 기존의 통증 연관 부위의

통증 반응이 감소되기도 한다.

감각신경정보는 척수를 거쳐서 뇌에 전달되어 인지된다. 뇌 자체는 상향 및 하향, 흥분성 또는 억제성의 다양한 시냅스 연결을 통하여 상호연결(interconnection) 되어 있다. 만일 감작된 척수뉴런으로부터 신경정보가 뇌에 전달되면 뇌 전반에 걸친 뉴런간의 상호연결을 통하여 통증정보를 포함한 모든 감각신경정보의 지각의 변화를 초래하게 되며, 원래 통증 부위 또는 연관통 부위와는 전혀 상관없는 부위의 통증 및 이상감각을 경험할 수 있게 된다. 척수 및 뇌에서 발생하는 이러한 중추민감화 과정은 이후 경과가 계속됨에 따라 말초민감화와는 독립적으로 진행될 수 있다.

동물 실험에서 쥐의 일측자궁뿔(uterine horn)을 장간막연속동맥(mesenteric cascade arteries)에 이식하여 의인성으로 유도한 자궁내막증쥐모델(ENDO rat) 실험에서 쥐의 질의 통증에 대한 민감도가 상승하는 통각과민 현상을 관찰할 수 있었으며, 이러한 현상은 자궁내막증 여성에서 관찰되는 성교통과 유사한 양상으로 발현되는 것을 알 수 있었다. ENDO rat의 장간막 자궁내막증 병변의 경우 내장신경(splanchnic nerves)을 통하여 척수흉추분절에 연결되는 반면, 질의 경우 골반신경(pelvic nerves)을 통하여 천추분절에 연결된다. 즉 두 부위간 신경전달 척수 분절이 다르고, 직접적인 신경연결 역시 없으므로, 따라서 이러한 현상은 중추신경계 분절간연결을 통한 중추민감화 외에는 설명할 수 없다. 또한 ENDO rat 실험에서 관찰되는 통증의 강도가 에스트라디올 농도와 양의 상관관계를 보이는 것을 확인하였는데, 이러한 사실로부터 자궁내막증 통증 발생 중추민감화 과정에서 에스트로겐이 관여할 것이라고 생각할 수 있다.

10명의 자궁내막증 환자와 동수의 대조군을 대상으로 원래 월경통의 연관 부위인 등아랫쪽 다열근(multifidus muscle)과, 월경통과 상관 없는 부위인 손의 첫번째후방골간근(first dorsal interosseous muscle, FDI)에 고장성생리식염수(5.8% hypertonic saline 0.5 mL)을 순서에 상관없이 주입후 통증 증가 여부를 관찰한 연구에 따르면, FDI 부위에서 통증강도가 대조군에 비하여 증가한 반면, 등 쪽 통증의 경우 대조군과 차이를 보이지 않았는데, 이 연구 결과로부터 자궁내막증 환자에서 원격중추민감화로 인한 비정상적인 이상감각반응이 발생할 수 있다는 것을 유추할 수 있다.

4. 결론

통증은 자궁내막증의 가장 흔하고 중요한 임상 증상으로서 환자의 통증에 대한 임상적 접근에 있어서 단순히 병변 자체의 제거 측면에서만 접근하는 것은 바람직하지 않으며 증상, 즉 통증 그 자체에 대한 접근도 함께 필요하다는 사실을 이해해야 한다. 통증 그 자체에 대한 접근을 위해서는 통증의 원인과 기전에 대한 전반적인 이해와 더불어 자궁내막증 환자에서 특징적으로 관찰되는 통증 발생의 원인과 기전에 대해서도 폭넓은 이해를 수반하여야 한다.

자궁내막증 병변에서 신경신생인자와 혈관신생인자의 증가로 인한 신경혈관신생 증가는 병변 또는 병변 주위의 신경섬유 밀도를 증가시켜서 과신경분포를 초래함으로써 결과적으로 환자의 통증 전달 증가를 유발한다. 그리고 자궁내막증 환자의 자궁에서 관찰되는 비정상적인 신경지배 양상은 임상적으로 복강 자궁내막증 환자에서 임상적으로 골반통 외에 월경통까지도 함께 증가하는 것을 설명하는 중요한 기전으로 이해된다. 단, 많은 연구들이 실험적 측면에 국한된 측면이 있으며, 일부 연구에서 상반되는 연구 결과가 존재하는 등의 이유가 있어 이에 대한 명확한 인과 관계 규명이 어렵다는 한계가 있어 향후 보다 연구가 필요할 것으로 보인다.

자궁내막증은 가임기 여성에서 만성골반통의 가장 흔한 원인질환이며, 이 과정에서 말초신경 및 중추민감화가 모두 관여한다. 자궁내막증 발생에 있어서 핵심적인 역할을 담당하는 병변의 신경혈관신생 역량의 증가는 이차적으로 자궁내막증연관신경섬유(EAN)의 증가를 초래하며, 이러한 EAN 과신경분포로 인한 통증전달자극의 폭주를 통하여 결과적으로 통증에 대한 역치의 감소를 초래함으로써 말초신경민감화가 일어나게 된다. 말초신경민감화에는 EAN 과신경분포와 더불어 자궁내막증 병변 자체의 샘·기질조직의 신경 조직 침윤 역시 중요한 역할을 담당하며, 또한 자궁내막증의 특징적인 만성염증반응도 이러한 민감화 과정에 관여하는 것으로 생각된다. 민감화된 말초신경은 척수로 연결되어 중추민감화를 유발하며, 척수 분절간연결과 이어지는 뇌내 뉴런강의 상호연결을 통한 중추민감화 전파로 인하여 교차장기민감화와 원격중추민감화와 같은 다양한 이상감각반응이 발생할 수 있다. 이러한 중추민감화 도입 과정에 있어서 말초민감화 과정이 필수적이지만, 일단 중추민감화가 지속됨에 따라 말초민감화와 독립적으로 전파가 진행되어 비정상적인 통증 반응에 관여하게 된다.

참·고·문·헌

1. 지용일. 만성골반통의 신경전달경로. In: 대한만성골반통학회. 만성골반통. 군자출판사; 13-21.

2. Al-Jefout M, Andreadis N, Tokushige N, et al. A pilot study to evaluate the relative efficacy of endometrial biopsy and full curettage in making a diagnosis of endometriosis by the detection of endometrial nerve fibers. Am J Obstet Gynecol 2007; 197: 578.e1–4.

3. Anaf V, Simon P, El Nakadi I, et al. Relationship between endometriotic foci and nerves in rectovaginal endometriotic nodules. Hum Reprod 2000;15:1744–50.

4. Anaf V, Simon P, El Nakadi I, et al. Hyperalgesia, nerve infiltration and nerve growth factor expression in deep adenomyotic nodules, peritoneal and ovarian endometriosis. Hum Reprod 2002;17:1895–1900.

5. Anaf V, Chapron C, El Nakadi I, et al. Pain, mast cells, and nerves in peritoneal, ovarian, and deep inltrating endometriosis. Fertil Steril 2006; 86:1336–43.

6. Arese M, Serini G, Bussolino F. Nervous vascular parallels: axon guidance and beyond. Int J Dev Biol 2011;55:439–45.

7. Arnold J, Barcena de Arellano ML, Rüster C, et al. Imbalance between sympathetic and sensory innervation in peritoneal endometriosis. Brain Behav Immun 2012;26:132–41.

8. Arnold J, Vercellino GF, Chiantera V, et al. Neuroimmunomodulatory alterations in non-lesional peritoneum close to peritoneal endometriosis. Neuroimmunomodulation 2013;20:9–18.

9. Asante A, Taylor RN. Endometriosis: the role of neuroangiogenesis. Annu Rev Physiol 2011;73:163–82.

10. Atwal G, du Plessis D, Armstrong G, et al. Uterine innervation after hysterectomy for chronic pelvic pain with, and without, endometriosis. Am J Obstet Gynecol 2005;193:1650–5.

11. Bajaj P, Bajaj P, Madsen H, et al. Endometriosis is associated with central sensitization: a psychophysical controlled study. J Pain 2003; 4: 372-80.

12. Barcena de Arellano ML, Arnold J, et al. Overexpression of nerve growth factor in peritoneal fluid from women with endometriosis may promote neurite outgrowth in endometriotic lesions. Fertil Steril 2011;95:1123–6.

13. Barcena de Arellano ML, Arnold J, Lang H, et al. Evidence of neurotrophic events due to peritoneal endometriotic lesions. Cytokine 2013; 62: 253–61.

14. Becker CM, D'Amato RJ. Angiogenesis and antiangiogenic therapy in endometriosis. Microvasc Res 2007;74:121–30.

15. Berkley KJ, Rapkin AJ, Papka RE. The pains of endometriosis. Science 2005;308: 1587–9.

16. Berkley KJ, McAllister SL, Accius BE, et al. Endometriosis-induced vagina hyperalgesia in the rat: eect of estropause, ovariectomy, and estradiol replacement. Pain 2007;132:S150–9.

17. Brawn J, Morotti M, Zondervan KT, et al. Central changes associated with chronic pelvic pain and endometriosis. Human reproduction update 2014; 20:737–47.

18. Bulun SE. Endometriosis. N Engl J Med 2009;360:268–79.

19. Campbell JN, Meyer RA. Mechanisms of neuropathic pain. Neuron 2006;52:77-92.

20. Chapron C, Fauconnier A, Dubuisson JB, et al. Deep infiltrating endometriosis: relation between severity of dysmenorrhoea and extent of disease. Hum Reprod 2003;18:760–6.

21. Cornillie FJ, Oosterlynck D, Lauweryns JM, et al. Deeply inltrating pelvic endometriosis: histology and clinical significance. Fertil Steril 1990;53: 978–83.

22. D'Hooghe TM, Mihalyi AM, Simsa P, et al. Why we need a noninvasive diagnostic test for minimal to mild endometriosis with a high sensitivity. Gynecol Obstet Invest 2006;62:136–8.

23. DeSantana JM, Sluka KA. Central mechanisms in the maintenance of chronic widespread noninammatory muscle pain. Curr Pain Headache Rep 2008; 12:338–343.

24. Giamberardino MA, Berkley KJ, Aaitati G, et al. Influence of endometriosis on pain behaviors and muscle hyperalgesia induced by a ureteral calculosis in female rats. Pain 2002; 95: 247-57.

25. Giamberardino MA, Costantini R, Aaitati G, et al. Viscero-visceral hyperalgesia: characterization in dierent clinical models. Pain 2010; 151: 307–22.

26. Giudice LC, Kao LC. Endometriosis. Lancet 2004;364:1789–99.

27. Hey-Cunningham AJ, Peters KM, Zevallos HB, et al. Angiogenesis, lymphangiogenesis and neurogenesis in endometriosis. Front Biosci (Elite Ed) 2013; 5: 1033-56.

28. Howard FM. Endometriosis and mechanisms of pelvic pain. J Minim Invasive Gynecol 2009; 16:540-50.

29. Huang EJ, Reichardt LF. Neurotrophins: roles in neuronal development and function. Annu Rev Neurosci 2001;24:677–736.

30. Kajitani T, Maruyama T, Asada H, Uchida H, Oda H, Uchida S, Miyazaki K, Arase T, Ono M, Yoshimura Y. Possible involvement of nerve growth factor in dysmenorrhea and dyspareunia associated with endometriosis. Endocr J 2013; 60: 1155–64.

31. Kelm Junior AR, Lancellotti CL, Donadio N, et al. Nerve fibers in uterosacral ligaments of women with deep infiltrating endometriosis. J Reprod Immunol 2008;79:93–9.

32. Lazarovici P, Marcinkiewicz C, Lelkes PI. Cross talk between the cardiovascular and nervous systems: neuro-trophic eects of vascular endothelial growth factor (VEGF) and angiogenic eects of nerve growth factor(NGF)-implications in drug development. Curr Pharm Des 2006; 12: 2609–22.

33. Laschke MW, Menger MD. Anti-angiogenic treatment strategies for the therapy of endometriosis. Hum Reprod Upd 2012; 18: 682-702.

34. Loeser JD, Treede RD. e Kyoto protocol of IASP Basic Pain Terminology. Pain 2008; 137: 473-7.

35. Malykhina AP. Neural mechanisms of pelvic organ cross-sensitization. Neuroscience 2007; 149: 660-72.

36. McKinnon B, Bersinger NA, Wotzkow C, et al. Endometriosis-associated nerve fibers, peritoneal fluid cytokine concentrations, and pain in endometriotic lesions from dierent locations. Fertil Steril 2012 ;97: 373–80.

37. McKinnon BD, Bertschi D, Bersinger NA, et al. Inammation and nerve fiber interaction in endometriotic pain. Trends Endocrinol Metab 2015; 26: 1-10.

38. Mechsner S, Schwarz J, Thode J, et al. Growth-associated Gap 43 positive sensory nerve fibers accompanied by immature vessels are located in or near peritoneal endometriotic lesions. Fertil Steril 2007;88:583–7.

39. Mechsner S, Kaiser A, Kopf A, et al. A pilot study to evaluate the clinical relevance of endometriosis-associated nerve fibers in peritoneal endometriotic lesions. Fertil Steril 2009;92:1856–61.

40. Medina MG, Lebovic DI. Endometriosis-associated nerve fibers and pain. Acta Obstet Gynecol Scand 2009; 88: 968-75.

41. Moalem G, Tracey DJ. Immune and inammatory mechanisms in neuropathic pain. Brain Res Rev 2006; 51: 240-64.

42. Morotti M, Vincent K, Brawn J, et al. Peripheral changes in endometriosis-associated pain. Hum Reprod Upd 2014; 20: 717–36.

43. Nap AW, Grioen AW, Dunselman GA, et al. Antiangiogenesis therapy for endometriosis. J Clin Endocrinol Metab 2004;89:1089–95.

44. Quinn MJ, Armstrong G. Uterine nerve fibre proliferation in advanced endometriosis. J Obstet Gynaecol 2004;24:932–3.

45. Practice Committee of the American Society for Reproductive Medicine. Treatment of pelvic pain associated with endometriosis: a committee opinion. Fertil Steril 2014; 101: 927-35.

46. Rocha AL, Reis FM, Taylor RN. Angiogenesis and endometriosis. Obstet Gynecol Int 2013; 2013: 859619.

47. Signorile PG, Campioni M, Vincenzi B, et al. Rectovaginal septum endometriosis: an immunohistochemical analysis of 62 cases. In Vivo 2009; 23:459–64.

48. Sinaii N, Cleary SD, Ballweg ML, et al. High rates of autoimmune and endocrine disorders, fibromyalgia, chronic fatigue syndrome and atopic diseases among women with endometriosis: a survey analysis. Hum Reprod 2002;17:2715–24.

49. Stratton P, Berkley KJ. Chronic pelvic pain and endometriosis: translational evidence of the relationship and implications. Hum Reprod Update 2011;17: 327-46.

50. Tamburro S, Canis M, Albuisson E, et al. Expression of transforming growth factor beta1 in nerve fibers is related to dysmenorrhea and laparoscopic appearance of endometriotic implants. Fertil Steril 2003; 80: 1131–6.

51. Taylor RN, Yu J, Torres PB, et al. Mechanistic and therapeutic implications of angiogenesis in endometriosis. Reprod Sci 2009; 16:140–6.

52. Tokushige N, Markham R, Russell P, et al. Nerve fibres in peritoneal endometriosis. Hum Reprod 2006;21:3001–7.

53. Tokushige N, Markham R, Russell P, et al. High density of small nerve fibres in the functional layer of the endometrium in women with endometriosis. Hum Reprod 2006;21:782–7.

54. Tokushige N, Markham R, Russell P, et al. Dierent types of small nerve fibers in eutopic endometrium and myometrium in women with endometriosis. Fertil Steril 2007;88:795–803.

55. Tokushige N, Markham R, Russell P, et al. Eects of hormonal treatment on nerve fibers in endometrium and myometrium in women with endometriosis. Fertil Steril 2008;90:1589–98.

56. Tokushige N, Markham R, Russell P, et al. Eect of progestogens and combined oral contraceptives on nerve fibers in peritoneal endometriosis. Fertil Steril 2009; 92:1234–9.

57. Tokushige N, Russell P, Black K, et al. Nerve fibers in ovarian endometriomas. Fertil Steril 2010;94:1944–7.

58. Tulandi T, Felemban A, Chen MF. Nerve fibers and histopathology of endometriosis-harboring peritoneum. J Am Assoc Gynecol Laparosc 2001;8:95–8.

59. van Lankveld JJ, Granot M, Weijmar Schultz WC, et al. Women's sexual pain disorders. J Sex Med 2010; 7:615-31.

60. Vercellini P, Fedele L, Aimi G, et al. Association between endometriosis stage, lesion type, patient characteristics and severity of pelvic pain symptoms: a multivariate analysis of over 1000 patients. Hum Reprod 2007;22: 266–71.

61. Wang G, Tokushige N, Markham R, et al. Rich innervation of deep infiltrating endometriosis. Hum Reprod 2009;24:827–34.

62. Wang G, Tokushige N, Fraser IS. Nerve fibers and menstrual cycle in peritoneal endometriosis. Fertil Steril 2011;95:2772–4.

63. Woolf CJ. Central sensitization: implications for the diagnosis and treatment of pain. Pain 2011;152(3Suppl):S2-15.

64. Zhang X, Lu B, Huang X, Xu H, Zhou C, Lin J. Endometrial nerve fibers in women with endometriosis, adenomyosis, and uterine fibroids. Fertil Steril 2009; 92: 1799–1801.

65. Zhang X, Lu B, Huang X, Xu H, Zhou C, Lin J. Innervation of endometrium and myometrium in women with painful adenomyosis and uterine fibroids. Fertil Steril 2010; 94 :730–7.

난임

Subfertility

| 정경아 |

1. 서론

자궁내막증이 있는 환자에서 난임은 흔하다고 알려져 있으며, 난임 환자에서 자궁내막증의 빈도는 20-40%에 달한다. 자궁내막증의 발생빈도가 임신했던 여성에서는 4%인데 비해 난임이었던 여성에서는 33%였다는 보고가 있다. 경증의 자궁내막증 환자에서도 자궁내막증이 없는 여성에 비해 생식샘자극호르몬 주사 후 자궁내정액주입술의 임신성공률이 낮았고 자궁내막증이 경미한 경우보다 심각하게 진행한 중증의 자궁내막증에서는 난임 환자가 더 많다. 자궁내막증의 병기와 무관하게 체외수정의 성공률도 난관질환 환자의 절반에 불과했다. 경증의 자궁내막증 환자에서도 수술적 치료 후에 임신율이 향상되었으며, 따라서 자궁내막증은 생식능력을 감소시키고 진행된 자궁내막증의 병기가 난임과도 연관성이 있다고 할 수 있다.

2. 기전

자궁내막증 환자에서 난임이 발생하는 기전은 여러가지로 설명할 수 있다.

첫째로, 자궁내막증은 흔히 골반내유착을 동반하므로 생식기관의 해부학적 구조가 변형되어 배란되는 난자를 난관이 성공적으로 포획하지 못할 수 있다(그림 11-1).

둘째로, 자궁내막증이 있는 경우, 프로스타글란딘, 기질 금속단백분해효소(matrix metalloproteinase, MMP), 사이토카인과 같은 만성염증을 일으키는 물질이 과도하게 분비되어 난소의 배란,

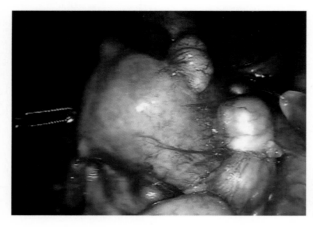

그림 11-1 양측 난소의 자궁내막증. 심각한 골반유착으로 자궁내막증 4기에 해당하는 불임 환자. 다발성 자궁근종이 동반되어 로봇수술을 시행하는 장면

난관의 수정, 자궁내막의 착상을 방해할 수 있다.

셋째로, 난소 측면에서 난임에 영향을 미칠 수 있는 원인으로 배란 장애, 난자의 질적 저하, 난소 예비력 감소를 들 수 있다.

3. 관련 연구

1) 난소 측면

(1) 자궁내막종과 배란

Benaglia 등은 부속기 수술의 과거력이 없고 현재 한 쪽 난소에만 직경 1cm 이상의 자궁내막종이 있으며 규칙적인 월경주기를 보이는 70명의 여성을 대상으로 한 연구 결과, 자궁내막종이 있는 난소 쪽에서는 질식 초음파 검사로 31%에서만 배란되는 소견을 보여 정상 난소에 비해 유의하게 배란 장애가 나타나는 것을 확인하였다. 또한 자궁내막종이 있는 난소의 배란 기전이 교란될 수 있으며 자궁내막종이 있는 환자에서 생식샘자극호르몬을 투여하여 배란을 유도하는 경우에는 반응이 저하되었다는 보고도 있었다.

반면 최근에는 반응하는 난포 개수와 크기, 필요한 생식샘자극호르몬의 투여량, 획득한 난자 개수가 반대쪽의 자궁내막종이 없는 정상 난소와 차이가 없었다는 여러 연구 결과가 있었다. Santulli 등은 난소의 자궁내막종으로 수술한 2,208명의 환자를 대상으로 조직학적으로 자궁내막증을 확진 받고 연구가 가능했던 870명에서 불임 환자가 307명(35.3%)이었는데, 자궁내막증과 연관된 불임의 위험인자는 나이가 32세보다 많은 경우(오즈비 1.9), 자궁내막증의 수술 과거력이 있는 경우(오즈비 1.9), 복강내 자궁내막증이 동반된 경우(오즈비 3.1)였고 반대로, 과거에 임신을 했던 여성은 불임률이 낮았으나 (오즈비 0.7) 난소의 자궁내막종 자체는 통계학적으로 유의한 불임의 위험인자로 나타나지는 않았다.

Garrido 등의 난자 공여 모델 연구에서 난자 공여자, 수령자 모두 자궁내막증이 없는 경우, 난자를 공여한 여성만 자궁내막증이 있는 경우, 난자를 받은 여성만 자궁내막증 환자인 경우의 세 군으로 나누어 비교한 결과, 두번째의 자궁내막증 환자가 난자를 준 경우가 나머지 두 군에 비해 유의하게 임신률이 낮은 것으로 나타나 자궁내막증의 난임에 미치는 영향이 자궁보다 난소 측면일 가능성을 제시하였다.

(2) 난자의 질

자궁내막증으로 인한 난자의 질 저하에 대한 결론을 내리기는 어렵지만 실험연구에서 난자의 질을 결정하는 세포질과 핵의 적절한 성숙을 방해하는 자궁내막증에서의 산화스트레스(oxidative stress) 가설과 자궁내막증 환자의 복강액이 감수분열된 난자의 기형을 유발하고 배아의 세포자멸사(apoptosis)를 일으킨다는 쥐모델 실험연구가 있었다.

Da Broi 등은 세포질내 정자 주입법(intracytoplasmic sperm injection, ICSI)을 시행받은 22명의 불임 환자로부터 얻은 난포액을 이용한 실험연구를 시행하였다. 난관요인이나 남성원인의 불임 환자를 대상군으로 하고 경증의 자궁내막증이 있었던 환자군과 비교하였는데, 22-24시간의 체외성숙(in vitro maturation, IVM) 후 난자를 동일초점현미경검사(confocal microscopy)로 관찰하여 분석한 결과, 자궁내막증이 없었던 대조군에 비해 자궁내막증 환자에서는 난자의 감수분열 이상소견이 유의하게 증가되어 있었다.

관련된 체외수정 연구로, 자궁내막증 환자에서 채취한 난자는 자궁내막증이 없는 여성에서 획득한 난자에 비해 불량하였고 포배(blastocyst)까지 발달된 배아 수가 적었다. 난자의 질적 이상과 이에 따른 배아발달의 문제는 자궁내막의 수용성 감소문제보다 더 착상률과 임신율을 저하시킨다.

(3) 난소예비력(ovarian reserve)

자궁내막증 환자의 난소예비력 감소에 대한 연구도 지속적으로 진행되어 왔는데, 최근에는 난소 잔여기능을 평가하기 위한 가장 신뢰도 높은 검사로 사용되는 항뮬러관호르몬(anti-müllerian hormone, AMH) 농도를 난포액 또는 혈중 내에서 측정하는 방법을 주로 이용한다.

경증의 자궁내막증 환자에서는 정상 여성과 비교하여 난소예비력의 차이가 나타나지 않았다는 결과도 있었으나 많은 연구에서 자궁내막증이 있는 경우에 항뮬러관호르몬 수치가 유의하게 낮은 소견을 보였고 국내에서도 난소의 자궁내막종으로 수술받은 환자에서 수술 전에 측정한 항뮬러관호르몬 검사 결과, 이미 유의한 난소예비력 감소가 나타났다는 보고가 있었다.

Pacchiarotti 등의 최근 연구에서는 3, 4기에 해당하는 중증의 자궁내막증으로 진단 받은 환자에서 혈중 항뮬러관호르몬 수치가 임신이 확인된 정상 여성군에 비해 현저하게 낮게 나타나서 자궁내막증이 초래할 수 있는 난소기능부전의 위험을 보여주었다.

자궁내막증이 난소기능을 감소시킬 수 있는 기전은 확실하게 밝혀지지 않았으나 만성염증 반응과의 연관성 뿐 아니라 자궁내막증 병변이 기형종과 같은 다른 양성 난소낭종과 달리 정상 난포조직과 더 강하게 유착되고 난소 피질로 침윤하는 특성 때문에 난포 및 난소 피질에 미치는 직접적인 손상이 나타날 수 있다.

또한, 자궁내막증의 염증반응 기전이 난포발달을 방해하고 복강내 사이토카인이 난자의 질을 저하시 키며 포식작용(phagocytosis)와 단백질 효소분비를 담당하는 대식세포(macrophage)가 난소조직을 손상시킬 수 있다.

2) 자궁 측면

자궁내막증 환자에서 자궁내막의 수용성(receptivity)와 착상에 부정적 영향을 미칠 수 있는 원인으로 호르몬 이상과 자궁내막에 직접 발생하는 변화를 들 수 있다.

자궁내막증이 있는 여성의 자궁내막에서 착상실패를 일으키는 세포나 분자 신호(signaling) 기전은 명확히 알려져 있지 않으나 아로마테이스의 비정상적 활성화로 인한 에스트로겐 분비 증가와 프로게스테론 저항성 및 프로게스테론 수용체의 조절곤란이 관여하는 것으로 보인다. 또한, 정상적으로는 분비기에 분비되는 프로게스테론에 의해 기질 금속단백분해효소가 억제되나 자궁내막증이 있는 경우에는 착상기간에 금속단백분해효소의 억제이상이 나타나서 기질이 파괴(breakdown)되어 착상실패의 원인이 될 수 있다.

자궁내막증 환자에서 에스트로겐에 의한 자궁내막의 과성장으로 인해 자궁내막용종의 발생이 증가한다는 여러 보고가 있었다. 최근에 발표된 메타분석 결과, 자궁내막증 1기 보다 2-4기로 진행된 자궁내막증 환자에서 자궁내막용종의 발생이 증가하였으며, 특히 불임 환자에서는 자궁내막증 수술시에 자궁경을 동시에 시행하여 자궁내막용종을 확인 및 절제하는 것이 임상적으로 도움이 된다고 하였다.

자궁내막증 환자에서 체외수정을 시행하였을 때, 착상률과 임신율이 감소된 결과를 보이는 원인으로 질적으로 불량한 난자로 인해 배아가 양호하지 못할 수 있으나 자궁내막의 수용성 저하 때문일 수도 있다고 설명한다. 또한, 후향적 연구에서 자궁내막증 환자의 임신 초기 유산의 위험성 증가가 관찰되었으며 자궁내막증 환자가 임신이 된 후에도 조산, 전자간증(pre-eclamsia), 분만전출혈 및 태반합병증, 제왕절개술의 빈도가 증가한다.

3) 복강 측면

자궁내막증 환자의 복강액 내에서는 염증반응 변화가 일어나는 것으로 알려져 있는데 대식세포의 증식, 포식이상(phagocytic dysfunction), 염증유발인자와 혈관형성인자의 방출, 자연살해세포(natural killer cell)와 티 림프구(T lymphocyte)의 증가 및 기능이상이 이에 관여한다.

이러한 복강액의 변화가 정자-난자 상호작용에 영향을 미칠 수 있다는 보고도 있었다. 자궁내막증이 있는 여성의 복강액에서 대식세포와 인터루킨-1, 6가 정자 운동성을 감소시킬 수 있고 종양괴사인자 알파(tumor necrosis factor-α)에 의해 정자의 투명대(zona pellucida)와의 결합작용을 저하시킬 수 있다. 산화스트레스는 첨단체반응 (acrosome reaction)이나 정자-난자 융합을 방해할 수 있다는 가설이 있다.

많은 연구에서 자궁내막증이 있는 환자에서 복강액의 양이 늘고 복강액 내 프로스타글란딘, 단백분해효소, 인터루킨-1, 6, 종양괴사인자 알파와 같은 염증성 사이토카인이 증가하고 인터루킨-8, 혈관내피성장인자(vascular endothelial growth factor, VEGF)와 같은 혈관형성 사이토카인의 농도 또한 높게 나타났다. 이러한 염증반응 변화에 의해 난자, 정자, 배아, 난관기능에 부정적 영향을 미칠 수 있다.

마지막으로 자궁내막증의 진행 특성에 따른 심각한 골반 유착은 해부학적으로 복강내에서 일어나는 자연임신의 과정인 난소의 배란과 난자포획(ovum capture) 및 운반(transport) 작용을 방해한다.

4. 임상의의 역할

자궁내막증과 난임의 연관성에 대하여 입증된 근거를 바탕으로 적절한 임상지침이 제시되어야 한다. 자궁내막증 여성의 연령, 불임기간, 골반통, 자궁내막증 병기 등을 고려하여 향후 임신이 가능할 수 있는 효과적인 치료를 계획하고 이에 대한 충분한 설명을 환자에게 제공하여야 한다.

1989년부터 2005년까지 40세 미만의, 결혼한 여성 간호사 58,427명을 대상으로 한 간호사 건강연구(Nurses' Health Study) II의 전향적 코호트 연구에 따르면, 자궁내막증이 있었던 경우에는 불임의 위험이 2배 높았다.

따라서 임상의는 가임기 중요한 생식능력을 고려하여 환자를 평가하여야 한다. 특히 불임 환자의 경우에는 월경주기 5-9일 사이에 골반 초음파 검사를 정확하게 시행하여 자궁내막증 소견과 자궁 및 난소의 운동성 뿐아니라 자궁내막 및 자궁내강의 자궁내막용종 등의 병변을 반드시 확인하여야 한다. 이를 위해, 생리식염수나 조영제를 이용한 난관소통(tubal patency) 여부 검사를 효과적으로 시행하기도 한다. 또한, 치료시작 시 환자의 난소 예비력에 주의를 기울여 난임의 위험성을 고려한 치료 계획을 수립하여야 하며, 치료 후 가임력에 대한 적극적인 상담이 이루어져야 한다.

참·고·문·헌

1. Barnhart K, Dunsmoor-Su R, Coutifaris C. Effect of endometriosis on in vitro fertilization. Fertil Steril 2002;77(6):1148-55.

2. Brizek CL, Schlaff S, Pellegrini VA, et al. Increased incidence of aberrant morphological phenotypes in human embryogenesis–an association with endometriosis. J Assist Reprod Genet 1995;12(2):106-12.

3. Bulletti C, Coccia ME, Battistoni S, et al. Endometriosis and infertility. J Assist Reprod Genet 2010;27(8):441-7.

4. Burns WN, Schenken RS. Pathophysiology of endometriosis-associated infertility. Clin Obstet Gynecol. 1999;42(3):586-610.

5. Cramer DW, Missmer SA. The epidemiology of endometriosis. Ann N Y Acad Sci 2002;955:11-22.

6. Da Broi MG, Malvezzi H, Paz CC, et al. Follicular fluid from infertile women with mild endometriosis may compromise the meiotic spindles of bovine metaphase II oocytes. Hum Reprod 2014;29(2):315-23.

7. de Ziegler D, Borghese B, Chapron C. Endometriosis and infertility: pathophysiology and management. Lancet 2010;376(9742):730-8.

8. D'Hooghe TM, Debrock S, Hill JA, Meuleman C. Endometriosis and subfertility: is the relationship resolved? Seminars Reprod 2003;21(2):243-54.

9. Groll M. Endometriosis and spontaneous abortion. Fertil Steril 1984;41(6):933-5.

10. Groszmann YS, Benacerraf BR. Complete evaluation of anatomy and morphology of the infertile patient in a single visit; the modern infertility pelvic ultrasound examination. Fertil Steril 2016;105(6):1381-93.

11. Hughes EG. The effectiveness of ovulation induction and intrauterine insemination in the treatment of persistent infertility: a meta-analysis. Hum Reprod 1997;12(9):1865-72.

12. Jacobson TZ, Barlow DH, Koninckx PR, et al. Laparoscopic surgery for subfertility associated with endometriosis. Cochrane Database Syst Rev 2002;(4):CD001398.

13. Jeon JH, Park SY, Lee SR, et al. Serum Anti-Müllerian Hormone Levels before Surgery in Patients with Ovarian Endometriomas Compared to Other Benign Ovarian Cysts. J Menopausal Med 2015;21(3):142-8.

14. Kim JY, Jee BC, Suh CS, et al. Preoperative serum anti-mullerian hormone level in women with ovarian endometrioma and mature cystic teratoma. Yonsei Med J 2013;54(4):921-6.

15. Macer ML, Taylor HS. Endometriosis and infertility: a review of the pathogenesis and treatment of endometriosis-associated infertility. Obstet Gynecol Clin North Am 2012;39(4):535-49.

16. Marcoux S, Maheux R, Berube S. Laparoscopic surgery in infertile women with minimal or mild endometriosis. Canadian Collaborative Group on Endometriosis. New Engl J Med 1997;337:217-22.

17. Olive DL, Franklin RR, Gratkins LV. The association between endometriosis and spontaneous abortion. A retrospective clinical study. J Reprod Med 1982;27(6):333-8.

18. Ozkan S, Murk W, Arici A. Endometriosis and infertility: epidemiology and evidence-based treatments. Ann N Y Acad Sci 2008;1127:92-100.

19. Pellicer A, Oliveira N, Ruiz A, et al. Exploring the mechanism(s) of endometriosis-related infertility: an analysis of embryo development and implantation in assisted reproduction. Hum Reprod 1995;10 Suppl 2:91-7.

20. Practice Committee of the American Society for Reproductive Medicine. Endometriosis and infertility: a committee opinion. Fertil Steril 2012;98(3):591-8.

21. Prescott J, Farland LV, Tobias DK, et al. A prospective cohort study of endometriosis and subsequent risk of infertility. Hum Reprod 2016;31(7):1475-82.

22. Richard O. Burney, Linda C. Giudice. Pathogenesis and pathophysiology of endometriosis. Fertil Steril 2012;98(3):511-9.

23. Santulli P, Lamau MC, Marcellin L, et al. Endometriosis-related infertility: ovarian endometrioma per se is not associated with presentation for infertility. Hum Reprod 2016;31(8):1765-75.

24. Wheeler JM, Johnston BM, Malinak LR. The relationship of endometriosis to spontaneous abortion. Fertil Steril 1983;39(5):656-60.

25. Young K, Fisher J, Kirkman M. Endometriosis and fertility: women's accounts of healthcare. Hum Reprod 2016;31(3):554-62.

26. Zheng QM, Mao HI, Zhao YJ, et al. Risk of endometrial polyps in women with endometriosis: a meta-analysis. Reprod Biol Endocrinol 2015;13:103-11.

성기능장애
Sexual dysfunction

| 고민환 |

1. 자궁내막증과 통증

자궁내막증과 관련이 있는 통증은 만성골반통과 성교통이다. 그 외에도 월경통, 배뇨통, 배변통 등이 나타날 수 있다. 골반통이나 성교통을 일으킬 수 있는 원인들은 다양하다. 부인과 질환으로 흔한 것은 자궁내막증, 자궁 선근증, 골반 내 감염이나 그 후유 장애로 골반 유착 등이 있는데, 복강경으로 진단을 내렸을 때 만성골반통 환자에서 가장 많은 경우가 자궁내막증이었다.

만성골반통 중 가장 흔한 원인인 자궁내막증은 염증반응을 일으키고 그 결과로 유착을 일으켜 염증과정에서 통증을 일으키고 유착을 일으킨 경우에는 탄력성의 감소로 성교 시 심한 통증을 일으킨다. 결과로 생기는 통증의 종류로는 월경통, 성교통과 만성골반통 및 배변통 등이 있다. 장이나 방광에 생기면 월경통, 배변통과 배뇨통이 특징적으로 나타난다. 이런 모든 통증은 직간접적으로 성기능의 저하를 초래하게 된다.

성교통은 자궁내막증이 있는 여성이 대조군 보다 4배 흔하며, 자궁내막종을 가진 여성보다 복막 자궁내막증을 가진 여성이 5배 더 흔하다. 성교통의 발현 빈도가 9배 정도로 높아진다는 보고도 있다. 성교통은 월경전이 가장 심하며 자궁천골 인대를 심부 침윤한 병변이 있을 때 특히 심하다. 자궁내막증이 있어 나타나는 성교통은 주로 심부성교통인데 성기능을 저해하는 특성을 갖고 있다. 심부 성교통은 성욕을 감소시키고 성교의 횟수를 줄인다.

심부성교통의 경우 병변은 주로 주인대, 자궁천골인대, 더글라스와, 직장 전벽과 후질원개의 심부침윤 병변이다. 심부 자궁내막증은 복막밑 5 mm보다 더 깊은 병변이 있을 경우를 말하는데 이 경우 특히 월경통, 성교통, 만성골반통, 배뇨통, 배변통과 관련이 깊다. 자궁내막증의 심부 침윤은 심한 골반통증 증후군과 강한 연관성을 갖고 있다.

최근에는 자궁내막증이 있는 성기능 장애환자의 32 %에서는 성교중이나 후에 통증을 느끼며 배우자에게 미안하며 죄책감을 느끼고 성성자존심의 결여가 나타나고 있다는 보고도 있다. 성교통의 경험이 여성성의 환상을 저해하여 성기능의 저하를 초래한다.

각종의 골반통들은 각각 다른 부위의 자궁내막증 심부 침윤때문에 생긴다. 심부 성교통은 자궁천골인대의 침윤과 관계가 있으며 배변 통증은 질의 침윤, 비주기성 골반통은 장의 침윤, 하부요로 증상은 방광 침윤, 위장 증상은 장과 질이 침윤과 연관이 있다. 자궁내막 세포가 침윤하거나 섬유화를 일으키면 복막 밑에 있는 내장신경으로 침윤되어 통증을 일으킨다는 것이다. 이는 아주 많은 신경이 직장질 격막, 자궁천골인대, 질 후벽, 방광, 직장결장 벽에 있다는 것으로 설명될 수 있다.

그러나 놀랍게도 심한 월경통의 경우 심부 침윤의 장소와는 관련성이 없었다. 이는 월경통이 한 특정 장기의 침윤 때문에 생기는 것이 아니라 자궁내막증의 전방위적인 효과에 의하기 때문이라는 설명이 있다.

여러 부위의 구심성 감각신경섬유들이 전부 하복신경얼기(inferior hypogastric plexus)란 하나의 신경지배체계에 속하기 때문에 통증이나 통증 복사의 위치를 가지고 자궁내막증 병변의 위치를 구분하는 것은 쉽지 않다. 심부성교통, 비주기성 골반통, 배변통 등은 통증의 원인이 염증 반응이나 생물화학적인 원인들 보다는 주로 기계적인 원인에 의한 것으로 판단되고 있다.

2. 통증과 성기능 장애

성기능 장애란 여성이 배우자와의 성관계에서 욕구, 흥분, 흥분지속, 극치감의 성적 과정이 이루어 지지 않거나 통증을 느끼는 경우를 말한다. 성기능 장애는 배우자에 따라 반응이 다르게 나타날 수 있으므로 질병이라기 보다는 성적 불만 상태라고 이해하는 경우도 있어 매우 주관적인 기준으로 판단하게 되는 경향이 있지만 자궁내막증의 경우엔 통증과 관련되어 나타나므로 직접적인 문제는 기질적인데 원인이 있다. 그러나 자궁내막증에 기인한 통증과 성기능 장애는 이차적으로 정서적인, 정신적인 문제를 일으키게 된다. 아프기 때문에 삶의 질, 정서적 행복, 대인관계에 영향을 미치며 심하면 우울증, 부부갈등, 사회적 고립, 가정의 해체까지 초래할 수 있는 사항이므로 자궁내막증의 결과를 결코 가볍게 생각해서는 안 된다.

성기능 장애를 성 반응에 따라 분류하는데 성욕장애, 성 흥분 장애, 극치감 장애로 나누며 추가로 통증장애를 언급하기도 한다. 성욕 장애에는 성욕이 저하되는 경우와 성을 혐오하는 경우가 있는데 자궁내막증에 의한 통증장애가 생기면 성욕저하 및 혐오가 다 생길 수 있다. 성흥분 장애는 흥분기와 고조기에 나타나는 장애인데 적절한 성적 자극이 있어 성적 욕구가 있음에도 질 분비물이 나오지 않는 경우를 말한다. 이는 남성의 발기 장애에 해당하며 음핵이나 질에 혈액순환이 잘 안되어 일어난다. 원인은 정신적으로 흥분이 안 되는 경우가 대부분이지만 신체적인 원인에 기인한 통증 염려가 바탕에 깔려 있는 수가 많다. 따라서 이들 두가지 경우에 통증을 일으키는 자궁내막증이 모두 관계가 있을 수 있다.

만성 골반통과 여성 성기능 장애의 관련을 본 최초의 연구에 의하면 112명의 만성 골반통을 갖고 있는 여성과 108명의 건강한 여성을 비교한 연구에서 여성성기능 장애를 가진 경우가 69.6% 대 30.4%로 나타났다. 78명의 골반통이 있는 환자들 중 42명(53.8%)은 성욕 감소증, 26명(33.3%)은 성 흥분 장애, 17명(21.7%)는 극치감 장애를 보이며 마지막으로 58명(74.3%)의 환자는 성교통 장애가 있었다. 성교통 장애는 만성골반통 환자에서 가장 많이 나타났다. 이 보고에 의하면 성교통 장애가 가장 흔하며 이는 성욕구 장애를 유발한다고 한다. 또 만성 골반통이 있어 성기능 장애가 있는 환자들의 경우 성적 환상을 갖게 될 때마다 성교 시 통증이 떠올라 성적 불안 상태에 쉽게 빠지게 된다고 한다.

3. 자궁내막증 환자에서 성기능 장애의 관리

자궁내막증 환자에서 성교통의 발현빈도가 높으므로 환자를 진찰하는 경우 부인과적인 것 외에 성의학적인 면에서도 면밀한 검진을 하는 것이 환자의 삶의 질을 높이는데 많은 도움을 줄 수 잇다. 따라서 치료의 경우 의학적인 치료와 성학적인 접근이 필요하다.

수술을 하는 경우 자궁내막증의 심부 병변의 대부분을 근치적으로 제거(radical resection of endometriosis)해주어야 하며 그 후엔 호르몬과 진통제를 써서 통증을 관리할 수 있다.

병변을 근치적으로 제거하면 성교통이 많이 감소하여 삶의 질을 높일 수 있다. 복막 자궁내막증과 심부 병변이 있는 환자의 경우 근치술은 성교 전이나 도중의 통증에 대한 염려를 줄이고, 성교중단의 횟수를 줄이며, 배우자에 대한 죄책감이 감소하고 주변 인간관계에서도 호전의 양상이 뚜렷한 보고가 있다. 성 관련 대인 불안감의 감소가 현저하였다.

성학적으로는 성적 지도(sex coaching)가 필요할 경우가 많다. Sex coaching은 생활 코치에서 발전한 것인데 배우자와의 소통에서 성적 표현과 친밀감을 표현하고 느낄 수 있게 한다. 성적 친밀감이 증가하면 애착 관계가 공고해지고 성적인 만족도가 높아 진다. 성적 친밀감은 배우자와의 삶에서 핵심적 요소로서 성적 만족을 강화시켜 건강하고 즐겁게 살 수 있게 해 준다.

섹스는 다른 사람과 연결되고 하나가 되고 싶은 인간 욕구의 표현일 뿐 아니라 가장 영광스러운 경험을 통한 초월적 자원이다. 그런데 섹스는 전 세계적으로 잘못 이해되어 왔고 인간의 불만족스러운 경험의 한 형태로 남아 있는 수가 많다. 섹스 코칭은 심리 치료에 속하지 않는다.

Sex coaching의 방법은 Mind-Emotion-Body image-Energy-Spirit (MEBES)로 요약될 수 있다. 마음(M)은 환자가 갖고 있는 성 관계를 훼방 놓는 생각(개인이 생각하는 것, 알고 있다고 생각하는 것, 내적 대화, 정조, 과거에 형성된 믿음, 신념체계)들을 깨도록 지도한다. 지도를 받고 잘못된 생각을 바꿀 수 있도록 해준다. 부정적인 성에 대한 생각을 중단시키도록 하고 질 중심적인 성관계 스타일에서 벗어나도록 지도한다. 정서(E)는 환자가 개인적으로 느끼는 것, 성적 과거력이나 정서적 압박, 과거와 관련된 정서 장애 등을 성관계 방식, 과거의 사건들의 형태로 분노를 터뜨려 내재되어 있던 고착된 감정을 드러내게 된다. 지도를 통해 기술적으로 감정을 불러 일으키고 정화해 준다. 정서는 '부정적으로 충전된 에너지를 방출하려고 시도하는 에너지'이다. 자화상(B)은 환자가 자신의 신체, 신체언어, 정서적 신호, 성적 수행이나 기술에 대해 스스로 어떻게 느끼고 있는 지를 나타낸다. 활력(E)은 환자가 자신이 살아 있다고 느끼게 만드는 것이며 모든 생명체에 흐르는 우주적 생명의 힘이자 활력, 흐름인 기를 얻고 느끼는 것을 말한다. 정신(S)은 환자가 자신의 본질을 깨닫고 자신의 영적 믿음 체계를 구성하는 것을 말한다. 이러한 진료를 받을 경우 환자의 성교통은 현저히 감소하여 삶의 질이 많이 높아지며 위와 같은 과정을 거쳐 성에 부정적인 관념을 멀리하고 활력을 얻어 성적으로 더욱 능동적인 자세를 갖게 된다.

중요한 것은 산부인과 의사로서 성(의)학적인 지식을 얻도록 노력하여야 한다는 점이다.

참·고·문·헌

1. Giudice LC, Kao LC. Endometriosis. Lancet 2004;364:1789–99.

2. Mabrouk M, Montanari G, Guerrini M, et al. Does laparoscopic management of deep infiltrating endometriosis improve quality of life? A prospective study. Health Qual Life Outcomes 2011;9:1–7.

3. Ballard KD, Seaman HE, de Vries CS, et al. Can symptomatology help in the diagnosis of endometriosis? Findings from a national case–control study – Part 1. BJOG 2008;115:1382–91

4. Fritzer N, Keckstein J, Thomas A, et al. Radical resection of bowel endometriosis: long term implications on psychological wellbeing. J Gynecol Surg 2012;28:183–7.

5. Ferrero S, Abbamonte LH, Giordano M, et al. Deep dyspareunia and sex life after laparoscopic excision of endometriosis. Hum Reprod 2006;22:1142–8.

6. Montanari G, Di Donato N, Benfenati A, et al. Women with deep infiltrating endometriosis: sexual satisfaction, desire, orgasm, and pelvic problem interference with sex. J Sex Med 2013;10(6):1559–66.

7. Ferrero S, Esposito F, Abbamonte LH, et al. Quality of sex life in women with endometriosis and deep dyspareunia. Fertil Steril 2005;83:573–9.

8. Denny E, Mann CH. Endometriosis-associated dyspareunia: the impact on women's lives. J Fam Plann Re-

prod Health Care 2007;33(3):189–93.

9. Desrochers G, Bergeron S, Landry T, et al. Do psychosexual factors play a role in the etiology of provoked vestibulodynia? A critical review. J Sex Marital Ther 2008;34:198–226.

10. Vercellini P, Fedele L, Aimi G, et al. Association between endometriosis stage, lesion type, patient characteristics and severity of pelvic pain symptoms: a multivariate analysis on 1000 patients. Hum Reprod 2007;22:266–71.

11. Fauconnier A, Chapron C. Endometriosis and pelvic pain: epidemiological evidence of the relationship and implications. Hum Reprod Update 2005;11:595–606.

12. Chapron C, Fauconnier A, Vieira M, et al. Anatomical distribution of deeply infiltrating endometriosis: surgical implications and proposition for a classification. Hum Reprod 2003;18:157–61.

13. Vercellini P, Trespidi L, De Giorgi O, et al. Endometriosis and pelvic pain: relation to disease stage and localization. Fertil Steril 1996;65(2):299–304.

14. Seracchioli R, Mabrouk M, Guerrini M, et al. Dyschezia and posterior deep infiltrating endometriosis: analysis of 360 cases. J Minim Invasive Gynecol 2008;15(6):695–9.

15. Villa G, Mabrouk M, Guerrini M, et al. Relationship between site and size of bladder endometriotic nodules and severity of dysuria. J Minim Invasive Gynecol 2007;14(5):628–32.

16. Anaf V, Simon P, El Nakadi I, et al. Impact of surgical resection of rectovaginal pouch of Douglas endometriotic nodules on pelvic pain and some elements of patients' sex life. J Am Assoc Gynecol Laparosc 2001;8:55–60.

17. Fritzer N, Haas D, Oppelt P, et al. More than just bad sex: sexual dysfunction and distress in patients with endometriosis. Eur J Obstet Gynecol Reprod Biol 2013;169(July (2)):392–6.

18. Anaf V, Simon P, El Nakadi I, et al. Relationship between endometriotic foci and nerves in rectovaginal endometriotic nodules. Hum Reprod 2000;15:1744–50.

19. Fauconnier A, Chapron C, Dubuisson J-B, et al. Relation between pain symptoms and the anatomic location of deep infiltrating endometriosis . Fertil Steril 2002;78:719 –26.

20. Vercellini P. Endometriosis: what a pain it is. Semin Reprod Endocrinol 1997;15:251–61.

21. Stovall DW, Bowser LM, Archer DF, et al. Endometriosisassociated pelvic pain: evidence for an association between the stage of disease and a history of chronic pelvic pain. Fertil Steril 1997;68:13–8.

22. Rogers RM Jr. Basic neuroanatomy for understanding pelvic pain. J Am Assoc Gynecol Laparosc 1999;6:15–29.

23. Verit FF1, Verit A, Yeni E. The prevalence of sexual dysfunction and associated risk factors in women with chronic pelvic pain: a cross-sectional study. Arch Gynecol Obstet. 2006;274(5):297-302

24. Fritzer N, Tammaa A, Haas D, et al. When sex is not on fire: a prospective multicentre study evaluating the short-term effects of radical resection of endometriosis on quality of sex life and dyspareunia. Eur J Obstet Gynecol Reprod Biol. 2016;197:36-40.

난소암

Endometriosis and ovarian cancer

| 윤보현, 이병석 |

1. 서론

자궁내막증에서 발생한 난소암을 최초로 보고한 Sampson은 악성 세포와 자궁내막증이 같은 난소에서 동시에 발견될 것, 조직학적 유사점, 그리고 다른 원발 부위의 가능성 배제라는 기준에 합할 때, 자궁내막증에서 발생한 난소암이라고 진단할 것을 제안하였다. 이러한 Sampson의 의견 이후, 여러 epidemiological, 임상 연구들은 자궁내막증과 난소암의 상관성을 제시하였다. 난소암 중 자궁내막증과 연관된 난소암을 Endometriosis-associated ovarian cancer (EAOC)라고 지칭하기도 한다.

20,686명의 스웨덴 환자를 대상으로 한 코호트 연구에서는, 평균 11.4년의 추적 기간 동안 정상 인구에 비해 자궁내막증을 진단 받은 군에서 난소암의 발병 위험이 2배 가까이 높아짐을 보고하였다(Standardized incidence ratio, SIR: 1.9, 95% CI 1.3-2.8). 또한 오랫동안 자궁내막증이 지속되는 여성에서는 난소암의 위험은 더 높았으며(SIR: 4.2, 95% CI 2.0-7.7), 난소암 뿐 아니라 전체 암 발생률도 정상 인구군에 비해 20% 증가하는 것으로 나타났다. 64,492명의 여성을 대상으로 한 대규모 코호트 연구에서도, 12.7년의 평균 추적 기간 동안 난소암의 발생 위험이 높아지는 것을 보고하였고(SIR 1.43, 95% CI 1.19-1.71), 특히 젊은 나이에 진단받고 오랫동안 지속된 자궁내막증 환자일수록 난소암의 위험이 유의하게 높아짐을 확인하였다(젊은 나이 진단 시 SIR 2.01, 95% CI 1.26-3.05, 오랜 기간 지속 시 SIR 2.23, 95% CI 1.36-3.44).

자궁내막증과 난소암은 영향을 주는 인자를 공유하고 있는 부분이 많다. 예를 들어, 이른 초경, 짧은 월경주기, 늦은 폐경, 불임, 미산부에서 공통적으로 위험이 증가하지만, 난관결찰술이나 자궁절제술을 받은 경우, 경구피임약의 복용 과거력, 임신은 위험을 낮추는 인자로 알려져 있다. 특히 난관결찰술의 경우, 난소암 중에서도 자궁내막양(endometrioid)과 투명세포(clear cell)암에서만 발생률을 낮추는 것으로 되어 있다. 자궁내막증과 연관된 난소암은 여타 상피성난소암에 비해 진단 시 병기가 낮고, 세포 분화도가 좋을 가능성이 높다고 되어 있으나, 생존율의 차이는 없다고 되어 있다.

1000 케이스의 자궁내막증 환자의 조직학적 검토에서는, 골반 내 악성 종양의 빈도는 10.8%로 나타났는데, 이 중 난소의 자궁내막종(Endometrioma)과 같은 쪽에서 난소암이 발생하는 경우는 전체 케이스의 5%를 차지하였으나, 난소 이외 부위의 자궁내막증 환자에서는 난소암의 발생률은 1%에 불과하였다. 자궁내막증과 연관이 있는 난소암의 경우, Endometrioid, clear cell, mixed type 세포가 mucinous, serous adenocarcinoma에 비해 많이 발견된다고 하며, 특히 Endometrioid, clear cell type이 난소의 자궁내막종과 관련성을 보인 반면, adenocarcinoma와 adenosarcoma의 경우 난소 이외 부위의 자궁내막증과 관련이 있다는 보고도 있다. 최근의 한 연구에서는 기존에 알려져 있던 endometrioid, clear cell type외에도 low grade serous carcinoma가 유의하게 자궁내막증 환자에서 증가하는 난소암종임을 보고하였다.

2. 병인 (Pathogenesis)

가족력, 유전성 변이, 면역생물학적, 세포 부착, 혈관 생성 및 호르몬 인자 등이 난소암과 자궁내막증은 공통적인 병인인자로 알려져 있다.

1) 자궁내막증에서 악성변이가 발생하는 가설

자궁내막증에서 악성종양으로 변화하도록 유도하는 자극과 과정에 대해서는 여러 가설들이 제안되었다. 대표적인 가설들은 다음과 같다.

(1) Galactose-I-Phosphate transferase (GALT) 유전자의 변이

GALT는 galactose를 대사하는 효소로, GALT의 기능 이상이 있는 galactosemia의 일부 환자군에서는 조기폐경이 나타난다고 알려져 있는데, 이는 galactosemia로 인한 독성 대사물질이 축적되면서 난소 기능 부전을 유발한다고 생각하고 있다. GALT 유전자의 이상으로 인한 기능 저하가 galactose 대사물질로 인한 난자 독성을 유발하면서 난소암의 위험인자가 될 수 있다고 제안되었다. 106명의 난소암 가족력이 있는 여성의 유전자 N314D 변이와 GALT 효소의 활성도를 분석한 연구에서는, 가족력이 있는 여성과 대조군을 비교했을 때 galactose 대사와 유전자 변이가 유의한 차이를 보였다고 하였고, galactose 대사 이상이 유전적인 위험인자로 작용할 수 있다고 하였다. 자궁내막증에서 N314D 변이의 역할을 규명하고자 한 한 연구에서는 대조군에 비해 자궁내막증 군에서 한 개 이상의 N314D 변이가 발생할 위험이 높은 것으로 나타났다(자궁내막증 군 30% 대 대조군 14%, P <0.01).

(2) Glutathione S-Transferase 유전자의 변이

제 2기 glutathione S-transferases (GSTs)는 xenobiotics와 발암물질의 대사에 중요한 효소군이다. 이 효소들은 암 연구에서 매우 중요한 위치를 차지하고 있는데, 특정 암의 발생률을 높이는데 있어서 GSTs의 유전자 구조의 변형이 탈독성화 기능의 저하와 연관되어 있기 때문이다. 자궁내막증 환자에서 GSTM1 유전자의 결실이 유의하게 증가되어 있다는 첫 보고 이후, 여러 연구들에서 GSTM1 유전자의 결실로 인한 GSTM1 효소의 부족이 자궁내막증 여성에서 높게 발견되었고, 자궁내막증의 병인에 있어서 환경적 독소 대사물의 역할에 대한 주의를 환기하는 역할을 하게 되었다. GSTM1 유전자는 난소암에서도 연구되었는데, 293건의 난소암, 84건의 자궁내막증, 219건의 대조군에서 유전자 결실의 빈도를 조사한 결과 대조군과 비교했을 때 자궁내막증 군에서는 결실이 높게 발견되지 않았지만, 난소암과 대조군의 비교에서는 유의하게 높은 결실률이 난소암 군에서 보고되었다. 그리고 조직학적 형태에 따라 난소암군을 나누어 비교했을 대, endometrioid 와 clear cell type 에서만 GSTM1 유전자 결실 증가가 관찰되어, GSTM1의 결실이 자궁내막증에서 endometrioid, clear cell type으로 악성 변이를 일으키는 데 관여하는 것이 아닌가 하는 의견이 나오게 되었다.

(3) PTEN 암 억제 유전자 (Tumor suppressor gene)

PTEN은 phosphatase로서, 세포 내에서 tyrosine kinase를 활성화 시키는 2차 전달자의 역할을 하고, 궁극적으로는 세포의 성장과 생존에 관여하는 과정을 매개하는 효소이다. PTEN suppressor gene의 loss of heterozygosity (LOH)에 관한 연구는 난소암에서 활발히 이루어져 왔는데, 특히 endometrioid type의 난소암에서 43%에 해당하는 LOH를 가지고 있는 것으로 보고되었다. 이 뿐 아니라, endometrioid, clear cell type의 난소암과 자궁내막종에서 10q23.3 위치의 LOH를 확인한 연구에서는, 각각의 군에서 42%, 27%, 57%에 달하는 LOH를 관찰하였고, 이중 5 건의 endometrioid type 난소암에서의 LOH가 자궁내막증 환자에서의 그것과 일치하였으며, 공통적으로 난소암과 자궁내막증 모두에서 LOH가 발견된 경우는 66%라고 보고하였다.

2) 유전성 불안정성 (Genetic Instability)

유전성 불안정성은 악성 종양세포의 특징으로 잘 알려져 있다. 자궁내막증은 악성종양과 비슷하게 체세포가 획득한 유전성 불안정성을 보이는데, 이는 유전적으로 비정상적인 세포들을 복제, 증가하게끔 한다. 자궁내막종은 단일클론에서 생성된 세포들로 구성되는데, 이는 adenocarcinoma와 관련된 자궁내막종의 75%에 해당하는 케이스에서 heterozygosity를 소실한다고 되어 있으며(Loss of heterozygosity), 이러한 heterozygosity의 소실은 난소암과 연관되지 않은 자궁내막종에서도 28%에 이르는 경우에서 발견된다. 가장 흔하게 영향을 받는 염색체 부위는 9p, 11q, 그리고 22q이다 [28]. 이외에도 자궁내막증과 자궁내막증에서 기원한 세포주에서 5q, 6q, 9p, 11q, 22q, p16, p52 등 tumor suppression 유전자의 heterozygosity 소실이 확인되었다. 난소암과 그에 인접한 자궁내막증 병변은 PTEN 유전자 변이를 공통적으로 보여주었는데, 이는 자궁내막증과 악성 종양 사이의 악성 변형의 단서를 제공하는 근거로도 제시된 바 있다. 동물 실험에서는 oncogenic K-ras 유전자 활성이 이루어진 바탕에서 PTEN 유전자의 결실이 일어날 경우 자궁내막증과 유사한 종양 전구 병변이 생겼다가 궁극적으로는 침윤성 endometrioid carcinoma로 발전함을 보였다. 또한, 난소암과 자궁내막암에서 관찰된 Tumor suppression 유전자인 PTEN과 DNA mismatch repair 유전자인 hMLH1의 비정상적 발현이 advanced stage의 자궁내막증에서도 비슷하게 관찰되었다. 그 뿐 아니라 p53과 bcl-2, matrix metalloproteinase 9등의 유전자 과발현이 악성 종양과, 이와 연관된 자궁내막증에서 유의하게 관찰되었다. K-ras 유전자도 자궁내막증과 난소암 모두에서 연관이 있는 것으로 밝혀져 있는데, K-ras의 유전자 변이가 자궁내막증을 가지고 있는 여성에서 발생한 clear cell type의 난소암에서 발견된 바 있다. Dinulescu 등이 발표한 쥐를 이용한 유전성 실험 모델에서는, 난소 표면의 상피에서 oncogene 인 K-ras나 조건적인 PTEN 결실이 생기면 endometrioid glandular모양을 띄는 전암 병소

표 13-1 EAOC의 병인: 분자생물학적 변형

Pathogenesis	Affected gene	References
Loss of heterozygosity	Tumor suppressor gene Ex. PTEN/MMAC1	Sato et al
Alteration of protein synthesis	HNF-1β	Kato et al
	Bcl-2, p53	Nehzat et al.
Mutation of genes	Tumor suppressor gene Ex. ARID1A	Wiegand et al. Yamamoto et al.
	Galactose - I - Phosphate transferase Ex. N314D	Cramer et al.
	Glutathione S-transferases (GSTs) Ex. GSTM1	Baranov et al. Baranova et al.
	Oncogene Ex. K-ras	Otsuka J. et al

를 발생시킴을 보였다. P-53이나 c-erbB-2 유전자도 자궁내막증과 연관된 난소암의 발생에 관련성이 알려졌는데, 자궁내막증을 이전에 진단받은 기왕력이 있는 clear cell type의 난소암 환자에서 유의하게 높은 p-53과 c-erbB-2의 발현이 확인되었다(표 13–1).

최근 대규모의 코호트를 이용한 유전 분석에서는 High grade serous type과 clear cell type의 난소암에서 자궁내막증과의 연관성을 보이는 유전성 변이를 보고한 바 있고, 이를 통해 유전적 연관의 가능성을 제시한 바 있으나, 규명된 유전자 변이 위치와 single nucleotide polymorphism (SNP)의 기능적 역할에 대해서는 명확하지 않은 채로 남아 있어, 더 자세한 유전자 지도의 필요성이 대두되었다.

3) 만성 염증과 국소적 침윤, 전이 가능성 (Chronic inflammation, local tissue invasion and metastatic potential)

만성 염증이 악성 종양의 병인에 포함된다는 의견은 오랫동안 견지되었다. 자궁내막증 환자에서 Interleukin (IL)-1, IL-6, IL-8, Tumor necrosis factor (TNF)-α, growth factor, VEGF와 같은 prostaglandin 등 염증성 싸이토카인의 증가가 난소암에서 발견되는 그것과 유사함이 밝혀진 바 있으며, 이러한 만성 염증 신호 전달체계의 활성화가 세포의 분자, 생화학적 변형을 일으켜 면역체계의 감시를 피해, 생존-증식하여 마침내 악성 종양으로 발전할 수 있다고 하였다. 호르몬 수용체의 관여는 자궁내막증과 난소암 모두에서 잘 알려진 부분이다. 본래 Estradiol은 프로게스테론에 의해 유도되는 효소인 17β-hydroxysteroid dehydrogenase (17β-HSD) type 2에 의해 약한 에스트로겐인 estrone으로 대사되지만, 자궁내막증 병변에서는 cytochromosomal P450 aromatase의 발현 증가로 인한 국소적 estradiol 증가를 보인다고 하였고, 이로 인한 17β-HSD type 2의 상대적으로 부족한 발현에 의해 프로게스테론 저항성을 띠게 된다고 하였다. 이러한 특징은 유방암 등 호르몬 의존성 악성 종양에서 유사하게 관찰된다고 한다. 또한 Estradiol의 상승은 자궁내막 세포의 증식 뿐 아니라 IL-8이나 RANTES같은 cytokine의 분비를 증가시키고, 난소 표면의 상피세포에서 미세환경의 변화를 일으켜 수용체의 변화 혹은 세포 내 DNA 손상과 변이를 일으킬 확률을 높인다. 자궁내막증과 난소암은 공통적으로 침윤하고 주변으로 병소를 확장하는 성격을 가지고 있는데, 이를 위해 공통적으로 matrix metalloproteinase (MMP) 라는 물질을 분비한다고 한다. 또한 세포의 부착에 관여하는 인자인 E-cadhedrin, α-와 β-ketanin과 침윤에 관여하는 MMP의 발현이 자궁내막증에서 정상인에 비해 유의하게 증가함을 보인 연구도 있다.

4) 난소암의 발생 기전: Dual model과 자궁내막증

최근 분자유전학적 연구의 활성화로, 이에 바탕을 두고 난소암의 발생기전을 Dual model로 설명하게 되었다. 이 새로운 모델은 상피성 난소암을 두 가지 분류 – type I, type II-로 나눈다. Type I에는 low grade serous, endometrioid, clear cell, mucinous type의 난소암이 포함되며, 이들은 전형적으로 KRAS 또는 BRAF 유전자 변이(mutation)을 보인다. Type II에는 진행 병기에 발견되는 경우가 많은 high grade serous carcinoma가 속하는데, p53 변이를 특징으로 한다. Type I과 II는 모두 난소외부 (extraovarian)에서 기원을 찾고 있는데, type I 난소암은 난관의 원위부인 fimbriae의 상피에서 발생하는 반면, type II 난소암은 이소성 자궁내막 조직, 즉 자궁내막증에서 기원한다는 가능성을 제안한 바 있다. 이러한 관점에 따라, type I endometrioid와 clear cell 난소암은 역행성 생리혈에 의한 이소성 자궁내막이 난소의 표면에 착상한 후, 세포의 악성 변형을 거쳐 암으로 발전할 수 있다는 가설이 제안되기도 하였다.

이러한 근거들을 바탕에 두고, 자궁내막증은 양성 종양의 성격을 띠는 질환이며, 양성에 그치지 않고 악성으로 변할 수 있는 가능성을 가지고 있다고 할 수 있다. 자궁내막증이 난소암과 연관이 있다는 가설은 간단히 소개했듯이 clear cell과 endometrioid cell 두 가지 암종에서 진행된 여러 연구들에 의해 지지받고 있지만, 정확한 분자 단계의 기전은 아직 명확하지 않다. 난소의 자궁내막종으로 인한 지속적인 생물학적 조절인자들의 상승상태가 난소표면의 상피세포들 중 일부에서 악성 변화를 유도하는 작용을 하여 이환시키는 역할을 할 수 있음을 짐작할 수 있다.

3. 임상–병리학적 특성

자궁내막증에서 발생한 난소암과 비정형 자궁내막증(Atypical Endometriosis, AE)의 연관성에

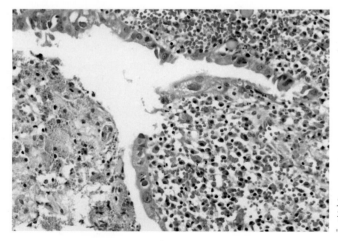

그림 13-1 비정형 자궁내막증의 병리학적 소견 (H&E, 10x)

대한 설이 꾸준히 제기되었다. 한 연구에서는 난소암이 자궁내막증에서 발전했다는 증거로 난소암과 양성-비정형 자궁내막증의 공존을 예로 들었는데, 이는 난소암 케이스의 32%를 차지하는 것으로 나타났다. 이를 지지하는 근거로, Ogawa등은 127명의 원발성 난소암 환자에서 시행했던 연구에서, 43명의 clear cell carcinoma 환자 중 30명이 자궁내막증을 가지고 있었고(70%), Endometrioid carcinoma 환자 7명 중 3명이(43%) 자궁내막증 환자임을 제시하였다. 또한 이들은 난소암 환자 중 29명이 비정형 자궁내막증을 가지고 있음을 확인하였는데, 이 중 23 케이스에서 비정형 자궁내막증이 악성 종양으로 진행하는 증거를 보였다고 하였다(그림 13-1).

그러나 현재까지는 AE의 병리학적 진단은 조직학적으로 악성 종양의 증거가 없는 상태에서, 관찰자간의 차이나 재현성의 문제로 인해 논란이 있는 것이 사실이다. 이는 수술을 받은 자궁내막증 환자에서 누구에게 AE라는 최종 진단명을 붙일 것인지, 그리고 어떻게 추적관찰을 해야 할 것인지 대한 문제로 이어진다. 현재로서는 이러한 군에 대한 추적관찰과 관련된 기준이 없어, 특히 호르몬 보충 요법에 대한 상담이나 전자궁절제술 및 양측난소난관 절제술의 명확한 역할에 대해서도 모호한 상황이다. AE와 암 발생 기전에 관해서는 아직 완전히 밝혀진 것은 아니지만, 현재까지의 결과들을 바탕으로 매년 정기적인 추적 검사를 권유하고 있으며, 자궁내막증에서의 AE의 역할과 의미에 대해 더욱 연구가 필요한 실정이다. 또한, 호르몬 보충 요법을 고려하는 환자군에서도 아직까지 AE에서 금기라고 할 만한 증거는 없으며, 증상과 득실에 따라 환자 개개인에 맞춰 시행하도록 권유하고 있다.

참·고·문·헌

1. Baranov, V.S., et al., Proportion of the GSTM1 0/0 genotype in some Slavic populations and its correlation with cystic fibrosis and some multifactorial diseases. Hum Genet, 1996. 97(4): 516-20.

2. Baranova, H., et al., Glutathione S-transferase M1 gene polymorphism and susceptibility to endometriosis in a French population. Mol Hum Reprod, 1997. 3(9): 775-80.

3. Baranova, H., et al., Possible involvement of arylamine N-acetyltransferase 2, glutathione S-transferases M1 and T1 genes in the development of endometriosis. Mol Hum Reprod, 1999. 5(7): 636-41.

4. Baxter, S.W., E.J. Thomas, and I.G. Campbell, GSTM1 null polymorphism and susceptibility to endometriosis and ovarian cancer. Carcinogenesis, 2001. 22(1): 63-5.

5. Brinton, L.A., et al., Cancer risk after a hospital discharge diagnosis of endometriosis. Am J Obstet Gynecol, 1997. 176(3): 572-9.

6. Bulun, S.E. and E.R. Simpson, Aromatase expression in women's cancers. Adv Exp Med Biol, 2008. 630: 112-32.

7. Bulun, S.E., et al., Molecular basis for treating endometriosis with aromatase inhibitors. Hum Reprod Update, 2000. 6(5): 413-8.

8. Chen, Y.T., et al., Reduction in oocyte number following prenatal exposure to a diet high in galactose. Science, 1981. 214(4525): 1145-7.

9. Chung, H.W., et al., Matrix metalloproteinase-9 and tissue inhibitor of metalloproteinase-3 mRNA expression in ectopic and eutopic endometrium in women with endometriosis: a rationale for endometriotic invasiveness. Fertil Steril, 2001. 75(1): 152-9.

10. Cramer, D.W., et al., Vaginal agenesis (Mayer-Rokitansky-Kuster-Hauser syndrome) associated with the N314D mutation of galactose-1-phosphate uridyl transferase (GALT). Mol Hum Reprod, 1996. 2(3): p. 145-8.

11. Cramer, D.W., et al., Characteristics of women with a family history of ovarian cancer. I. Galactose consumption and metabolism. Cancer, 1994. 74(4): 1309-17.

12. Czernobilsky, B. and W.J. Morris, A histologic study of ovarian endometriosis with emphasis on hyperplastic and atypical changes. Obstet Gynecol, 1979. 53(3): 318-23.

13. Di Cristofano, A. and P.P. Pandolfi, The multiple roles of PTEN in tumor suppression. Cell, 2000. 100(4): 387-90.

14. Dinulescu, D.M., et al., Role of K-ras and Pten in the development of mouse models of endometriosis and endometrioid ovarian cancer. Nat Med, 2005. 11(1): 63-70.

15. Fishman, A., et al., Malignant tumors arising in endometriosis: clinical-pathological study and flow cytometry analysis. Eur J Obstet Gynecol Reprod Biol, 1996. 70(1): 69-74.

16. Hankinson, S.E., et al., Tubal ligation, hysterectomy, and risk of ovarian cancer. A prospective study. JAMA, 1993. 270(23): 2813-8.

17. Kato, N. et al.. Expression of hepatocyte nuclear factor-1beta (hnf-1beta) in clear cell tumors and endometriosis of the ovary. Mod Pathol. 2006, 19: 83–9.

18. Kim, H.S., et al., Risk and prognosis of ovarian cancer in women with endometriosis: a meta-analysis. Br J Cancer, 2014. 110(7): 1878-90.

19. Kurman, R.J., et al., Molecular pathogenesis and extraovarian origin of epithelial ovarian cancer shifting the paradigm. Hum Pathol, 2011. 42: 918-31

20. Lee, D.F., et al., IKK beta suppression of TSC1 links inflammation and tumor angiogenesis via the mTOR pathway. Cell, 2007. 130(3): 440-55.

21. Lee, A.W., et al., Evidence of a genetic link between endometriosis and ovarian cancer. Fertil Steril, 2016. 105(1): p.35-43.

22. Melin, A., et al., Endometriosis and the risk of cancer with special emphasis on ovarian cancer. Hum Reprod, 2006. 21(5): 1237-42.

23. Miracle-McMahill, H.L., et al., Tubal ligation and fatal ovarian cancer in a large prospective cohort study. Am J Epidemiol, 1997. 145(4): 349-57.

24. Mizumoto, H., et al., Expression of matrix metalloproteinases in ovarian endometriomas: immunohisto-chemical study and enzyme immunoassay. Life Sci, 2002. 71(3): 259-73.

25. Mukherjee, K., et al., Estrogen induced loss of progesterone expression in normal and malignant ovarian sur-face epithelial cells. Oncogene, 2005. 23: 4388-400.

26. Ness, R.B. and F. Modugno, Endometriosis as a model for inflammation-hormone interactions in ovarian and breast cancers. Eur J Cancer, 2006. 42(6): 691-703.

27. Nezhat, F., et al., Comparative immunohistochemical studies of bcl-2 and p53 proteins in benign and malig-nant ovarian endometriotic cysts. Cancer, 2002. 94(11): 2935-40.

28. Nezhat, F., et al., The relationship of endometriosis and ovarian malignancy: a review. Fertil Steril, 2008. 90(5): 1559-70.

29. Ogawa, S., et al., Ovarian endometriosis associated with ovarian carcinoma: a clinicopathological and immu-nohistochemical study. Gynecol Oncol, 2000. 77(2): 298-304.

30. Olive, D.L. and E.A. Pritts, Treatment of endometriosis. N Engl J Med, 2001. 345(4): 266-75.

31. Otsuka J.,et al., T. K-ras mutation may promote carcinogenesis of endometriosis leading to ovarian clear cell carcinoma. Med Electron Microsc, 2004. 37:188–192.

32. Prefumo, F., P.L. Venturini, and E. Fulcheri, Analysis of p53 and c-erbB-2 expression in ovarian endometrioid carcinomas arising in endometriosis. Int J Gynecol Pathol, 2003. 22(1): 83-8.

33. RB, N., Endometriosis and ovarian cancer: thoughts on shared pathophysiology. Am J Obstet Gynecol 2003. 189.

34. Rosenblatt, K.A. and D.B. Thomas, Reduced risk of ovarian cancer in women with a tubal ligation or hyster-ectomy. The World Health Organization Collaborative Study of Neoplasia and Steroid Contraceptives. Can-cer Epidemiol Biomarkers Prev, 1996. 5(11): 933-5.

35. Sainz de la Cuesta, R., et al., Histologic transformation of benign endometriosis to early epithelial ovarian can-cer. Gynecol Oncol, 1996. 60(2): 238-44.

36. Sampson, J. Endometrial carcinoma of the ovary arising in endometrial tissue in that organ. . Arch Surg, 1925. 10: 72.

37. Sato, N., et al., Loss of heterozygosity on 10q23.3 and mutation of the tumor suppressor gene PTEN in be-nign endometrial cyst of the ovary: possible sequence progression from benign endometrial cyst to endometri-

oid carcinoma and clear cell carcinoma of the ovary. Cancer Res, 2000. 60(24): 7052-6.

38. Simpson, L. and R. Parsons, PTEN: life as a tumor suppressor. Exp Cell Res, 2001. 264(1): 29-41.

39. Swiersz, L.M., Role of endometriosis in cancer and tumor development. Ann N Y Acad Sci, 2002. 955: 281-92; discussion 293-5, 396-406.

40. Syed, V., et al., Reproductive hormone-induced, STAT3-mediated interleukin 6 action in normal and malignant human ovarian surface epithelial cells. J Natl Cancer Inst, 2002. 94(8): 617-29.

41. Ueda, M., et al., Gene expression of adhesion molecules and matrix metalloproteinases in endometriosis. Gynecol Endocrinol, 2002. 16(5): 391-402.

42. Ulrich, A.B., et al., Species differences in the distribution of drug-metabolizing enzymes in the pancreas. Toxicol Pathol, 2002. 30(2): 247-53.

43. Varma, R., et al., Endometriosis and the neoplastic process. Reproduction, 2004. 127(3): 293-304.

44. Vercellini, P., et al., Endometriosis and ovarian cancer. Am J Obstet Gynecol, 1993. 169(1): 181-2.

45. Vercellini, P., et al., Site of origin of epithelial ovarian cancer: the endometriosis connection. BJOG, 2000. 107(9): 1155-7.

46. Wiegand, K.C. et al. Arid1a mutations in endometriosis-associated ovarian carcinomas. N Engl J Med, 2010. 363: p.1532–43.

47. Wu, Y., et al., Resolution of clonal origins for endometriotic lesions using laser capture microdissection and the human androgen receptor (HUMARA) assay. Fertil Steril, 2003. 79 Suppl 1: 710-7.

48. Yamamoto, S., et al., Loss of arid1a protein expression occurs as an early event in ovarian clear-cell carcinoma development and frequently coexists with pik3ca mutations. Mod Pathol, 2012. 25: p.615–24.

진단

Diagnosis

임상양상과 분류

Clinical presentation and classification

| 김 훈 |

1. 자궁내막증의 증상

자궁내막증 환자에서 증상이 없는 경우가 약 3분의 1에 달하지만 대부분의 자궁내막증 병변은 자궁, 난소, 후복막 등에 발생하므로 환자들은 흔히 점차 심해지는 골반통 혹은 월경통, 불임, 혹은 난소 낭종을 주소로 내원하게 된다. 또 상당수의 여성들은 수술 중 혹은 다른 이유로 영상 검사를 하던 중 발견될 수 있다. 1000명의 자궁내막증 여성을 대상으로 한 연구에서 80%는 통증이 있었고, 25%는 불임 환자였으며 20%는 자궁내막종이 발견되었다.

일반적으로 통증은 초경을 시작한지 2.9년이 지난 후부터 나타날 수 있다. 2차성 월경통은 자궁내막증 환자에서 2배 더 흔하게 나타난다고 보고되고 있으므로 심한 월경통을 호소하는 환자에서 자궁내막증을 의심하여야 하며, 자궁내막증과 연관된 월경통은 월경 전 2-3일 전부터 시작되며, 월경 기간 내내 지속되고 이후에도 수일간 지속될 수 있다. 골반통은 만성적으로 나타나며 둔하거나 작열감으로 나타날 수 있다. 골반통이나 압박감은 자궁내막종과 연관된 가장 흔한 증상이다.

자궁내막증 증상에서 가장 중요한 점은 병변의 심한 정도가 증상과는 관련성이 없다는 것이다. 즉, 병변의 크기는 통증과 관련이 없으나 병변의 깊이와 영향이 있을 수 있다. 이외에도 복강내 유착 역시 통증의 정도에 영향을 미치는 인자로 알려져 있으며 신체 중앙에 병변이 위치하는 경우 외측에 위치하는 병변에 비해 증상이 더 심하다. 통증 이외에도 환자들은 피로감, 전신 위약감, 수면 장애 등을 호소할 수 있다. 갑작스럽게 통증이 증가한다면 자궁내막종이 파열되면서 leakage에 의한 화학적 복막염을 의심해볼 수 있다.

증상은 침범 부위에 따라 월경통, 골반통, 하복부 통증 혹은 요통, 성교통, 배변통, 오심과 구토, 불규칙한 질출혈, 사타구니의 통증, 배뇨시 불편감 등으로 매우 다양하게 나타날 수 있다. 예를 들어 직장-S자 결장을 침범했다면 장운동에 따라 통증, 설사, 혈변 등의 증상이 있을 수 있고, 방광이나 요관을 침범하였다면 배뇨통, 옆구리의 통증, 혈뇨 등을 호소할 수 있다. 복강경을 이용하여 의식이 있는 상태에서 mapping을 시도한 연구에서는 통증 부위는 자율신경계보다는 peripheral spinal nerve와 관련이 있는 것으로 보고되었다. 성적으로 왕성한 환자들은 월경 직전 시기부터 월경시까지 심해지는 심부 성교통을 호소할 수 있다. 심부 성교통은 자궁천근인대의 scarring, 직장질격막의 결절, 더글라스와의 유착 등으로 인해 발생할 수 있으며, 특히 자궁천근인대의 병변이 성기능에 가장 큰 영향을 준다고 알려져 있다. 표면적인 성교통은 자궁경관, 회음부, 회음 절개 병변의 자궁내막증과 관련이 있을 수 있다.

주기적 통증을 호소하는 경우 월경과 연관된 출혈을 경험할 수 있다. 방광을 침범하는 경우 혈뇨, 장을 침범하는 경우 배변통을 동반한 혈변, 이외에도 배꼽, 복벽, 회음부 등을 침범하는 경우에도 출혈로 인한 부종, 병변의 크기 증가 등이 관찰된다. 복강 내 유착이 심해지거나 고리 모양으로 자궁내막증이 형성되는 경우 장폐색이 발생할 수 있으며 요관에 자궁내막증 병변이 생기거나 자궁내막증으로 인해 눌리는 경우 요관 폐색 또는 수신증도 발생할 수 있다. 방광에 병변이 생긴 경우 빈뇨, 급박뇨, 배뇨통과 같은 비특이적 요로계 증상을 호소할 수 있으며 이는 월경시 더 심해진다. 드물지만 흉부 자궁내막증의 경우 월경과 관련되어 흉통, 기흉, 혈흉, 각혈 등의 증상을 호소할 수 있다.

2. 자궁내막증의 분류

전술한 바와 같이 자궁내막증의 분류와 관련하여 지적되어 왔던 점은 병변의 심한 정도가 증상과는 관련성이 없다는 것이다. 이상적인 분류체계는 경험적 혹은 과학적 근거에 기반을 두어야 하고 모든 증례에 적용할 수 있어야 하고, 임신 가능성, 통증 호전을 예측할 수 있고, 치료에 유용하게 사용할 수 있어야 한다. 또한 재발을 예측할 수 있고, 쉽게 분류가 가능하여야 하고 환자에게 설명하기 쉬운 점을 가지고 있다면 더 유용할 것이다. 본 장에서는 현재 사용 중이거나 제안되었던 자궁내막증의 분류 체계에 대해 알아보고자 한다.

1921년 Sampson이 처음으로 자궁내막증에 대해 분류하였는데 당시에는 출혈성 낭종, 유착 등으로 분류하였다. 1973년 Acosta 등은 위치에 따라 분류하여 중증도에 따라 수술 성공 여부를 분류하고자 하였다. 1979년 American Fertility Society는 처음으로 체계적인 분류 체계에 대해 기술한 바 있었고, 1985년에 개정판을 발표한 바 있다. 이 개정판에서는 광범위한(extensive) 병기를 제외하였고, 난관의 자궁내막증을 분리하였던 것을 제외하였고, minimal disease에 대한 분류를 추가하고, 피상적인 자궁내막증과 심부 자궁내막증을 분류하였고, 이 내용을 그림 및 instruction을 추가하여 1996년 재출간하였는데, 현재 가장 널리 쓰이고 있는 분류 체계이다(그림 14-1)(그림 14-2).

AMERICAN SOCIETY FOR REPRODUCTIVE MEDICINE
REVISED CLASSIFICATION OF ENDOMETRIOSIS

Patient's Name _____ Date_____

Stage Ⅰ (Minimal)　　- 1-5
Stage Ⅱ (Mild)　　　 - 6-15
Stage Ⅲ (Moderate)　- 16-40
Stage Ⅳ (Severe)　　- > 40
Total_____

Laparoscopy_____ Laparotomy_____ Photography_____
Recommended Treatment_____
_____
Prognosis_____

	ENDOMETRIOSIS	< 1cm	1-3cm	> 3cm
PERITONEUM	Superficial	1	2	4
	Deep	2	4	6
OVARY	R Superficial	1	2	4
	Deep	4	16	20
	L Superficial	1	2	4
	Deep	4	16	20

	POSTERIOR CULDESAC OBLITERATION	Partial		Complete
		4		40

	ADHESIONS	< 1/3 Enclosure	1/3-2/3 Enclosure	> 2/3 Enclosure
OVARY	R Filmy	1	2	4
	Dense	4	8	16
	L Filmy	1	2	4
	Dense	4	8	16
TUBE	R Filmy	1	2	4
	Dense	4˚	8˚	16
	L Filmy	1	2	4
	Dense	4˚	8˚	16

난관의 fimbriated end가 완전히 막혀있다면 16점에 해당
복막 위의 superficial implant에 대해서 (R) red, red—pink, flamelike, vesicular blob, clear vesicle, (W) white opacification, peritoneal defects, yellow—brown, (B) black, hemosiderin deposits, blue 등으로 구분하고 각각의 %를 R__%, (W)__%, (B)__% 등으로 구분하여 작성할 것을 권고

Additional Endometriosis: _____
_____
_____
_____

Additional Pathology: _____
_____
_____
_____

To Be Used with Normal
Tubes and Ovaries

L　　　　　　　　　　　　　　R

To Be Used with Abnormal
Tubes and Ovaries

L　　　　　　　　　　　　　　R

그림 14-1 자궁내막증에 관한 rAFS classification

EXAMPLES & GUIDELINES

STAGE I (MINIMAL)

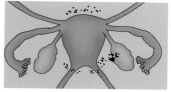

```
PERITONEUM
   Superficial Endo    -    1-3cm      · 2
R. OVARY
   Superficial Endo    -    <1cm       · 1
   Filmy Adhesions     -    <1/3       · 1
              TOTAL POINTS             4
```

STAGE II (MILD)

```
PERITONEUM
   Deep Endo           -    >3cm       · 6
R. OVARY
   Superficial Endo    -    <1cm       · 1
   Filmy Adhesions     -    <1/3       · 1
L. OVARY
   Superficial Endo    -    <1cm       · 1
              TOTAL POINTS             9
```

STAGE III (MODERATE)

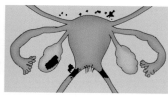

```
PERITONEUM
   Deep Endo           -    >3cm       · 6
CULDESAC
   Partial Obliteration            · 4
L. OVARY
   Deep Endo           -    1-3cm      · 16
              TOTAL POINTS             26
```

STAGE III (MODERATE)

```
PERITONEUM
   Superficial Endo    -    >3cm       · 4
R. TUBE
   Filmy Adhesions     -    < 1/3      · 1
R. OVARY
   Filmy Adhesions     -    < 1/3      · 1
L. TUBE
   Dense Adhesions     -    < 1/3      · 16°
L. OVARY
   Deep Endo           -    < 1cm      · 4
   Dense Adhesions     -    < 1/3      · 4
              TOTAL POINTS             30
```

STAGE IV (SEVERE)

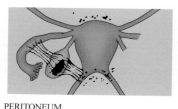

```
PERITONEUM
   Superficial Endo    -    >3cm       · 4
L. OVARY
   Deep Endo           -    1-3cm      · 32°°
   Dense Adhesions     -    < 1/3      · 8°°
L. TUBE
   Dense Adhesions     -    < 1/3      · 8°°
              TOTAL POINTS             52

° Point assignment changed to 16
°° Point assignment doubled
```

STAGE IV (SEVERE)

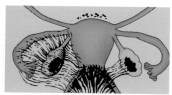

```
PERITONEUM
   Superficial Endo    -    >3cm       · 6
CULDESAC
   Complete Obliteration           · 40
R. OVARY
   Deep Endo           -    1-3cm      · 16
   Dense Adhesions     -    < 1/3      · 4
L. TUBE
   Dense Adhesions     -    > 2/3      · 16
L. OVARY
   Deep Endo           -    1-3cm      · 16
   Dense Adhesions     -    > 2/3      · 16
              TOTAL POINTS             114
```

그림 14-2   rAFS classification의 예

이 분류 체계는 심한 정도에 따라 점수를 매기도록 하는 체계이다. 수술 중 시계방향 혹은 반시계방향으로 회전하여 살펴보도록 하고, endometrial implant, 자궁내막종, 유착의 숫자, 위치 등을 기술한다. 예를 들어 복막에 0.5cm 크기의 5개의 superficial implants가 관찰되었다면 2.5cm에 해당하므로 2점을 매기도록 한다. 병변의 심한 정도는 복막, 난소, 난관, cul-de-sac의 가장 심한 정도에만 매기도록 한다. 예를 들어 복막에 4cm 크기의 superficial implant가 있고 2 cm의 심부 implant가 있다면 4+4=8 이 아니라 심부 implant에 따라 6점으로 매기도록 한다. 4 cm의 난소 자궁내막종이 있고, 3cm의 superficial 병변이 있다면 20+4=24가 아니라 20 점에 해당한다. 만약 과거 수술 등으로 인해

A
* cul-de-sac
* vagina

E1a = isolated nodule the pouch of Douglas

B
* uterosacral ligament
* cardinal ligament

E1b = isolated nodule ⟨1 cm from the uterine sacral ligament(USL)

E1bb = bilateral infiltration of the USL

C
* bowel, rectum
* rectosigmoid

E1c = isolated nodule in the rectovaginal space

E2a = infiltration of the upper third of the vagina

E2b = infiltration of the USL ⟩1 cm

E2bb = bilateral

E2c = infiltration of rectum ⟨1 cm

그림 14-3   ENZIAN 분류 체계의 예

한쪽 자궁부속기만 있다면 점수는 2배가 되어야 한다. 장, 비뇨기계, 난관, 질, 자궁경부, 피부 등에 병변이 있다면 'additional endometriosis' 칸에 기술하도록 한다.

그러나, 개정판임에도 불구하고 이 rAFS 분류 체계는 몇 가지 한계를 가지고 있는데, 가장 중요한 사항은 점수가 어떤 의미를 가지지 못하고, 점수에 따른 병기가 인위적이며, 같은 병기 내에서도 범위가 매우 넓다는 것이다. 또 관찰자에 따라 점수가 매우 다를 수 있고, 복강경인지 개복술인지에 따라서도 다르게 나타날 수 있다. 심지어는 같은 관찰자임에도 불구하고 intraobserver correlation이 0.38이었고, interobserver correlation이 0.52에 불구했다는 보고는 이 분류 체계에 의문을 가지게 한다. 또한 병변의 심한 정도와 골반통은 비례하지 않으며 광범위한 질환을 제외하고는 난임과의 관련성 역시 뚜렷하지 않으며 임신의 가능성을 예측할 수 없다는 것이 또 다른 한계로 지적되고 있다.

2005년 제안된 ENZIAN 분류법은 rAFS 분류법에 심부 자궁내막증, 후복막 침범 및 타 장기 침범에 관한 내용을 보완한 분류 체계이다. 타 장기 침범에 대해서는 F라는 첫 글자를 가지게 되는데, 이는 독일어로 fremd로 external disease에 해당하는 용어로 intestinal (FI), uterine (FA), intrinsic ureteral (FU), or bladder (FB) disease, or disease at other locations (FO)로 표현하게 된다. 첫 글자 E는 종괴를 의미하게 되며 숫자는 병변의 크기를 의미하고, a, b, c로 나누어(a는 더글라스와와 질, b는 자궁천골인대 혹은 cardinal ligament, c는 장, 직장) 병변의 위치를 나타내거나 심한 정도를 나타내게 된다. 만약 2개의 동일한 글자를 쓴다면 양측성 병변을 의미한다(예, E1bb). 더글라스와에서 시작된 병변은 E1a로 표현할 수 있고, 질을 침범했다면 E2a, E3a 등으로 표현할 수 있으며, 질 전체 혹은 자

표 14-1 Descriptions of least function terms in EFI (Adamson & Pasta, Fertil Steril. 2010;94(5):1609-15.)

구조	dysfunction	description
Tube	Mild	Slight injury to serosa of the fallopian tube
	Moderate	Moderate injury to serosa or muscularis of the fallopian tube; moderate limitation in mobility
	Severe	Fallopian tube Fibrosis or mild/moderate salpingitis isthmica nodosa; severe limitation in mobility
	Nonfunctional	Complete tubal obstruction, extensive Fibrosis or salpingitis isthmica nodosa
Fimbria	Mild	Slight injury to Fimbria with minimal scarring
	Moderate	Moderate injury to Fimbria, with moderate scarring, moderate loss of Fimbrial architecture and minimal intrafimbrial fibrosis
	Severe	Severe injury to fimbria, with severe scarring, severe loss of fimbrial architecture and moderate intrafimbrial fibrosis
	Nonfunctional	Severe injury to fimbria, with extensive scarring, complete loss of fimbrial architecture, complete tubal occlusion or hydrosalpinx
Ovary	Mild	Normal or almost normal ovarian size; minimal or mild injury to ovarian serosa
	Moderate	Ovarian size reduced by one-third or more; moderate injury to ovarian surface
	Severe	Ovarian size reduced by two-thirds or more; severe injury to ovarian surface
	Nonfunctional	Ovary absent or completely encased in adhesions

궁 뒷벽 등을 침범했다면 E4a로 표현할 수 있다(그림 14-3).

그러나 ENZIAN 체계 역시 임상적인 문제들에 관한 정보를 제공하거나 예측할 수 없다는 문제가 있었으며 3차원적 구조들이 서로 겹칠 수 있기 때문에 어느 평면을 우위에 두어야 하는지 정하기 어렵다는 문제점이 있어 널리 쓰이지 못하고 있다.

2010년 Adamson과 Pasta는 Endometriosis Fertility Index (EFI)로 명명한 새로운 체계를 보고하였다. 이들은 수술로 자궁내막증을 진단한 환자에서 체외수정시술을 이용하지 않고 임신 가능성을 예측할 수 있다고 보고하였는데, 이를 위해 나이, 난임 기간, 과거 임신 등의 인자를 추가하였고, rAFS 점수 중 유착을 제외한 점수와 전체 점수를 추가하였다. 또 수술 마지막에 난관, 난소의 가장 낮은 function으로 생각되는 점수를 매기도록 하였다(표 14-1)(그림 14-4).

이들은 EFI 점수에 따라 임신 가능성이 각각 다르게 나타날 수 있다고 보고하였으며 이와 같은 사실은 다른 연구에서도 비슷하게 관찰되어 향후 임신을 원하는 환자에서 유용하게 이용될 가능성이 있다.

LEAST FUNCTION (LF) SCORE AT CONCLUSION OF SURGERY

Score	Description		Left	Right
4 =	Normal	Fallopian Tube	☐	☐
3 =	Mild Dysfunction			
2 =	Moderate Dysfunction	Fimbria	☐	☐
1 =	Severe Dysfunction			
0 =	Absent or Nonfunctional	Ovary	☐	☐

To calculate the LF score, add together the lowest score for the left side and the lowest score for the right side. If an ovary is absent on one side, the LF score is obtained by doubling the lowest score on the side with the ovary

Lowest Score ☐ + ☐ = ☐
Left   Right

ENDOMETRIOSIS FERTILITY INDEX (EFI)

Historical Factors			Surgical Factors		
Factor	Description	Points	Factor	Description	Points
Age			LF Score		
	If age is ≤ 35 years	2		If LF Score = 7 to 8 (high score)	3
	If age is 36 to 39 years	1		If LF Score = 4 to 6 (moderate score)	2
	If age is ≥ 40 years	0		If LF Score = 1 to 3 (low score)	0
Years Infertile			AFS Endometriosis Score		
	If years infertile is ≤ 3	2		If AFS Endometriosis Lesion Score is < 16	1
	If years infertile is > 3	0		If AFS Endometriosis Lesion Score is ≥ 16	0
Prior Pregnancy			AFS Total Score		
	If there is a history of a prior pregnancy	1		If AFS total score is < 71	1
	If there is no history of prior pregnancy	0		If AFS total score is ≥ 71	0
Total Historical Factors			Total Surgical Factors		

EFI = TOTAL HISTORICAL FACTORS+TOTAL SURGICAL FACTORS: ☐ + ☐ = ☐
Historical   Surgical   EFI Score

그림 14-4 EFI surgery form

참·고·문·헌

1. Bajaj P, Bajaj P, Madsen H, et al. Endometriosis is associated with central sensitization: a psychophysical controlled study. J Pain 2003;4:372.

2. Berlanda N, Vercellini P, Carmignani L, et al. Ureteral and vesical endometriosis. Two different clinical entities sharing the same pathogenesis. Obstet Gynecol Surv 2009;64:830.

3. Brawn J, Morotti M, Zondervan KT, et al. Central changes associated with chronic pelvic pain and endometriosis. Hum Reprod Update 2014;20:737.

4. Buchweitz O, Poel T, Diedrich K, et al. The diagnostic dilemma of minimal and mild endometriosis under routine conditions. J Am Assoc Gynecol Laparosc. 2003;10(1):85-9.

5. Demco L. Mapping the source and character of pain due to endometriosis by patient-assisted laparoscopy. J

Am Assoc Gynecol Laparosc. 1998;5(3):241-5

6. Ferrero S, Esposito F, Abbamonte LH, et al. Quality of sex life in women with endometriosis and deep dyspareunia. Fertil Steril. 2005;83(3):573-9.

7. Givens V, Mitchell GE, Harraway-Smith C, et al. Diagnosis and management of adnexal masses. Am Fam Physician 2009;80:815.

8. Hickey M, Ballard K, Farquhar C. Endometriosis. BMJ 2014;348:g1752.

9. Hwang SM, Lee CW, Lee BS, et al. Clinical features of thoracic endometriosis: A single center analysis. Obstet Gynecol Sci 2015;58:223.

10. Jain D. Perineal scar endometriosis: a comparison of two cases. BMJ Case Rep 2013;2013.

11. Li J, Shi Y, Zhou C, et al. Diagnosis and treatment of perineal endometriosis: review of 17 cases. Arch Gynecol Obstet 2015;292:1295.

12. Mihmanli V, Ózkan T, Genc S, et al. Endometriosis of episiotomy scar: a case report. Clin Exp Obstet Gynecol 2015;42:543.

13. Rousset P, Gregory J, Rousset-Jablonski C, et al. MR diagnosis of diaphragmatic endometriosis. Eur Radiol 2016.

14. Sinaii N, Plumb K, Cotton L, et al. Differences in characteristics among 1,000 women with endometriosis based on extent of disease. Fertil Steril 2008;89:538.

15. Vercellini P, Viganò P, Somigliana E, et al. Endometriosis: pathogenesis and treatment. Nat Rev Endocrinol 2014;10:261.

16. Williams TJ, Pratt JH. Endometriosis in 1,000 consecutive celiotomies: incidence and management. Am J Obstet Gynecol. 1977;129(3):245-50.

17. American Society for Reproductive Medicine. Revised American Society for Reproductive Medicine classification of endometriosis: 1996. Fertil Steril. 1997;65(5):817-21.

18. Adamson GD, Hurd SJ, Pasta DJ, Rodriguez BD. Laparoscopic endometriosis treatment: is it better? Fertil Steril 1993;59(1):35–44.

19. Adamson GD, Pasta DJ. Endometriosis fertility index: the new, validated endometriosis staging system. Fertil Steril. 2010 Oct;94(5):1609-15.

20. Haas D, Chvatal R, Habelsberger A, et al. Comparison of revised American Fertility Society and ENZIAN staging: a critical evaluation of classifications of endometriosis on the basis of our patient population. Fertil Steril. 2011;95(5):1574-8.

21. Hornstein MD, Gleason RE, Orav J, et al. The reproducibility of the revised American Fertility Society classification of endometriosis. Fertil Steril 1993;59(5):1015-21.

22. Tomassetti C, Geysenbergh B, Meuleman C. et al External validation of the endometriosis fertility index (EFI) staging system for predicting non-ART pregnancy after endometriosis surgery. Hum Reprod. 2013;28(5):1280-8.

23. Vercellini P, Trespidi L, De Giorgi O, et al. Endometriosis and pelvic pain: relation to disease stage and localization. Fertil Steril 1996;65(2):299-304.

24. Wang W, Li R, Fang T, et al. Endometriosis fertility index score maybe more accurate for predicting the outcomes of in vitro fertilisation than r-AFS classification in women with endometriosis. Reprod Biol Endocrinol. 2013;11:112.

25. Zeng C, Xu JN, Zhou Y, et al. Reproductive performance after surgery for endometriosis: predictive value of the revised American Fertility Society classification and the endometriosis fertility index. Gynecol Obstet Invest. 2014;77(3):180-5.

진단을 위한 표지자

Biomarkers for endometriosis

│ 남궁정 │

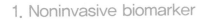

1. Noninvasive biomarker

진단을 위한 표지자는 질환을 조기 발견할 수 있어야 하고 치료효과에 대해 추적관찰이 가능하여야 하며 재발에 대한 감시가 가능한 물질이어야 한다. 자궁내막증은 비특이적인 임상 증상과 영상검사 진단의 제한점, 수술적 치료 후의 높은 재발률 등의 특성으로 비침습적인 진단 표지자가 필요한 질환이다. 현재까지 많은 연구가 시도되고 있으나 선별검사로 사용하기에 민감도와 특이도가 적절한 표지자가 없으며, 자궁내막증 치료 효과의 추적관찰 및 재발의 감시로 CA-125가 선택적으로 사용되고 있다.

1) 혈중 CA-125

CA-125는 자궁내막, 난관, 난소, 복막을 포함한 체강상피로부터 유도된 세포표면항원으로 상피성 난소암의 표지자로 잘 알려져 있다. 자궁내막증에서 체강상피의 자극으로 CA-125가 상승된 소견을 보여 자궁내막증의 비침습적인 선별검사로 CA-125를 이용하기 위한 많은 연구들이 있었다. 대부분의 연구에서 중등도 이상의 자궁내막증에서 유의하게 증가된 소견을 보이고 있으나 민감도가 낮고, 경한 자궁내막증에서는 유의성이 낮아 자궁내막증의 선별검사로는 부적합한 것으로 알려져 있다. 2016년에 발표된 수술 전 혈중 CA-125의 진단적 정확성에 대한 메타분석에 따르면 CA-125가 30 unit/ml 이상인 경우 민감도는 52% (95% CI 38-66%), 특이도는 93% (95% CI 89-95%)로 보고하고 있으며, 중등도 이상의 자궁내막증에서의 민감도는 63% (95% CI 47-77%), 경한 자궁내막증에서의 민감도는 24%(95%CI 19-32%)로 중증도 이상에서 좀 더 높은 민감도를 보이고 있다 (P-value = 0.001). 특히, 자궁내막종(Endometrioma)이 있는 환자에서 CA-125가 30 IU/ml 이상인 경우 민감도는 78.9% 인데 반해, 자궁내막종이 없는 환자에서 민감도는 44.3% 로 나타나 자궁내막 종이 없는 경우에서는 진단적 정확도가 떨어지며, 수술 전 CA-125가 65 IU/ml 이상인 경우에는 골 반 내 심한 유착, 자궁내막종의 파열, 직장자궁맹낭의 소실(cul-de-sac obliteration) 등의 가능성이 높 으므로 수술 전 장관 전처치를 충분히 고려하는 것이 좋다는 보고가 있다.

수술적 치료 이후 자궁내막증 재발과 관련된 연구들에서 혈청 CA 125를 측정하는 것이 재발 진 단에 도움이 되는 것으로 나타났으며, CA-125가 35 IU/ml 이상인 경우 재발성 자궁내막증 진단의 특이도가 100% 로 보여진 연구 결과가 있다. 따라서 자궁내막증 환자의 치료 후 추적 관찰시에 환 자의 증상 여부나 부인과 이학적 검사, 경질 초음파 등의 영상검사 등과 함께 CA-125 의 측정이 재 발 유무를 진단하는데 유용한 검사가 될 수 있겠다.

CA-125는 진행된 자궁내막증에서 증가할 뿐만 아니라, 임신 초기나 골반염, 자궁근종이나 자궁 선근증에서도 증가할 수 있고 정상 월경 주기에서도 증가할 수 있다(표 15-1). CA-125는 일반적으로 월경 중에 가장 높게 나타나며 난포기 중기와 배란기에 가장 낮게 측정된다고 알려져 있다. 어느 시 기에 채혈해야 검사의 민감도나 재현성에 적당한지에 대해 많은 연구들이 있으나 현재까지 검사시 기에 대해 일관된 결과는 없다.

현재까지 연구 결과들을 바탕으로 혈중 CA-125는 민감도와 특이도가 적절하지 않아 자궁내막

표 15-1 혈청 CA125 가 상승할 수 있는 질환

양성	악성
자궁내막증	상피성 난소암
난소 기형종	미분화세포종
난소 난포막종	경계성 난소암
평활근종	난소 과립막세포암종
자궁선근증	자궁내막암
골반염	난관암
자궁외임신	자궁경부암
복막염	유방암
쓸개질환	폐암
	간암
	대장암
	췌장암
	중피종

증의 진단적 검사로 권고되지 않으며, 치료 후의 추적 관찰과 재발의 감시를 위해 사용되고 있다.

2) 기타 검사

자궁내막증의 표지자를 찾기 위해 혈관생성인자, 성장인자, 호르몬 표지자, 세포부착분자, 면역반응과 관련된 표지자 등에 대해 많은 연구들이 보고되고 있으나 선별검사로서 유의한 결과는 없다. 2016년에 발표된 141개 연구들에 대한 메타분석에서는 대부분의 연구들이 소규모의 개별연구이며 같은 표지자에 대한 연구들에서도 다른 기준치를 사용하고 있어 진단적 수술을 대신할 만큼의 정확한 표지자는 없다고 보고하고 있다. 다만 항자궁내막항체(anti-endometrial antibody), 인터루킨-6(IL-6), CA-19.9에 대해서는 민감도와 특이도에 대해 분석한 결과를 보이고 있는데, 항자궁내막항체의 평균 민감도와 특이도는 0.81, 0.75 이며 IL-6의 절단값(cut-off value)이 >1.90-2.00pg/ml일 때 민감도와 특이도는 0.63, 0.69 였다. CA-19.9의 절단값이 >37.0 IU/ml일 때 민감도와 특이도는 0.36, 0.87로 나타났다(표 15-2).

하나의 표지자들로는 선별검사로 이용하기에 한계가 있으므로 두 가지 이상의 표지자들을 이용하여 표지자를 찾아보려는 연구들이 있으나 아직까지는 연구결과들 간에 일치된 결과가 없다.

결론적으로 현재까지 진행된 연구들로는 자궁내막증의 선별검사로 권고될 수 있는 표지자는 없으며 앞서 언급한대로 혈중 CA-125가 치료 후의 추적관찰 및 재발의 감시로 이용될 수 있다.

표 15-2 메타분석으로 확인된 CA-125 이외의 혈청 표지자

	연구수 (대상자수)	민감도 (95% CI)	특이도 (95% CI)
항자궁내막항체	4 (795명)	0.81 (0.76-0.87)	0.75 (0.46-1.00)
IL-6 〉1.9-2.0 pg/mL	3 (309명)	0.63 (0.52-0.75)	0.69 (0.57-0.82)
CA 19-9 〉37.0 IU/mL	3 (330명)	0.36 (0.26 - 0.45)	0.87 (0.75-0.99)

참 · 고 · 문 · 헌

1. Bedaiwy MA, Falcone T.. Laboratory testing for endometriosis. Clin Chim Acta. 2004;340(1-2):41-56.
2. Hirsch M, Duffy J, Davis CJ, et al. Diagnostic accuracy of cancer antigen 125 for endometriosis: a systematic review and meta-analysis.BJOG. 2016 May 12. [Epub ahead of print]

3. Nisenblat V, Prentice L, Bossuyt PM, et al. Combination of the non-invasive tests for the diagnosis of endo-metriosis.Cochrane Database Syst Rev. 2016 Jul 13;7:CD012281.

4. Kavoussi SK, Lim CS, Skinner BD, et al. New paradigms in the diagnosis and management of endometriosis. Curr Opin Obstet Gynecol. 2016 ;28(4):267-76

5. Nisenblat V, Bossuyt PM, Shaikh R, et al. Blood biomarkers for the non-invasive diagnosis of endometriosis. Cochrane Database Syst Rev. 2016;1;(5):CD012179.

6. Gupta D, Hull ML, Fraser I, et al. Endometrial biomarkers for the non-invasive diagnosis of endometriosis. Cochrane Database Syst Rev. 2016 ;20;4:CD012165.

7. Vodolazkaia A, Yesilyurt BT, Kyama CM, et al. Vascular endothelial growth factor pathway in endometriosis: genetic variants and plasma biomarkers. Fertil Steril. 2016 ;105(4):988-96.

8. May KE, Conduit-Hulbert SA, Villar J, et al. Peripheral biomarkers of endometriosis: a systematic review. Hum Reprod Update. 2010;16(6):651-74.

9. Patacchiola F, D'Alfonso A, Di Fonso A, et al. New horizons in the non-invasive diagnosis of endometriosis. Clin Exp Obstet Gynecol. 2013;40(4):524-30.

영상 연구

Imaging study

| 송재연 |

1. 정상 난소 소견

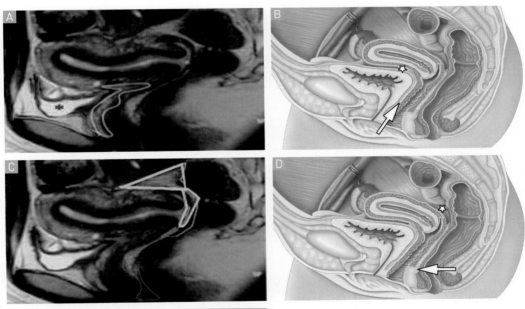

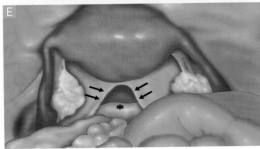

그림 16-1   정상 난소의 소견
A) *(방광), 빨간선(방광자궁오목), 노란선(방광질중격)
B) *(방광자궁오목), 하얀화살표(방광질중격)
C) 파란선(직장자궁경부주위), 핑크선(직장자궁오목), 빨간선
(직장질중격)
D) 빨간별(직장자궁오목), 빨간화살표(직장질중격)
E) 검은화살표(자궁천골인대), 별(직장자궁오목), 하얀선(직장
자궁경부주위)

2. 서론

자궁내막증은 자궁 이외의 부위에 기능을 하는 자궁내막샘과 기질이 존재하는 질환을 말한다. 혈액이 터지거나 새어나가는 경우 adhesion, fibrosis, scarring을 야기한다. 자궁내막증을 감별할 수 있는 3가지 요점은 난소의 자궁내막증, 골반 복벽에 착상한 자궁내막증, 유착이다. 자궁내막증은 정상적으로는 자궁 내에 위치하는 자궁내막샘과 기질이, 나이에 따라 복부내로 유출되어 착상된 후 출혈, 섬유화, 유착을 일으키기도 하고, 착상된 조직 내에서 출혈을 반복하여 자궁내막종을 만들기도 하여 생성된다. 호발장소는 난소(~75%), 직장자궁오목(cul-se-sac)의 앞뒷부분(~70%), 자궁넓은 인대(broad ligament) 뒷부분(~50%), 자궁천골인대(uterosacral ligament)(~35%), 자궁(~10 %), 대장(~5%)에서 잘 생긴다.

3. 자궁내막증의 방사선학적 소견

1) 방사선학적 검사의 종류 및 장단점

자궁내막증을 진단하기 위해 임상에서 사용할 수 있는 방사선학적 검사는 초음파, 컴퓨터단층촬영술(computed tomography, CT), 자기공명영상(magnetic resonance imaging, MRI)을 기본적으로 선택해 볼 수 있으며, 그 외에도 정맥신우조영술(intravenous pyelography)이나 바륨 관장(barium enema) 등이 사용된다.

The Sonographic Association for Endometriosis (SAFE)에서는 심부 골반 자궁내막증을 발견하기 위해 소개한 방법을 살펴보면, 자궁과 난소의 형태와 각각의 유동성, 방광과 방광자궁오목(vesico-uterine pouch), 직장자궁오목(더글라스와, cul-de-sac), 질과 직장질중격(rectovaginal septum), 장에 대해 각각 주의깊게 살펴봐야 함을 강조하였다. 이 방법을 이용하여 진단의 정확성을 높이고, 수술 전에 증상과의 인과관계를 살펴, 미리 수술범위를 예견하고 수술에 대한 설계 및 준비를 할 수 있게 해 주며, 수술과 수술 이외의 다른 치료방법도 고려하여 비교해볼 수 있게 된다.

초음파는 선별, 진단을 위해 우선적으로 시행되는 검사로, 난소의 자궁내막증을 발견하는데 매우 유용하며, 유동적인지 고정되어 있는지 판별할 수 있는 유일한 방법이다. 하지만 자궁내막증과 출혈성 난소낭종, 난소 종괴와 감별이 어려우며, 작은 병변이나 표면에 국한된 병변, 골반 복막내 착상조직, 유착을 진단하기 어렵다. 심부 골반 자궁내막증의 경우 방광에서는 65%의 민감도와 100%의 특이도를 보이고, 장에서는 91%의 민감도와 97%의 특이도를 보인다.

CT는 낮은 특이성과 높은 방사선량을 보이는 것이 단점이다.

MRI는 특이성이 높아 자궁내막증 진단에 유용하며, 특히 착상 조직을 찾아내는데 높은 민감성과 특이성을 보이고, 수술 전 더 세밀한 계획을 세울 수 있으며, 약물치료 전후의 비교나 추가적인 수술의 필요여부를 판별하고 악성변화 여부를 살펴보는데 도움이 된다. Fat suppression T1 weighted image(FS T1 WI)에서는 60%의 민감도를 보이며, 심부 골반 자궁내막증의 경우 90.3%의 민감도, 91%의 특이도, 90.8%의 정확도를 보여 진단에 매우 적합하다. 다만, 그 크기가 매우 작을 경우에는 발견하기가 쉽지 않다. 자궁내막증을 잘 보기 위한 MRI 프로토콜은 MRI radiofrequency body coil, axial T1과 T2, (axial, sagittal, coronal) T1 fat suppressed sequences으로 조금 다르다. Buscopan을 정맥주사하면 장의 연동운동을 줄여 더 좋은 영상을 얻을 수 있다. Gadolinium은 자궁내막증의 평가에 특별히 유용하지는 않으며, 작은 혈관을 조영증강하여 매우 작은 자궁내막증 병변과 감별을 어렵게 만든다. 또한 조영증강 후 자궁내막증의 침전물이 다양하게 보여, 양성이나 악성 병변과 구별이 용이하지 않다. MRI의 제한점으로는 색소침착되지 않은 병변은 T1에서 고신호감도(hyperintense) 병변으로 나타나지 않아 진단하기 어렵고, 작은 병변은 다양한 신호감도를 보이며, 저신호감도의(low) T1, 고신호감도의(high) T2 소견을 보여 정상 자궁내막과 감별이 어렵고, 모든 연쇄(sequences)에서 저신호감도(hypointense)나 고신호감도를 보일 수 있으며, 판상 병변은 경계를 확정짓기 어렵고, 유착 자체를 식별하기보다 정상구조의 왜곡으로 미루어 짐작해야 한다는 점을 들 수 있다.

복강경을 이용한 진단이 자궁내막증을 진단하기 위한 최적표준화된 방법이지만, MRI는 심부 골반 자궁내막증을 진단하는 데 매우 높은 민감도와 특이도를 보여, 사용이 매우 증가되는 추세이다. 초음파는 골반통이나 불임 시 골반을 광범위하게 관찰할 수 있고 주로 자궁과 난소에 대해 쉽고 유용한 자료를 얻을 수 있다. 따라서 자궁내막증을 진단할 때 유용한 방사선학적 검사인 초음파와 MRI를 중심으로 각 병변이 어떻게 나타나는지 자세히 살펴보고자 한다.

2) 위치에 따른 자궁내막증 병변의 분류

(1) 표면에 국한된 병변(Sampson syndrome)

다양한 너비로 존재할 수 있으며, 플라크나 작은 결절을 이루기도 한다. 병변이 생겨 지속된 시기에 따라 병변의 색이 다르게 보이는데, 하얀 플라크나 착색되지 않은 병변에서 붉은 점출혈, 붉꽃모양 병변에서 시작되어, 시간이나 생리주기가 지남에 따라 용혈된 혈액이 섬유조직에 갇혀 powder burns 모양의 푸르거나 갈색의 병변으로 변하게 된다. 자궁내막증이 표면에 국한되어 착상된 경우, 심부 골반 자궁내막증보다 통증을 더 잘 일으키는 경우가 많기 때문에 제거가 필요하다. 다만 이것은 표면에 국한되며 큰 종괴를 만들지 않고 거의 색의 변화만 보이기 때문에 수술전에 미리 알아내기 어려우나, 복강경을 통해 관찰되고 쉽게 제거할 수 있어서 수술 전에 반드시 진단해야 필요는 없다.

초음파와 CT는 표면에 국한된 자궁내막증을 진단하기 어렵고, MRI가 도움이 된다. T1, T2 weighted image (T1,T2 WI)는 민감도가 낮고(27%), fat suppressed T1 weighted image (T1 FS WI)의 민감도가 61%로 진단에 도움이 된다.

(2) 심부 골반 자궁내막증(Deep pelvic endometriosis)

심부 골반 자궁내막증은 자궁내막증 조직이 복막뒤공간이나 골반장기 벽 아래로 5mm 이상 침범하여 결절이나 낭종 및 이차적인 흉터를 만드는 경우를 일컫는다. 자궁내막증 환자의 20%에서 생기는 심부 골반 자궁내막증은 골반 복벽의 표면 뿐만 아니라 대장, 방광, 질, 자궁천골인대 등에 생기는데, 정상 해부학적 구조를 파괴하고, 각 조직 사이에 유착을 만드는 경우가 많아 그 치료가 더 힘들다. 심부 골반 자궁내막증을 미리 예견하지 못한 채, 복강경수술에서 발견될 경우, 수술을 시행하는 기구, 장 준비, 수술 경험, 대장외과의사의 도움 등의 준비부족으로 인해 병변의 완전한 제거가 어려울 수 있고, 경우에 따라 재수술해야 할 수 있다. 병변이 클수록 진단하는 것이 쉽지만, 작은 병변이라도 수술시야에서 잘 보이는 경우가 있고, 잘 살펴보지 않으면 큰 병변이라도 비전형적인 위치에 있는 경우 놓치기 쉽다. 따라서 첫수술 전에 심부 골반 자궁내막증을 미리 진단하여 준비하는 것이 병변의 완전한 제거에 필수적이다. 자궁내막증이 호발하는 부위를 참고하면 진단 시 우선적으로 살펴볼 수 있어 유용하다. 심부 골반 자궁내막증은 난소, 직장자궁오목(cul-se-sac), 자궁넓은인대(broad ligament) 뒷부분, 자궁천골인대(uterosacral ligament), 자궁, 나팔관, 구불결장(sigmoid colon), 요관, 소장 순으로 잘 생긴다.

위치에 따라 분류하면 앞쪽(방광자궁오목, 방광질중격, 방광), 중간 및 골반측벽(자궁, 난소, 나팔관, 자궁인대, 요관), 뒤쪽[직장자궁오목, 직장자궁경부주위, 자궁천골인대, 질원개후부(posterior vaginal fornix), 직장자궁중격, 직장, 위장관, 요로 및 기타병변(흉부, 피부 등)]으로 나눌 수 있다.

(3) 난소의 자궁내막증, 자궁내막종(Endometriomas or chocolate cysts)

난소에서 가장 흔하게 발생되며, 깊게 착상된 자궁내막증 조직이 반복적이고 주기적으로 출혈되어 생기며, 자궁내막종의 벽은 두꺼워지고, 유착으로 인해 섬유화된다.

(4) 유착

유착은 자궁넓은인대 뒷부분, 난소, 나팔관, cul-de-sac, 구불결장 등에서 잘 생기며, 이로 인해 정상 골반의 해부학적 구조가 왜곡되고 직장자궁오목이 폐색될 수 있다.

3) 각 위치에 따른 자궁내막증의 방사선학적 소견

(1) 앞쪽 - 방광자궁오목, 방광질중격, 방광

① 방광(방광자궁오목)

가. 초음파

방광배뇨근의 자궁내막증은 유착을 일으켜서 자궁을 전굴시키고, 방광질중격을 꼬리쪽으로 가게한다. 프로브를 앞쪽 방광질중격에 위치시키고 방광벽을 좌에서 우로 훑어서 관찰하여 두꺼워지거나 결절을 이루는 곳이 없는지, 프로브를 앞쪽으로 밀어보아 방광자궁오목의 유동성이 있는지 관찰한다(그림 16-2).

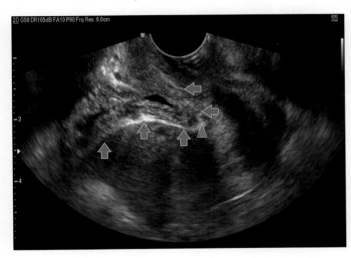

그림 16-2 **정상 방광, 방광자궁오목의 초음파**
자궁과 방광의 경계부위(빨간화살표)와 방광자궁오목(녹색화살촉)이 보이고, 방광벽이 매끈하고 균일하며, 두께가 일정하고 프로브를 움직일 때 유동성을 보인다.

나. MRI

방광벽이 국소적 또는 광범위하게 두꺼워지고, 특히 방광자궁오목 주변에 결절이나 종괴가 있는 경우 방광의 자궁내막증을 의심할 수 있다. 방광점막까지 침범하는 경우는 많지 않다.

(2) 중간 및 골반측벽 - 자궁, 난소, 나팔관, 자궁인대, 요관

① 자궁

가. 초음파

질과 자궁 사이의 각은 앞방향경사이며(anteverted), 자궁자체는 후굴인(retroflexed) 모양을 보이고, 자궁 후벽이 비균질성의 고에코양상이며 두꺼워지는 선근증을 양상을 보이면, 직장자궁오목 쪽의 심부 골반 자궁내막증 유무를 더 주의해서 관찰해야 한다. 자궁의 경계도 매끈한지, 프로브를 밀었을 때 유동성이 있는지, 난소 또는 질과 별개로 잘 움직이는지 확인해야 한다(**그림 16-3**).

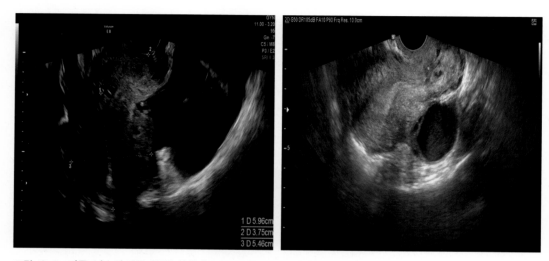

그림 16-3 자궁, 난소의 자궁내막증 초음파
앞방향경사, 후굴의 자궁모양을 보이며, 후벽에 선근증 소견을 보이는 경우가 흔하다. 난소와 자궁의 경계도 불분명하며, 프로브를 밀었을 때 유동성 없이, 자궁과 난소가 붙어서 같이 움직인다

나. MRI

자궁 바깥쪽 벽의 자궁내막증 결절로 인해 광범위한 복막의 조영증강이 나타난다.

또한 자궁선근증과 동반되는 경우가 많아, 선근증의 MRI 소견을 살펴보면, junctional zone이 두꺼워지면서(>12mm) 근육층도 같이 두꺼워진다. 또한 자궁선근증은 출혈부분이 있어 T1 WI에서 고신호강도로 보이고, 이소성 자궁내막의 샘이 낭성으로 확장되어 T2 WI에서 고신호강도로 관찰된다. 자궁내막증이 자궁의 바깥쪽에서 이런 변화를 일으키며 자궁 안쪽으로 침윤되는 경우도 있다.

② 난소(endometrioma), 나팔관

가. 초음파

난소 자궁내막증의 초음파 소견은 꽤 다양하다. 50%정도에서 나타나는 전형적인 양상은 출혈성 조직파편으로 인해 나타나는 광범위하고 균일한, 젖빛유리혼탁(ground-glass) 양상의, 저에코로 음향증강된 초음파 소견이다. 단방성인 경우가 많지만 다낭성일 수도 있으며, 그 사이에 얇거나 두꺼운 중격을 보이기도 하고 다발성으로 나타날 수도 있다. 낭종의 벽이 두껍고 그 사이에 벽 결절

(mural nodule)을 보이기도 하며, 콜레스테롤 침전물로 추정되는 hyperechoic 벽 결절이면 다른 종류의 난소낭종보다 자궁내막증의 가능성이 높아진다(그림 16-4). 색 도플러를 띄워보면 내부에 혈관분포를 보이지 않고, 악성종양과는 다르게 낭종 주위 혈관에서 높은 저항지수를 보인다. 또한 내부 침전물이 점성을 띄기 때문에, 관찰하는 동안 내용물이 움직이는 음향 흐름(acoustic streaming)을 보이지 않는 경우가 많아 다른 양성종양과 구별된다. 시간이 지나도 사라지지 않으며, 그 외에도 hyperechoic 벽, 낭과 고형성분의 결합이나 고형으로만 된 낭, 무에코성 낭 등이 나타날 수 있다. 난소의 자궁내막증을 발견하면 초음파 프로브를 움직여보아 주변 자궁, 장, 직장자궁오목과의 유동성을 확인해봐야 하며, 주변 장기에 침윤한 소견을 보이면 눌러보아 압통이 생기는지도 관찰한다.

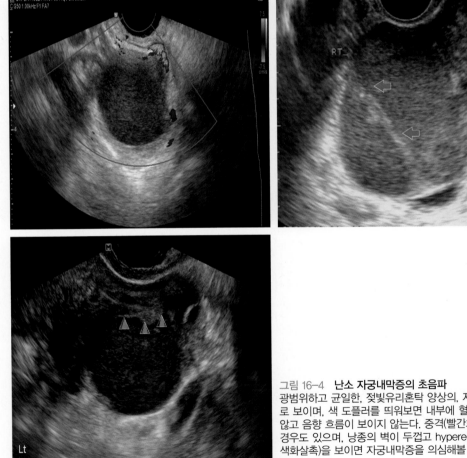

그림 16-4 난소 자궁내막증의 초음파
광범위하고 균일한, 젖빛유리혼탁 양상의, 저에코음향증강으로 보이며, 색 도플러를 띄워보면 내부에 혈관분포를 보이지 않고 음향 흐름이 보이지 않는다. 중격(빨간화살표)을 보이는 경우도 있으며, 낭종의 벽이 두껍고 hyperechoic 벽 결절(녹색화살촉)을 보이면 자궁내막증을 의심해볼 수 있다.

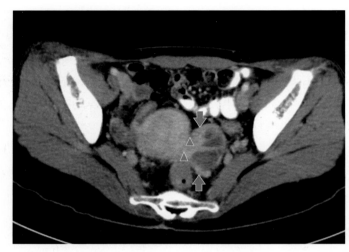

그림 16-5 **난소 자궁내막증의 CT**
좌측에 5.9cm인 다낭성, 복합성인 낭성 종괴가 보이며, 중격이 있고, 조영증상 시 다양한 두께의 낭종 벽(빨간화살표)이 조영증강되며, 출혈성분의 내용물 때문에 다소 고음영을 보인다. 또한 난소의 자궁내막증은 자궁과 유착 소견(녹색화살촉)을 보인다.

나. CT

난소 자궁내막증의 CT 소견은 다양하고 비특이적이다. 고형, 낭성, 복합성 양상 모두 나타나고, 단방성, 다낭성 소견을 보이며, 중격이 있거나 조영증강 시 다양한 두께의 낭종벽이 보이며, 주로 두꺼운 낭종벽을 보이기도 한다. 낭종 안은 고음영의 액체로 채워져 있으며, 주변장기와 유착이 있는 경우가 많다(**그림 16-5**).

다. MRI

MRI에서 발견되는 전형적인 병변들은 혈액성분을 함유한 자궁내막증이다. T1 weighted image (T1 WI)에서 고신호강도(high signal intensity)를 보이며, fat suppressed T1 weighted image (FS T1 WI)에서 신호강도가 떨어지지 않고, T2 weighted image (T2 WI)에서 shading sign를 보인다. 주로 다발성인 경우가 많다.

Shading sign은 난소 자궁내막증의 낭종 내에서 출혈이 만성적이고 반복적으로 일어나기 때문에 deoxyhaemoglobin, methaemoglobin 등 단백질과 철이 축적되어 보이는 징후이다. T2 WI에서 체위에 따라 층을 이루는 양상(layering)의 저신호강도를 보이며, 이는 자궁내막증의 특징적인 징후이다. 신호강도의 감소정도는 다양하며, 많이 감소할수록 약물반응이 떨어진다는 보고도 있다. Shading sign으로 난소 자궁내막증을 진단할 경우, 민감도는 90-92%, 특이도는 45-98%, 진단 정확도는 91-96%를 보인다. 또한 T2 WI에서 낭종벽 내부가 아니고, 주로 벽에 접해서 검은 dark spot이 있는 경우, 즉 T2 dark spot sign을 보이는 경우, 민감도(36%)에 비해 높은 특이도(93%)를 보여, shading sign과 dark spot sign을 종합하여 더 정확하게 난소의 자궁내막증을 진단할 수 있다.

FS T1 WI에서 고신호강도를 보여 기형종과 감별하기 좋으며, 작은 병변을 찾아내기 용이하다.

급성 출혈이 일어나는 경우 T1 WI에서 저신호강도를 보이기도 하고, 만성 출혈이 있는 경우 T2 WI에서 고신호강도로 보이기도 하며, 한 환자에서도 다양한 모양을 보이기도 한다. 자궁벽은 섬유 피막이나 hemosiderin 함유 macrophages를 포함하여, T1과 T2 WI 모두 저신호강도로 두껍게 보이는 경우가 많다. 유착이 있는 경우 각진 경계나 비틀린 모습을 보이며, 주변 장기와 경계가 또렷하지 않게 보일 수 있다. 난관의 혈종이나 월경혈 경로의 폐쇄, 직장자궁오목 폐색과 동반된 경우 자궁내막증이 동반된 경우가 많으므로 주의를 기울여야 한다. 또한 자궁내막증이 고형 성분일 경우 간과하기 쉬우며, 자궁선근증으로 오해하기도 한다. T1 contrast image에서는 낭종벽이 조영증강될 수 있으며, 벽 결절이 고신호강도로 보이면 악성전환을 의심해봐야 한다. 조영제 주입 후 영상에서 주입 전 영상을 제거한 contrast enhance subtraction image에서 조영증강을 보는 것이 도움이 된다. 물분자의 움직임을 보는 diffusion weighted image에서 병변에 의해 물분자의 움직임이 제한을 받기 때문에 제한 확산(restricted-diffusion)을 보여 고신호강도로 보이며, 겉보기확산계수(apparent diffusion coefficient, ADC) 영상에서는 저신호로 보인다(그림 16-6).

T1 WI : 고신호강도

T2 WI : shading sign, dark spot sign

T1 FS WI : 신호강도가 유지

Diffusion WI : 제한확산으로 인한 고신호강도

ADC (apparent diffusion coefficient) WI : 제한확산으로 저신호강도

T1, T2 WI : 낭종벽의 저신호강도 테

다낭성, 중격, 두꺼운 낭종벽을 보이는 경우

수난관증, 난관혈종, 월경혈 경로의 폐쇄, 직장자궁오목 폐색과 동반

유착(왜곡되고 모호한 경계의 장기 구조, 각을 형성한 장, 체액의 국소적 저류 등)이 동반된 경우

가) 표면에 국한된 자궁내막증

초음파와 CT는 표면에 국한된 자궁내막증을 진단하기 어렵고, MRI가 도움이 된다. T1, T2 weighted image (T1,T2 WI)는 민감도가 낮고(27%), fat suppressed T1 weighted image (T1 FS WI)가 61% 민감도로 도움이 된다. 마찬가지로 T1 WI에서 고신호강도로, T2 WI에서 저신호강도로 보이며, 섬유조직이 많아 조영제 투여 시 고신호로 보이게 된다. 조영증강 T1 FS WI에서 복막에 국소적, 또는 미만적인 증강을 보이며, 주로 인대나 직장자궁오목 등에 호발한다(그림 16-7)(그림 16-8).

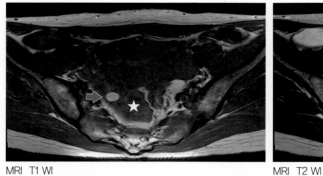

MRI T1 WI   MRI T2 WI

MRI T1 FS WI   MR diffusion WI

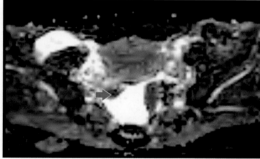

MRI ADC WI   MRI T1 WI

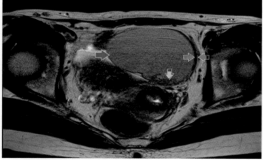

MRI T2 WI

그림 16-6 난소 자궁내막증의 MRI

난소의 자궁내막증(빨간화살표)은 T1 WI에서 고신호강도, T2
WI에서 shading sign(검은별), dark spot sign(노란화살표),
T1 FS WI에서 신호강도가 떨어지지 않는다. 제한확산으로 인
한 diffusion WI에서 고신호강도를, ADC WI에서는 저신호강
도를 보인다. T1, T2 WI에서 낭종벽의 저신호강도 테(녹색화
살표)를 보이며 두꺼운 낭종벽을 보이는 경우 자궁내막증을
의심해볼 수 있으며, 다낭성, 중격, 수난관증, 난관혈종, 직장
자궁오목 폐색과 동반을 보이는 경우가 많다. 장기의 왜곡된
형태와 모호한 경계를 보이며, 체액의 국소적 저류(하얀별)를
보이는 경우 유착이 의심된다.

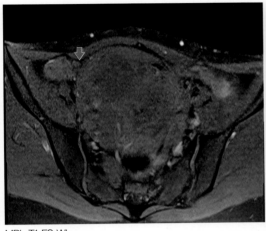

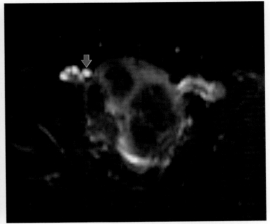

MRI T1 FS WI   MRI diffusion WI

그림 16-7 **난소 표면에 국한된 자궁내막증의 MRI**
우측 난소와 자궁 사이에 난소 표면에 자궁내막증(빨간화살표)이 보이며, T1 FS WI에서 경도의 조영증강이 관찰되고, dif-
fusion weighted image에서 제한 확산을 보여 고신호강도로 보인다.

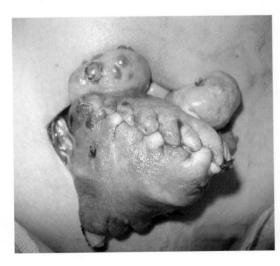

그림 16-8 **난소 표면에 국한된 자궁내막증의 수술소견**
우측 난소 표면에 자궁내막증이 국소적으로 침착되어 보인다.

나) 나팔관에 생긴 자궁내막증

자궁내막증은 나팔관에서 장막하층을 침범하는 경우가 흔하고, T1 WI에서 고신호강도를 보이
며 확장되고 구불거리는 수난관증과 동반되는 경우가 많다. T2 WI과 조영 후 T1WI에서 일부 고신
호강도 음영인 병변을 보이기도 한다(그림 16-9).

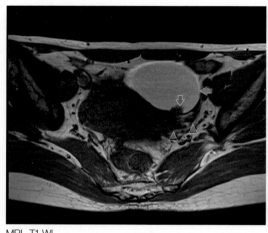
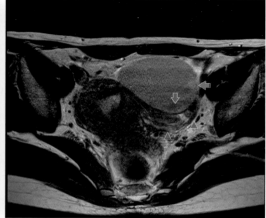

MRI T1 WI

MRI T2 WI

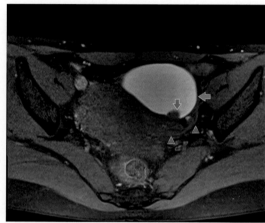
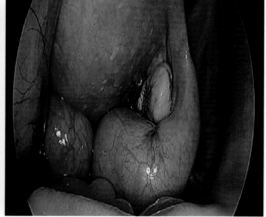

MRI T1 FS WI

수술소견

그림 16-9 **나팔관의 수난관증과 난소의 자궁내막증**
T1 WI에서 고신호강도의 난소의 자궁내막증(녹색화살표)가 보이고 내부에 저신호강도의 벽 결절(빨간화살표)가 보인다. 난소의 후방으로 나팔관이 확장되고 구불거리는 수난관증(파란화살촉)이 동반되어 있다. T2 WI과 T1 FS WI에서도 자궁내막증과 수난관증이 관찰된다. 수술소견에서 좌측 난소의 자궁내막증과 동반된 양측 수난관증이 보이며, 우측 수난관증 표면에 침윤된 자궁내막증 병변도 관찰된다.

③ 자궁인대(broad ligaments)

가. MRI

자궁인대가 두꺼워지고 결절을 보이기도 하며, 이차적인 염증으로 인해 조영증강되는 부분이 보인다. 주변의 혈관 때문에 정확히 감별하기는 쉽지 않으나 비대칭적인 음영의 증강이 보이기도 한다.

④ 요관

가. 초음파

자궁내막증의 정도가 심하지 않으면 보통 무증상이며, 방광보다는 유병률이 적다. 요관을 초음파로 확인하기 어렵지만 신장을 초음파로 확인하여 신우가 확장되거나 수신증이 없는지 확인해볼 수 있다. 자궁내막증이 아주 심한 경우 요관의 확장도 드물게 관찰할 수 있으며 반드시 수술로 제거해야 한다.

나. MRI

T1 WI에서 저신호강도, T2 WI에서는 다양한 양상을 보이며, 시상면(sagittal plane)에서 잘 관찰된다. 요관이 보이다가 갑자기 끊어지거나 얇아지는 양상을 보인다. 수신증이 생기거나 신우와 근위 요관은 확장되고, 원위 요관은 내강이 줄어들며, 좁아진 부분에 종괴가 관찰될 수 있다, 정맥신우조영술(intravenous pyelography)이 도움이 된다.

(3) 뒤쪽 - 직장자궁오목, 직장자궁경부주위, 직장자궁중격, 자궁천골인대, 질원개후부, 위장관

① 직장자궁오목(더글라스와, 막힌주머니, cul-de-sac), 직장자궁경부주위, 직장자궁중격

후복벽 및 복강 내에 자궁내막증 조직이 침윤되어, 자궁 및 질의 후벽과 직장의 앞쪽에 유착이 일어나면 직장자궁오목의 폐색(obliteration)이 일어난다.

가. 초음파

초음파 검사 시 10-20ml의 젤을 프로브에 충분히 묻혀 질에 삽입해야 직장자궁오목과 그 주변의 구조물을 더 잘 볼 수 있다. 프로브를 움직여 관찰하면 자궁 후벽과 장이 전체적으로 분리되어 자유롭게 움직이고, 자궁 후벽의 아래쪽으로 가면 자궁경부, 질 후벽, 복막 선이 분리되어 보이며 질벽의 두께는 일정하게 보이는 것이 정상이다. 자궁경부는 전굴되어 있고, 자궁체부는 후굴로 고정되어 있으며, 자궁의 posterior fornix에 초음파 프로브를 놓고 밀면서 관찰할 경우 환자가 통증을 호소하며 자궁과 질의 후벽이 장과 붙어 같이 움직인다면 자궁내막증에 의한 직장자궁오목의 폐색을 의심해야 한다. 직장자궁오목이 잘 보이고 자궁기저(fundus)에서부터 자궁경부, 질까지 좌우측 모두 유동성이 있으며, 복수가 자유롭게 움직이면 폐색을 배제할 수 있다. Slinding sign을 통해 유동성을 확인할 수 있는데, 한쪽 손으로 자궁기저를 천천히 눌러서 직장이 자궁기저후벽을 지나 매끄럽게 미끄러지는지, 또한 프로브를 밀면서 직장이 자궁경부 뒤쪽을 매끄럽게 미끄러지는지를 확인하여, 두 경우 모두 유동적일 경우, sliding sign 양성소견이며 직장자궁오목이 폐색되지 않았음을 의미한다. 한쪽이라도 유착된 경우, sliding sign 음성소견이며 직장자궁오목의 폐색을 의심해봐야 한다. 이 때 자궁 및 질후벽과의 경계부위에 hypoechoic 병변이 보이면 자궁 및 질 후벽, 자궁천골인대 또는 직

장에 자궁내막증 결절이 있는 것을 의심해볼 수 있다.

나. MRI

직장자궁오목의 폐색이나 두꺼운 유착소견이 보이는 경우, 부유물이나 외측에 체액이 관찰되는

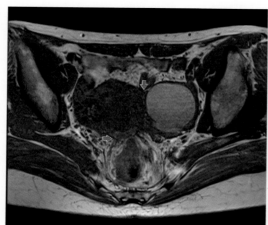

MRI T1 WI

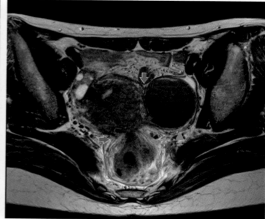

MRI T2 WI

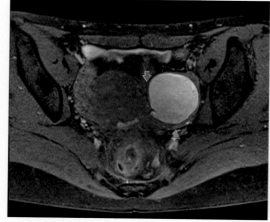

MRI T1 FS WI

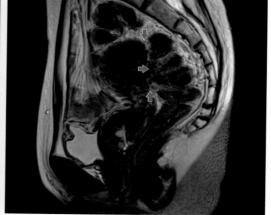

MRI sagittal T2 WI

그림 16-10 **자궁내막증과의 유착으로 인한 직장자궁오목 폐색의 MRI**
왼쪽 난소에 T1 WI 고신호강도, T2 WI 저신호강도, shading sign를 보이는 두꺼운 낭종벽의 4.5cm 자궁내막증(녹색화살촉)
이 보이며, 자궁의 후벽과 직장의 앞면 경계로 저음향으로 침상모양의 저음영의 선들(빨간화살표)이 뻗어져 있고, 직장자궁
오목에 체액이 국소적으로 저류되어 있어 유착을 의심해볼 수 있다. T1 FS WI에서는 난소 자궁내막증의 신호강도가 떨어
지지 않을 뿐만 아니라, 자궁경부 뒤하방과 직장 사이에서 고신호강도인 결절이 보여 직장자궁중격의 자궁내막증이 관찰
된다. 시상단면에서 보면 자궁이 후방에 위치하고 있고, 질원개후부가 올라가 있고, 장이 주름을 형성하고 있어 유착으로
인한 직장자궁오목의 폐색이 의심된다

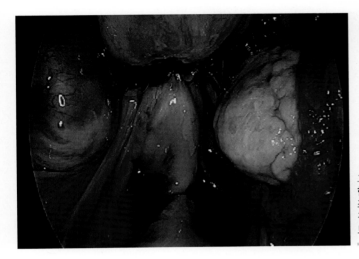

그림 16-11 **자궁내막증과의 유착으로 인한 직장자궁오목 폐색의 수술소견**
좌측 난소의 자궁내막증이 있고, 자궁 및 직장과 유착되어 직장자궁오목의 폐색을 보인다.

경우, 자궁경부 뒤하방의 직장자궁중격에 T1WI에서 고신호강도인 결절이나 종괴가 관찰되는 경우 직장자궁오목의 자궁내막증을 의심해볼 수 있다(그림 16-10)(그림 16-11).

② 질과 질원개후부(posterior vaginal fornix)

가. 초음파

보통 초음파를 볼 때 질의 앞쪽에 프로브가 놓이는 경우가 많은데, 자궁, 난소와 방광을 본 후, 프로브를 자궁의 posterior fornix에 놓고 밀면서 관찰할 경우 우선 질후벽이 일정하게 얇은 hypoechoic 선으로 보이게 되며, 경계는 hyperechoic 층으로 싸여있는 모습을 볼 수 있고, 프로브를 밀면 그 주변의 유동성을 관찰할 수 있다. 이는 직장자궁오목에 체액이 있는 경우 더 쉽게 관찰된다. 이 얇고 일정한 두께의 선이 갑자기 두꺼워지거나 결절을 보이거나 hypoechoic 덩어리를 이루는 경우는 질원개후부의 자궁내막증을 시사한다. 그 부분을 프로브로 밀면 통증을 호소하기도 한다(그림 16-12).

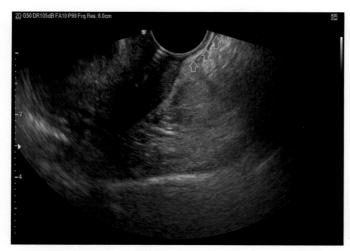

그림 16-12 **정상 질과 질원개후부의 초음파** 질후벽이 일정하게 얇은 hypoechoic 선으로 보이게 되며, 경계는 hyperechoic 층으로 싸여있다.

나. MRI

T2 WI에서 질후벽의 저신호강도가 소실되거나 두꺼워지고, 그 부분에 결절이나 종괴가 관찰되는 경우 질과 질원개후부의 자궁내막증을 의심해볼 수 있다.

③ 자궁천골인대(uterosacral ligaments)

가. 초음파

자궁의 posterior fornix에 초음파 프로브를 놓고 밀면서 관찰할 경우 hypoechoic 질후벽을 볼 수 있고, 그 근처에서 사선으로 나가는 hyperechoic 선을 볼 수 있는데, 이 하얀 선이 자궁천골인대이며, 직장자궁오목에 체액이 있는 경우 더 쉽게 관찰되므로 배란직후에 관찰하기 좋다. 이 때, 자궁천골인대 및 질 후벽이 두꺼워져 있으며, 자궁 및 질후벽과의 경계부위에 hypoechoic 병변이 보이면서, 일정한 위치에 프로브를 밀 때 환자가 통증을 호소하고, 질 후벽과 자궁천골인대 사이에 유동성이 없는 경우 자궁천골인대의 자궁내막증이 의심된다. 프로브를 돌리면서 관찰할 때, 자궁의 양쪽 측면에 병변이 위치한 경우는 자궁천골인대의 자궁내막증을, 중심부에 위치한 경우 직장자궁오목이나 직장, 질 후벽의 병변을 의심해볼 수 있다(**그림 16-13**).

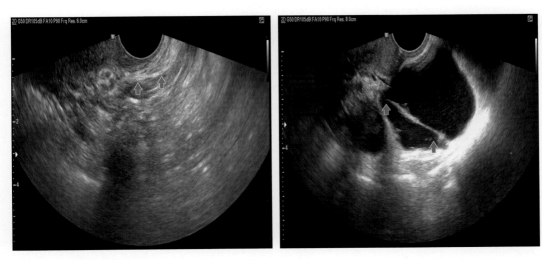

그림 16-13 자궁천골인대 초음파
자궁과 질후벽의 양쪽 측면에서 나가는 hyperechoic 선(빨간화살표)이 자궁천골인대이며, 우측 사진과 같이 직장자궁오목
에 체액이 있는 경우 더 쉽게 관찰된다

나. MRI

정상 자궁천골인대는 규칙적인 두께로 매끈한 양상을 보이는데 반해, 경계가 불분명하고 비대칭
적이고 결절이 있거나(9mm 이상) 내측으로 두꺼워진 경우, T2 WI에서 다양한 신호강도(주로 등-
또는 저신호강도)를 보이는 경우 자궁천골인대의 자궁내막증을 의심해 볼 수 있다. 양측을 침범한
경우 활모양으로 보이기도 한다.

④ 위장관

가. 초음파

12-37%에서 관찰되며, 직장구불결장(rectosigmoid), 충수(appendix), 맹장(cecum), 회장 원위부
(distal ileum) 순서로 호발하며, 말단회장(terminal ileum)의 근위부에는 잘 안 생긴다. 초음파로 관찰
할 수 있는 부분은 항문피부선(anal verge)의 25-30cm 상방 정도까지이지만, 난소와 자궁천골인대의
자궁내막증으로부터 침범받기 쉬운 직장, 구불결장은 항문피부선의 10-15cm 상방이다.

장은 3층으로 나뉘는데, 바깥쪽에서부터 hypoechoic 점막근층(muscularis mucosa), hyperchoic 점
막하층(submucosa), hypoechoic 점막층(mucosa)으로 이루어지며 그 안쪽은 검게 보이는 내강을 이
룬다. 자궁내막증은 주로 바깥쪽에서부터 침윤되어 들어오므로 점막근층부터 두꺼워지고 꺾이거나
오그라든 부분 또는 결절이 있는지, 장 바깥쪽의 자궁내막증병변으로부터 장 내부쪽으로 검은 연결
선이 보이지는 않는지 잘 살펴보아야 한다. 질 쪽부터 자궁 후벽쪽으로 올라오면서 장을 잘 관찰하

지 않으면 이 부분의 병변은 놓치기 쉬우므로 주의를 기울여야 된다. 장의 자궁내막증 병변이 초음파로 확인되면 3차원적으로 크기를 재고, 항문피부선으로부터 어느 정도의 위치인지, 장의 3개층 중 어느정도까지 침윤되어 있는지 확인한다. 항문피부선으로부터 가까울수록(대략 7cm 이하인 경우) 수술이 어렵다. 또한 자궁, 난소, 질, 자궁천골인대와 유착되어 있는지 전체적인 유동성을 살핀다.

장이 비어있어야 자궁내막증이 장을 침범한 경우의 병변이나 장 내용물의 음영을 보기 쉽기 때

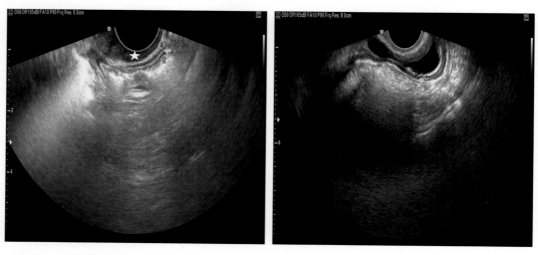

그림 16-14 정상 위장관의 초음파
바깥쪽부터 hypoechoic 점막근층(빨간화살표), hyperchoic 점막하층(노란화살표), hypoechoic 점막층(녹색화살표)으로 이루어지며 그 안쪽은 검게 보이는 내강(하늘색 선)을 이룬다. 우측 사진과 같이 직장자궁오목에 체액이 있는 경우 더 쉽게 관찰된다.

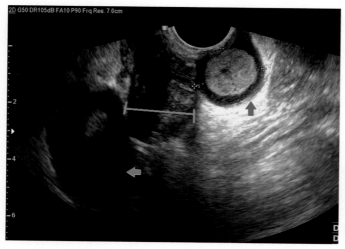

그림 16-15 위장관 자궁내막증의 초음파
질 쪽부터 자궁 후벽쪽에 있는 위장관 내강(하늘색 선) 근처로 위장관의 자궁내막증(빨간화살표, 녹색화살표)이 관찰된다. 위장관 벽이 두꺼워지고 꺾이거나 오그라든 부분 또는 결절이 있는지 살펴보아야 한다.

문에, 이전에 심한 자궁내막증에 대한 수술력이 있거나 월경 중에 장에 관련된 통증이 심한 경우에는, 전날 약한 설사제를 사용하거나 초음파 보기 한시간 전에 관장 등의 방법을 이용하여 장을 미리 비우고 초음파를 보는 것이 도움이 될 수도 있다. 위험인자가 없다면 일상적인 장준비는 필요없다 (그림 16-14)(그림 16-15).

나. CT

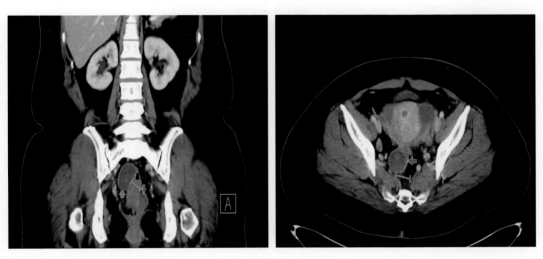

그림 16-16   **위장관 자궁내막증의 CT**
위장관 내강(하늘색 선) 근처로 위장관의 자궁내막증(빨간화살표, 녹색화살표)이 관찰된다. 위장관 바깥부터 내강 안쪽까지 자궁내막증이 위치하고 있어 위장관이 눌려서 찌그러져 보인다. 내부에 약간 조영증강된 결절이 보인다.

다. MRI

장 내용물에 의한 허상으로 직장의 자궁내막증을 진단하기는 쉽지 않아, 관장 등의 방법을 사용해볼 수도 있다. 장벽이 두꺼워지고 장이 앞쪽으로 위치하고 있거나 비정상적인 각을 보이는 경우, 자궁과 장 사이의 지방층이 안 보이는 경우, 유착이나 협착 또는 폐쇄소견을 보이는 경우, 장의 자궁내막증을 의심해볼 수 있다. 염증으로 인해 유착이 잘 생기고, 장막층부터 침범한 자궁내막증이 근육층까지 도달한 경우 평활근의 심한 협착으로 폐색되기도 한다(그림 16-17).

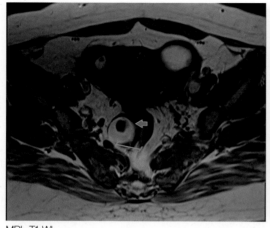

MRI　T1 WI

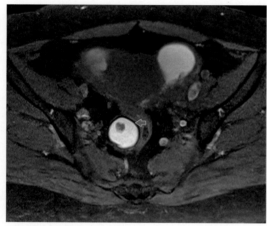

MRI　T2 WI

MRI　T1 FS WI

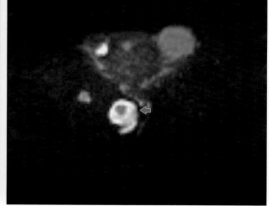

MRI　diffusion WI

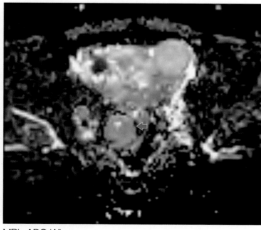

MRI　ADC WI

그림 16-17　**위장관 자궁내막증의 MRI**
위장관 내강(하늘색 선) 근처로 위장관의 자궁내막증(빨간화
살표, 녹색화살표)이 관찰된다. T1 WI에서 경계가 분명하지
않은 고신호강도를 보이고 내부에 결절이 보인다. 종괴에 의
해 장이 치우쳐 있고 낭종의 벽이 저신호강도로 두꺼워지고,
자궁과 장 사이의 지방층이 안 보이는 장의 자궁내막증을 의
심해볼 수 있다. T2 WI에서는 shading sign이 보이며, T1 FS
WI에서 신호강도가 떨어지지 않는다. Diffusion WI에서 제한
확산을 보여 고신호강도로 보이며, 겉보기확산계수(ADC) 영
상에서는 저신호강도로 보인다.

라. Barium enema (바륨관장)

바륨관장에서 비대칭적으로 톱니모양의 돌기나 주름처럼 보이는 경우, 협착이나 한쪽으로 치우친 근육내 충만결손(filling defect)이 보일 경우 장의 자궁내막증을 의심해 볼 수 있다.

마. 내시경

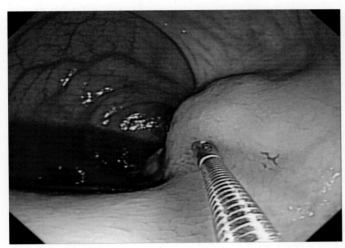

그림 16-18 위장관 자궁내막증의 내시경 소견
직장내시경에서 점막을 누르고 있는 결절이 관찰된다. 내시경으로 항문피부선으로부터 어느 정도의 위치인지, 장의 3개층 중 침윤 정도를 확인한다.

(4) 기타 복부 외 병변 - 흉부, 피부 등

① 흉부

흔하지 않으나 보통 우측에 잘 생기며, 골반 자궁내막증이 오랜 기간 있은 후에 잘 생긴다.

생리기흉(catamenial pneumothorax), 혈흉, 폐결절 등을 보일 수 있다.

② 피부

주로 이전 제왕절개, 외음부절개술이나 복부수술 후 몇 주에서 몇 년이내 흉터부위에서 잘 생긴다. 그 외에도 배꼽, 복벽 및 오목 (예, 서혜탈장), 음순 및 외음부 등에서도 생길 수 있다. 결절이 만져지거나 생리 시 국소적인 통증을 동반한다. 감별해야 하는 질환은 농양, 혈종, 탈장, 피지낭, 지방종, 혈관종, 악성종양이다. 흉터나 외음부절개 부위의 자궁내막증은 초음파에서 불규칙한 모양, 두께, 혈류를 보이는 벽 내부에, 균질하지 않은 hyperechoic 병변이 흩어져 있는 피하결절을 보이며, 간혹 낭성 변화를 보이기도 한다. 염증으로 인해 경계가 조영증강되어 보인다. CT에서는 경계가 분명하며, 조영증강 후 균일하지 않은 조영증강을 보이는 연부조직 결절을 보인다. MRI에서는 흉터나 외음부절개 부위에 T1 WI, T2 WI에서 저신호강도의 불규칙한 경계를 갖는 종괴가 보이며, 내부에 출혈을 시사하는 고신호강도의 점적음영을 보이기도 한다. T1 FS WI에서 고신호강도를 보이며, 조영증강 후 약간 조영증강되기도 한다(그림 16-19).

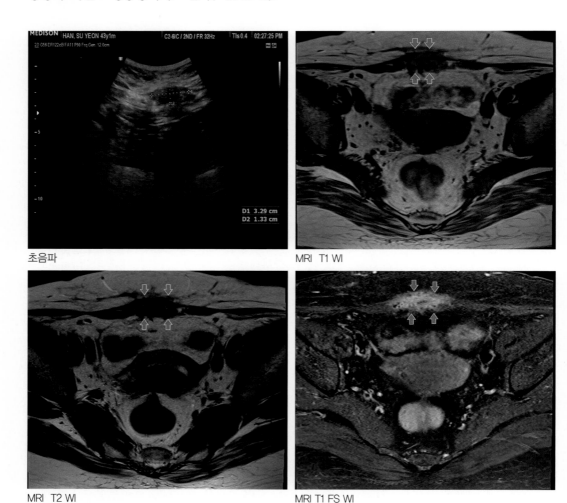

초음파

MRI T1 WI

MRI T2 WI

MRI T1 FS WI

그림 16-19 **제왕절개 수술 흉터에 생긴 자궁내막증의 초음파와 MRI**
제왕절개수술 후 생리 때마다 주기적으로 국소적 통증과 결절이 만져지는 환자로, 초음파 사진에서 복부에 경계가 분명하지 않고 벽이 조영증강되며, 두꺼운 종괴가 보인다. MRI T1 WI, T2 WI에서 복직근 전방에 저신호강도의 불규칙한 경계를 갖는 종괴(빨간화살표)가 있으며, 내부에 출혈을 시사하는 고신호강도의 점적음영을 보인다. T1 FS WI에서 고신호강도(빨간화살표)를 보인다.

4. 합병증의 방사선학적 소견

1) 유착(Adhesion)

유착과 섬유화는 자궁내막증에서 가장 흔하고 중요한 합병증이나 진단이 쉽지는 않다.

MRI에서 유착을 의심할 수 있는 소견은 정상 해부학적 구조가 왜곡되고, 자궁과 난소가 후방에 위치하고 있고, 질원개후부가 올라가 있고, 장이 각을 보이고, 골반장기의 경계로 침상모양의 저음영의 선들이 뻗어져 있고, 수난관증이 동반되거나, 체액이 국소적으로 저류되어 있거나, T1과 T2 WI에서 골반근육과 등신호강도를 보이는 경우이다(**그림 16-20**).

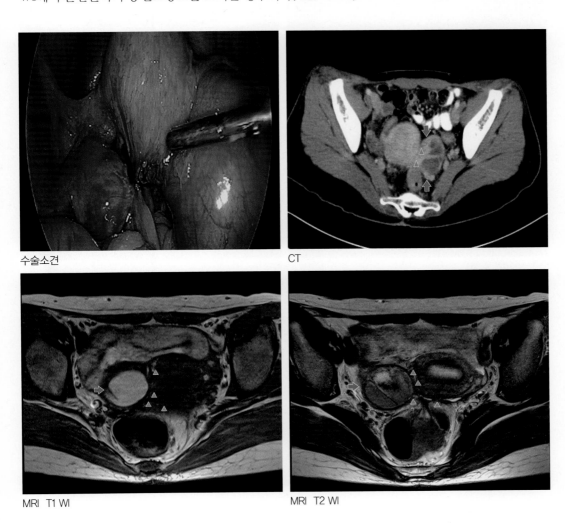

수술소견

CT

MRI T1 WI

MRI T2 WI

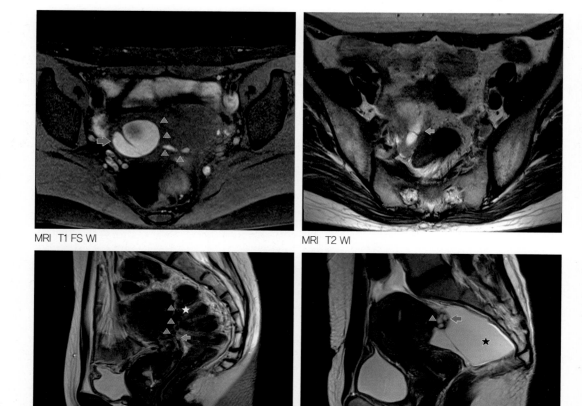

MRI T1 FS WI

MRI T2 WI

MRI sagittal T2 WI

MRI sagittal T2 WI

그림 16-20 **유착의 CT, MRI, 수술소견**
정상 해부학적 구조가 왜곡되고, 난소(빨간화살표)가 후방에 위치해 있고, 골반장기의 경계로 침상모양의 저음영의 선들(녹색화살촉)이 뻗어져 있고, T1 WI에서 직장자궁중격에 고신호강도의 자궁내막증이 보이고, 수난관증(주황화살표)이 동반되고, 질원개후부(파란화살표)가 올라가 있고, 장이 주름(하얀별)을 보이고 있다. 주변에 체액(검은별)이 국소적으로 저류되어 있는 경우 자궁내막증으로 인한 유착을 의심해볼 수 있다.

2) 염전(torsion)

유착 때문에 다른 난소병변에 비해 염전은 드물다. MRI에서 난소의 자궁내막증이 커져있고 불규칙하게 조영증강되며, 난포가 주변에 존재하는 양상을 보인다. 매듭지어져 있는 줄기(pedicle)를 발견 시 염전을 시사한다.

3) 파열(rupture)

염증, 섬유화, 유착으로 인해 자궁내막증의 파열은 드물게 관찰된다. CT에서 난소의 자궁내막증이 관찰되나 그 모양이 찌그러져 보이고, 그 주변으로 장간막이 흐릿하게 침윤되어 보이고, 고신호강도의 액체의 저류가 보인다. 경우에 따라 파열 부위가 보이기도 한다(**그림 16-21**)(**그림 16-22**).

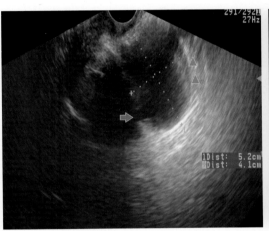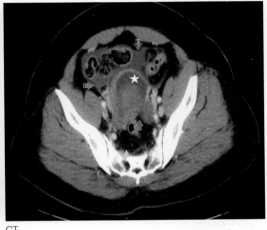

초음파   CT

그림 16-21 **자궁내막증 파열의 초음파와 CT**
좌측의 초음파 사진에서 낭종의 벽이 두껍고 hyperechoic 벽 결절(녹색화살촉)을 보이는 자궁내막증 소견이며, 낭종이 파열된 부분(빨간화살표)에서 내용물이 낭종밖으로 나오고 있다. 이는 우측의 CT에서도 잘 보인다. 하얀 별로 표시된 자궁내막증이 있는 난소는 모양이 찌그러져 있고, 뒤쪽의 파열된 부분(빨간화살표)으로부터 내용물이 나오고 있으며, 복강 안에 많은 양의 고신호강도를 보이는 액체의 저류(녹색화살표)가 있고, 그 주변으로 장간막이 흐릿하게 침윤되어 있다(노란화살촉).

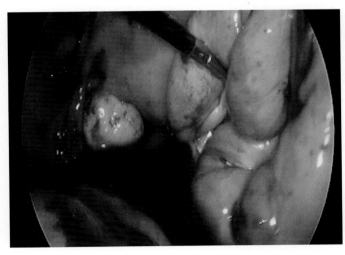

그림 16-22 **자궁내막증 파열의 수술소견**
우측의 자궁내막증이 파열되어 쵸코렛 색깔의 내용물이 복강 안에서 관찰된다.

5. 악성변화 시 보이는 방사선학적 소견

자궁내막증의 악성변화는 드물지만, 1% 정도 나타난다고 보고되고 있다. 자궁내막모양암종(endometrioid carcinoma)이 많으며, 드물게 투명세포암종(clear cell carcinoma)으로도 나타난다. 색도플러를 띄워보면 악성종양에서는 혈류가 낮은 저항지수를 보일 수도 있다. 난소의 자궁내막증 내에 MRI T1과 T2 WI에서 고형의 조영증강되는 부분이 보이며, 유두모양(papillary)을 보인다. T1 contrast image에서는 낭종벽의 결절이 고신호강도로 조영증강되면 악성전환을 의심해봐야 한다. 조영제 주입 후 영상에서 주입 전 영상을 빼주는 contrast enhance subtraction image에서 조영증강되는지 확인하는 것이 도움이 된다. 물분자의 움직임을 보는 diffusion weighted image에서 병변에 의해 물분자의 움직임이 제한을 받기 때문에 제한 확산(restricted-diffusion)을 보여 고신호강도로 보이며, 겉보기확산계수(apparent diffusion coefficient, ADC) 영상에서는 저신호로 보일 수 있다.

1) 자궁내막모양암종(endometrioid carcinoma)

큰, 복합성 낭종 안에 고형 결절이 보이며, MRI의 T2 WI에서 낭종 벽이 비교적 낮은 신호강도를 보이고 shading sign이 동반될 수 있으며, 조영 후 T1 WI에서 조영증강이 되는 양상을 보인다. 두꺼운 자궁내막이 동반되기도 한다.

2) 투명세포암종(clear cell carcinoma)

단방성의 큰 낭종 안에 하나이상의 고형성분 결절이 낭종 안쪽으로 자라는 모양을 보여준다. CT 에서는 크고 단방성이며 경계가 매끈하고 주로 낭성 형태의 종괴 안 쪽으로 고형성분이 보이고, MRI에서는 경계가 매끈하고 낭성 난소낭종 안쪽으로 다수의 고형성분이 포함되어 있다. T1 WI에서는 다양한 신호강도로 보인다.

6. 감별진단

1) 낭샘종(cystadenoma)

난소의 점액낭종과 같은 경우 T1 WI에서 고신호강도를 보이나, 지방조직이나 혈액을 함유한 기형종, 자궁내막증보다 신호강도가 떨어진다.

2) 기형종(유피낭종, teratoma, dermoid cyst)

　자궁내막증과 같이 T1 WI에서 고신호강도를 보이나, 자궁내막증과 달리 기형종은 지방조직
을 포함하기 때문에 T1 FS WI에서 복부피하지방과 비슷한 정도로 저신호강도로 음영이 감소되며,
chemical shift artifact를 보이는 경우 기형종을 의심할 수 있다(그림 16-23)(그림 16-24)(그림 16-25).

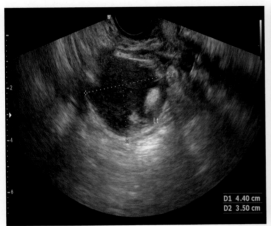
초음파 (기형종)

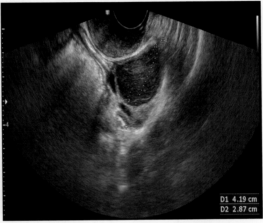
초음파 (자궁내막증)

그림 16-23　기형종과 자궁내막증의 초음파
(좌측 기형종) 단방성의, 저에코로 음향증강된 낭종 안에 고음영의 내용물이 보이는 좌측 난소 기형종의 초음파소견이다.
(우측 자궁내막증) 균일한, 젖빛유리혼탁(ground-glass) 양상의, 저에코로 음향증강된 우측난소의 자궁내막증 초음파 소견
이다.

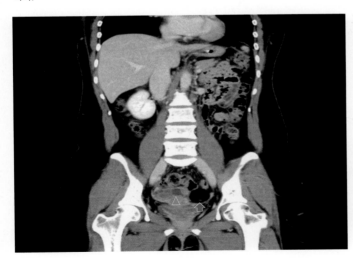

그림 16-24　기형종과 자궁내막증의 CT.
좌측의 기형종(빨간화살표)과 우측의 자궁
내막증(녹색화살촉). 좌측의 기형종은 단방
성의 저에코 낭종 안에, 고에코의 내용물이
보인다. 우측의 자궁내막증은 다낭성의 벽
이 비교적 두껍고, 격벽을 가지고 있으며,
내용물이 조영증강되어 보인다.

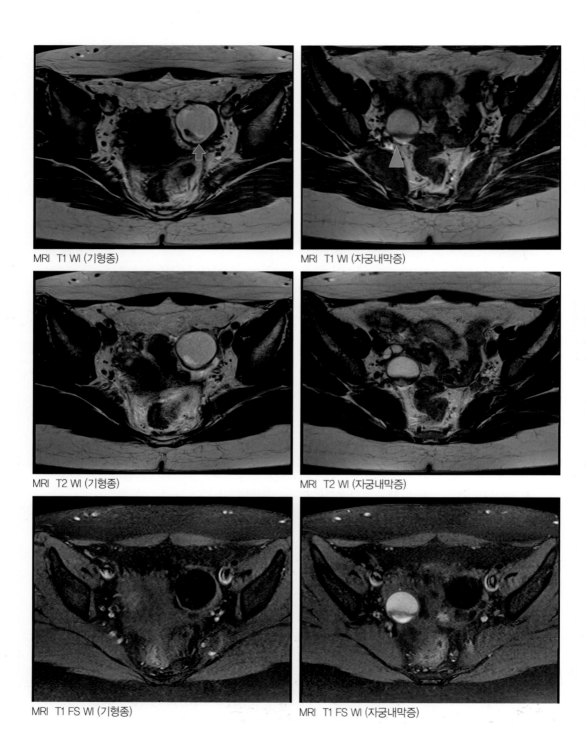

MRI T1 WI (기형종)

MRI T1 WI (자궁내막증)

MRI T2 WI (기형종)

MRI T2 WI (자궁내막증)

MRI T1 FS WI (기형종)

MRI T1 FS WI (자궁내막증)

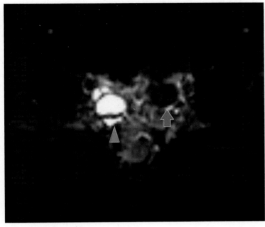

MRI   Diffusion WI

그림 16-25 **기형종과 자궁내막증의 MRI.**
T1 WI에서 양측 다 고신호강도를 보인다. 좌측 기형종은 3.7*3.4cm 고신호강도로 보이며 내부에 조영증강되지 않은 긴 저신호강도의 병변이 보인다. 우측의 자궁내막증은 3*2.6cm 균일하지 않은 고신호강도의 병변을 보이며, 내부에 hemosiderin 침착으로 인해 저신호강도의 병변을 볼 수 있다. 우측 난소 옆에 9mm 자궁내막증 병변이 침착되어 있다. T2 WI에서 양측 다 고신호강도를 보인다. 우측의 자궁내막증에서는 shading sign을 볼 수 있다. T1 FS WI에서 좌측의 기형종은 지방조직을 함유하기 때문에, 내부의 신호강도가 억제되어 보이는 반면, 우측의 자궁내막증은 T1 WI와 비슷한 고신호강도를 보인다. Diffusion WI에서 좌측의 기형종(빨간화살표)은 확산에 변화없으나, 우측의 자궁내막증(녹색화살촉)은 제한 확산을 보여 고신호강도로 보인다.

3) 출혈성 낭종(hemorrhragic cyst)

통증과 연관성 없는 경우가 많으며, 초음파에서 안에 그물모양의 fibrous strands를 보이며, 2주 내 30%, 8주내 100%에서 자발적으로 사라진다. 관찰하는 동안 내용물이 움직이는 음향 흐름(acoustic stream)을 보인다. MRI의 T1 WI에서 고신호강도로 보이며, 주로 얇은 벽을 가진 단방성 낭종으로 나타난다. T2 WI에서 자궁내막증에 비해 고신호강도를 보인다. Hemorrhagic cysts의 출혈은 반복적

표 16-1 **자궁내막증과 출혈성 낭종**

	자궁내막증	출혈성 낭종
초음파	광범위하고 균일한, 젖빛유리혼탁 양상의, 저에코로 내부가 음향증강됨. 다낭성이거나 중격을 보일 수 있으며, 낭종의 벽이 불규칙하게 두껍고 hyperechoic 벽 결절을 보이기도 함. 색 도플러에서 음향 흐름을 보이지 않는 경우	내부가 그물모양의 fibrous strands을 보이며, 낭종벽의 경계가 명확하며 얇고, 단방성인 경우가 많음. 음향 흐름을 보이는 경우
MRI	T2 WI에서 shading sign. T1 FS WI에서 신호강도가 떨어지지 않고, 피떡(clot) 주변 신호강도가 증가하며, 조영증강 시 낭종벽에 고형의 피떡이 붙어있는 양상	T2 WI에서 고신호강도
	액체의 저류가 드묾	직장자궁오목의 액체 저류 동반 가능
	시간이 지나도 사라지지 않음	생리주기와 관련되어 시간이 지나면 자발적으로 사라지거나 작아짐.
	무증상이거나 만성 통증과의 연관성	무증상이거나 급성 통증과 연관성

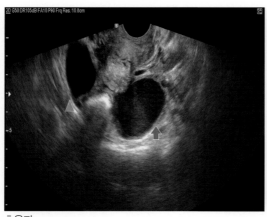

초음파

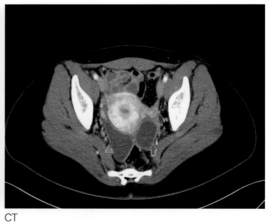

CT

그림 16-26 자궁내막증와 출혈성 낭종의 초음파와 CT.
초음파에서 왼쪽 자궁내막증(빨간화살표)은 균일한 젖빛유리혼탁 양상인 저에코로 내부가 음향증강되어 보이며, 낭종의 벽이 불규칙하게 두껍고, 색 도플러에서 음향 흐름을 보이지 않는다. 오른쪽 출혈성 낭종(녹색화살표)은 벽이 얇고 매끈하고 색 도플러에서 음향흐름을 보인다. CT에서 왼쪽에 3.4cm의 벽이 불규칙하게 두꺼운 자궁내막증(빨간화살표)과 우측 5.2cm의 벽이 얇고 매끈한 출혈성 낭종(녹색화살촉)이 동시에 보인다.

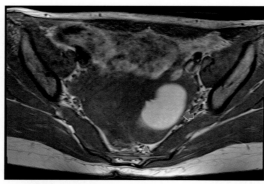

MRI T1 WI

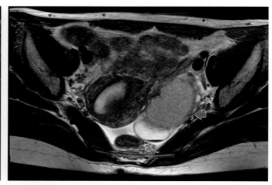

MRI T2 WI

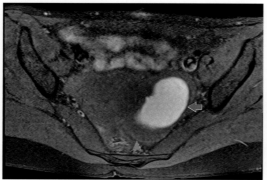

MRI T1 FS WI

그림 16-27 **자궁내막증와 출혈성 낭종의 MRI.**
T1 WI에서 왼쪽 난소의 배쪽에 위치한 자궁내막증(빨간화살표)은 고신호강도로, 왼쪽 난소의 등쪽에 위치한 출혈성 낭종(녹색화살촉)은 저신호강도로 보인다. T2 WI에서 자궁내막증은 shading sign이 보이고, 출혈성 낭종은 고신호강도로 보인다. T1 FS WI에서 자궁내막증은 신호강도가 떨어지지 않고, 출혈성 낭종은 저신호강도로 보인다.

이지 않고 침착물이 쌓이지 않으므로, T2 WI에서 신호강도가 낮아지는 shading sign을 보이지 않는다(표 16-1)(그림 16-26)(그림 16-27).

4) 난소난관농양(tubo-ovarian abscess)

다양한 형태의 난소난관농양과의 감별이 필요하다.

참 · 고 · 문 · 헌

1. Ascher SM, Agrawal R, Bis KG, et al. Endometriosis: appearance and detection with conventional and contrast-enhanced fat-suppressed spin-echo techniques. J Magn Reson Imaging. 5:251-7.

2. Bazot M, Darai E, Hourani R, et al. Deep pelvic endometriosis: MR imaging for diagnosis and prediction of extension of disease. Radiology. 2004;232:379-89.

3. Bergqvist A, D'hooghe T. Mini symposium on pathogenesis of endometriosis and treatment of endometriosis-associated subfertility. Introduction: the endometriosis enigma. Hum Reprod Update. 8:79-83.

4. Corwin MT, Gerscovich EO, Lamba R, et al. Differentiation of ovarian endometriomas from hemorrhagic cysts at MR imaging: utility of the T2 dark spot sign. Radiology. 2014;271:126-32.

5. Coutinho A Jr, Bittencourt LK, Pires CE, et al. MR imaging in deep pelvic endometriosis: a pictorial essay. Radiographics. 2011;31:549-67.

6. Cramer DW, Missmer SA. The epidemiology of endometriosis. Ann N Y Acad Sci. 2002;955:11-22.

7. Del frate C, Girometti R, Pittino M, et al. Deep retroperitoneal pelvic endometriosis: MR imaging appearance with laparoscopic correlation. Radiographics. 26:1705-18.

8. Dmowski WP, Lesniewicz R, Rana N, et al. Changing trends in the diagnosis of endometriosis: a comparative study of women with pelvic endometriosis presenting with chronic pelvic pain or infertility. Fertil Steril. 1997;67:238-43.

9. Donnez J, Van langendonckt A, Casanas-roux F, et al. Current thinking on the pathogenesis of endometriosis. Gynecol Obstet Invest. 2002;54:52-8.

10. Eskenazi B, Warner ML. Epidemiology of endometriosis. Obstet Gynecol Clin North Am. 1997;24:235-58.

11. Fauconnier A, Chapron C. Endometriosis and pelvic pain: epidemiological evidence of the relationship and implications. Hum Reprod Update. 11:595-606.

12. Friedman H, Vogelzang RL, Mendelson EB, et al. Endometriosis detection by US with laparoscopic correlation. Radiology. 1985;157:217-20.

13. Fukaya T, Hoshiai H, Yajima A. Is pelvic endometriosis always associated with chronic pain? A retrospective study of 618 cases diagnosed by laparoscopy. Am J Obstet Gynecol. 1993;169:719-22.

14. Glastonbury CM. The shading sign. Radiology. 2002;224:199-201.

15. Goncalves MO, Dias JA Jr, Podgaec S, et al. Transvaginal ultrasound for diagnosis of deeply infiltrating endometriosis. Int J Gynaecol Obstet 2009;104:156-60.

16. Gougoutas CA, Siegelman ES, Hunt J, et al. Pelvic endometriosis: various manifestations and MR imaging findings. AJR Am J Roentgenol. 2000;17:353-8.

17. Guerriero S, Ajossa S, Minguez JA, et al. Accuracy of transvaginal ultrasound for diagnosis of deep endometriosis in uterosacral ligaments, rectovaginal septum, vagina and bladder: systematic review and meta-analysis. Ultrasound Obstet Gynecol. 2015;46:534-45.

18. Guerriero S, Ajossa S, Orozco R, et al. Accuracy of transvaginal ultrasound for diagnosis of deep endometriosis in the rectosigmoid: systematic review and meta-analysis. Ultrasound Obstet Gynecol. 2016;47:281-9.

19. Guerriero S, Condous G, van den Bosch T, et al. Systematic approach to sonographic evaluation of the pelvis in women with suspected endometriosis, including terms, definitions and measurements: a consensus opinion from the International Deep Endometriosis Analysis (IDEA) group. Ultrasound Obstet Gynecol. 2016;48:318-32.

20. Ha HK, Lim YT, Kim HS, et al. Diagnosis of pelvic endometriosis: fat-suppressed T1-weighted vs conventional MR images. AJR Am J Roentgenol. 1994;163:127-31.

21. Hornstein MD, Gleason RE, Orav J, et al. The reproducibility of the revised American Fertility Society classification of endometriosis. Fertil Steril. 1993;59:1015-21.

22. Kinkel K, Chapron C, Balleyguier C, et al. Magnetic resonance imaging characteristics of deep endometriosis. Hum Reprod. 1999;14:1080-6.

23. Koninckx PR, Meuleman C, Demeyere S, et al. Suggestive evidence that pelvic endometriosis is a progressive disease, whereas deeply infiltrating endometriosis is associated with pelvic pain. Fertil Steril. 1991;55:759-65.

24. Liu DT, Hitchcock A. Endometriosis: its association with retrograde menstruation, dysmenorrhoea and tubal pathology. Br J Obstet Gynaecol. 1986;93:859-62.

25. Missmer SA, Hankinson SE, Spiegelman D, et al. Incidence of laparoscopically confirmed endometriosis by demographic, anthropometric, and lifestyle factors. Am J Epidemiol. 2004;160:784-96.

26. Olive DL, Schwartz LB. Endometriosis. N Engl J Med. 1993;328: 1759-69.

27. Patel MD, Feldstein VA, Chen DC, et al. Endometriomas: diagnostic performance of US. Radiology. 1999;210:739-45.

28. Reid S, Lu C, Casikar I, et al. Prediction of pouch of Douglas obliteration in women with suspected endome-

triosis using a new real-time dynamic transvaginal ultrasound technique: the sliding sign. Ultrasound Obstet Gynecol. 2013;41:685-91.

29. Revised American Fertility Society classification of endometriosis: 1985. Fertil Steril. 1985;43:351-2.

30. Siegelman ES, Oliver ER. MR imaging of endometriosis: ten imaging pearls. Radiographics. 2012;32:1675-91.

31. Sugimura K, Imaoka I, Okizuka H. Pelvic endometriosis: impact of magnetic resonance imaging on treatment decisions and costs. Acad Radiol. 1996;3:S66-8.

32. Takahashi K, Okada S, Okada M, et al. Prognostic application of magnetic resonance imaging in patients with endometriomas treated with gonadotrophin-releasing hormone analogue. Hum Reprod. 1996;11:1083-5.

33. Umaria N, Olliff JF. Imaging features of pelvic endometriosis. Br J Radiol. 2001;74: 556-62.

34. Umek WH, Morgan DM, Ashton-miller JA, et al. Quantitative analysis of uterosacral ligament origin and insertion points by magnetic resonance imaging. Obstet Gynecol. 2004;103:447-51.

35. Woodward PJ, Sohaey R, Mezzetti TP. Endometriosis: radiologic-pathologic correlation. Radiographics. 2001;21:193-216.

36. Zanardi R, Del frate C, Zuiani C, et al. Staging of pelvic endometriosis based on MRI findings versus laparoscopic classification according to the American Fertility Society. Abdom Imaging. 28:733-42.

37. Zawin M, Mccarthy S, Scoutt L, et al. Endometriosis: appearance and detection at MR imaging. Radiology. 1989;171:693-6.

복강경 검사

Laparoscopy

| 박현태, 김탁 |

1. 서론

　자궁내막증은 자궁내막에서 관찰되는 선과 간질 구조의 조직이 자궁 바깥의 장기 또는 기타 신체부위에 존재하는 것이 특징적이며 대개 만성적인 경과를 갖는 질환이다. 1960년도에 골반강 내의 복막에 산재해 있는 궤양 형태의 병변으로 처음 발견된 이후로 오늘날까지 많은 것들이 밝혀졌고 비교적 흔한 부인과 질환 중의 하나로 여겨지게 되었지만, 사실 자궁내막증의 병태생리학적 기전과 자연 경과 등에 대해서는 여전히 밝혀지지 않은 것이 많다. 자궁내막증은 진단과 치료가 지연될 경우 만성적인 골반통증이나 불임과 같은 합병증들을 유발할 수 있다. 그러나 자궁내막증의 임상적 증상들이 자궁선근증, 간질성방광염, 과민성장증후군 등의 다른 질환과 유사하여 추정 진단이 애매한 경우가 많고, 특히 자궁내막증을 진단할 수 있는 진단적 도구와 방법들이 아직까지 충분한 민감도와 특이도를 갖추지 못했기 때문에 자궁내막증의 진단에 대하여는 여전히 많은 연구가 필요한 상황이다. 현재까지 자궁내막증 진단의 가장 표준적인 방법으로 여겨지는 것은 복강경을 통해 복강 내의 병변을 육안적으로 확인하고 필요 시에는 조직학적 검사를 통해서 진단하는 방법이다. 이러한 진단적 복강경은 진단과 동시에 병변 절제를 통한 치료까지 시행할 수 있으므로 임상적으로 가장 선호되는 방법이기도 하다.

2. 경질적 골반경 수술(Culdoscopy)

복강경 수술 기법이 도입되기 이전에는 개복수술이 복강 내부를 직접 확인할 수 있는 유일한 방법이었고, 자궁내막증의 진단 및 치료의 표준적 방법도 역시 개복하여 병변을 확인한 후에 절제하는 것이었다. 자궁내막증의 진단 및 치료에 있어서 개복수술을 피하기 위해서 가장 먼저 고안된 내시경적 방법은 더글러스와 내시경 또는 쿨도스코프를 이용한 수술이었다. 경질적 골반경, 경질적 복강경으로 불리는 이 수술 기법은 내시경이 질의 뒷벽에 만든 절개구멍을 통해서 복강 내부로 진입함으로써 이루어진다. 이 수술은 환자가 트렌델렌버그 자세로 고정된 상태에서 거울과 헤드라이트를 이용한 방법으로 1891년도에 본 오트(von Ott)에 의해서 처음 시행되었다. 이후로 약 20년간 일부 수정된 방식으로 이 수술이 지속적으로 이루어졌고 무릎가슴자세가 이용되기도 하였다. 오늘날과 같은 광섬유 내시경은 1956년도에 개발된 후 도입되었으며, 1998년도에는 수술기법이 더 변형되어서 트렌델렌버그 자세에서 질 뒷벽으로 작은 투관침을 삽입하여 골반강 내에 생리식염수를 주입한 후에 내시경으로 자궁내막증 병변을 직접 확인한 후 제거(vaporization)하는 수술을 시행하였다. 하지만 이러한 내시경적 방법은 복강과 골반강의 내부를 모두 확인할 수는 없다는 단점이 있다. 결과적으로 임상의사들은 점차 경질적 내시경수술 보다는 복강내의 시야 확보에 유리하고 자궁내막증 병변을 직접 절제할 수도 있는 복강경 수술을 자궁내막증의 진단 및 치료 방법으로써 더 선호하게 되었다. 다만 근래에는 복강경 수술과 전신마취에 따르는 신체적 부담을 덜기 위해서 병동이 아닌 외래에서 국소 마취만을 한 후에 시행할 수 있는 경질적 수성복강경검사법(Transvaginal hydrolaparoscopy)의 유용성이 제안되기도 하였다. 이러한 검사 방법은 난소 주변과 골반강 내의 유착을 발견하는 데에 민감도가 높았고, 수술 과정을 거치지 않고도 의사와 환자로 하여금 향후 치료 방향을 결정하는 데에 중요한 정보를 줄 수 있다.

3. 복강경 수술(Laparoscopy)의 도입

현대적인 복강경 수술 기법은 환자를 트렌델렌버그 자세로 눕힌 상태에서 기복상태(pneumoperitoneum)를 만든 후에 복부를 통해서 접근해 수술하는 방식으로 팔머(Palmer)에 의해 처음 고안되었다. 이러한 복강경 수술은 1960년대 후반부터 주로 진단적인 목적과 난관피임수술을 위한 목적으로 본격적으로 시행되었고, 현재는 자궁내막증의 진단과 치료에 있어서도 표준적 방법으로 인정되고 있다. 복강경 수술을 통해서 자궁내막증 병변을 육안적으로 직접 확인하여 진단할 수 있고, 또한 자궁내막증의 서로 다른 여러 타입에 대한 구별이 가능하다. 나아가 이러한 자궁내막증 병변들의 형태나 범위가 임상적으로 골반통증이나 불임과 갖는 연관성에 대해서도 연구할 수 있게 되었다. 실제로 복강경 수술이 도입된 이후로 최소침습적인 방법을 통해서도 자궁내막증을 진단할 뿐만 아니라 자궁내막증에 대해 더 많은 것을 이해하고 적절한 치료를 선택할 수 있게 되었다.

자궁내막증의 진단과 치료에 있어서 각 병기에 따른 복강경 수술과 기존의 개복수술의 결과를 비교하는 여러 연구 결과가 보고되어 왔다. 한 후향적 연구 결과에서는 자궁내막증이나 난소 자궁 내막종이 있는 102명의 환자 중에서 70명의 환자에게 개복수술을, 그리고 32명의 환자에게 복강경 수술을 시행하였는데, 결과적으로 복강경 수술을 시행한 환자군에서 수술 중 출혈량, 입원 일수, 회복 시간이 모두 유의하게 적어서 개복수술을 받은 군에 비해 우월한 결과를 보였다. 32명의 자궁내막증 환자를 대상으로 시행된 무작위임상시험에서도 복강경 수술을 시행한 환자군이 개복수술을 시행한 환자군에 비해서 유의하게 적은 수술 후 통증과 빠른 회복 기간의 결과를 보였다. 한편, 중증의 자궁내막증이 진단된 216명의 환자를 대상으로 5년의 기간 동안 시행된 임상 연구에서는 67명이 복강경수술을, 그리고 149명이 개복수술을 시행 받았고 24개월의 중앙 추적 기간 동안 관찰했을 때 수술 결과와 회복 기간 등에 있어서 두 환자군 간에 유의한 차이는 관찰되지 않았다.

4. 복막의 자궁내막증 진단

복강경 수술을 통한 자궁내막증의 진단은 복막의 표면에 위치한 자궁내막증 병변, 동반된 난소 자궁내막종, 복강내 유착증, 또는 장과 요관의 자궁내막증을 직접 보고 확인함으로써 진단할 수 있다. 복막에 발생한 자궁내막증의 전형적인 소견은 육안적으로 봤을 때 화약에 의한 화상과 유사한 형태의 검푸른 색 병변이다. 육안적으로 진단이 불분명한 경우에는 조직을 채취하여 조직학적 검사를 통해 선과 간질이 관찰되는 특징적인 소견을 확인함으로써 확진이 가능하다.

복막의 자궁내막증을 내시경 수술로 진단하였을 시에는 레이저나 전기소작법, 또는 절제술을 통해서 즉각적인 치료를 시행할 수 있다. 이러한 치료법들 간에는 임상적인 결과에 있어서 유의한 차이가 관찰되지는 않았지만 레이저를 이용한 수술은 점차적으로 사용되지 않는 추세이다. 다만, 위의 방법들을 이용한 내시경 수술을 통해서 복막의 자궁내막증을 제거할 경우에는 제거하지 않고 관찰하는 기대요법에 비해서 임신 가능성이 유의하게 증가되는 것이 관찰되었다. 마르쿠(Marcoux) 등에 의해 시행된 무작위임상시험에서 자궁내막증을 제거하여 치료하는 경우에 누적임신율이 30.7%로, 치료하지 않은 경우의 17.7%에 비해서 유의하게 높은 결과를 확인하였다.

5. 자궁 내막증의 비전형적인 소견

자궁내막증 병변의 소견이 전형적이지 않고 다양하고 애매한 형태를 띠는 경우가 있어서 진단이 어려울 수 있다. 비전형적인 형태의 자궁내막증은 1980년대 중반에 색소 침착이 없는 자궁내막증 병변이 처음 보고된 이후로 검은색, 분홍색, 붉은색, 또는 투명한 형태 등의 다양한 형태로 발생할 수 있음이 밝혀졌다. 자궁내막증 병변의 다양한 색깔을 통해서 그 병변이 얼마나 오래되었는지를 예측하데 도움이 될 수 있다. 기존 연구에 따르면 투명한 구진 양상의 병변은 주로 17-31세의 젊은 여성층에서만 한정되어 발견되었고, 붉은 색의 병변은 16-43세, 그리고 검은 빛의 병변은 20-52세의 여성층에서 발견되었기 때문이다.

다양한 비전형적인 형태의 자궁내막증을 진단하기 위해서는 무엇보다 집도의의 많은 임상경험이 필요한 것으로 생각되며 확진을 위해서는 조직학적인 검사가 필요하다. 109명의 자궁내막증 환자를 대상으로 했던 한 연구에서는 97%의 환자의 수술 소견에서 비전형적인 형태의 자궁내막증 병변이 포함되어 있던 것으로 보고되었다. 개복수술을 받은 환자군과 복강경 수술을 받은 환자군 간에는 이러한 비전형적 자궁내막증 병변의 진단율에 있어서 유의한 차이를 보이지 않았으나, 복강경 수술을 시행한 환자군 내에서는 연구 기간의 초기 5개월 동안에는 32%, 후기 5개월 동안에는 72%의 진단율이 보고되어 복강경 수술 시 자궁내막증의 진단에 임상의사의 경험치가 영향을 주는 요인임이 확인되었다.

복막의 조직에 비춰지는 빛의 양을 조절하는 특수한 필터를 이용하면 자궁내막증이 존재하는 복막과 정상의 복막을 구별하는 데에 도움을 줄 수 있다. 복막에 자궁내막증이 있는 경우에 유색의 형광을 비추면 병변이 더욱 쉽게 구별되기 때문이다. 자궁내막증이 의심되는 83명의 환자를 대상으로 복강경 수술을 시행한 연구에서 이러한 필터를 이용한 경우에는 그렇지 않은 경우에 비해서 자궁내막증 병변을 발견하는 확률이 65%에서 92%로 증가하는 결과를 보였다.

자궁내막증과 연관된 증상이 전혀 없는 여성에게서 수술 중에 정상적으로 보이는 복막을 채취하여 조직학적 검사를 시행하였는데, 그 중의 일부에서 자궁내막증 병변이 조직학적으로 확인되는 경우가 있었다. 이러한 연구 결과들은 복막에 생기는 경미한 정도의 자궁내막증은 실제로 대부분의 여성들에게 발생할 수 있으며 치료를 요하는 질병의 하나로 봐서는 안 된다는 주장의 근거가 된다.

6. 난소 자궁내막종의 진단

난소의 자궁내막종은 초음파 유도 하에 경질적 접근을 통해서나, 또는 개복 또는 복강경 수술 중에 난소낭종 안의 초콜릿 색상의 유체를 흡인하여 진단과 치료까지 시행되어 왔다. 이러한 낭종 안의 초콜릿 색상의 유체로 인해서 샘슨(Sampson)에 의해서 처음으로 '초콜릿 낭종'이라는 명칭이 사용되었다. 하지만 이러한 흡인 방법은 28.5%에서 100%까지 보고가 된 높은 재발율과 복강 내에 유착과 감염을 유발할 위험이 있다는 중요한 단점이 있다. 한 연구에서는 21명의 자궁내막종이 진단된 여성들을 대상으로 초음파 유도 하에 질 뒷벽을 통해서 자궁내막종 내의 유체를 침으로 흡인하였을 때, 12개월 후의 재발률이 8.5%로 보고되었다. 하지만 다른 연구에서는 자궁내막종의 경질적 흡인 후의 재발률이 31.8%, 또 다른 연구에서는 3개월 후의 재발률이 83.3%까지 높게 관찰되기도 하였다. 또한 경질적 흡인을 시행한 환자군이 대조군에 비해서 복강 내 장기와 복막의 유착이 유의한 정도로 심하게 발생한 연구 결과들도 보고되었다. 이러한 한계점으로 인해서 난소의 자궁내막종을 수술 중에 진단한 후 바로 제거해버리는 수술 방식이 더욱 선호되게 되었다. 자궁내막종을 제거하는 방식에는 낭종에 구멍을 만든 후에 레이저나 전기소작술을 이용해서 낭종벽을 소작하여 없애는 방식과 낭종벽을 난소로부터 절제하여 벗겨내는 방식이 있다. 64명의 자궁내막종 환자를 대상으로 내시경 수술을 시행한 무작위임상시험에서 자궁내막종의 낭종벽을 절제한 환자군이 낭종벽에 대하여 소작술만을 시행한 환자군에 비해서 24개월의 관찰 기간 동안 월경통, 성교통, 그리고 기타 골반 통증의 재발률이 유의하게 낮게 관찰되었다. 또한 네 개의 연구 및 212명의 환자를 대상으로 분석한 체계적 고찰 연구에서도 자궁내막종의 낭종 절제술의 경우 재발률이 6.4%로써 소작술만을 시행한 경우의 18.4%에 비해서 유의하게 낮은 결과를 확인할 수 있었다.

7. 복강경 수술을 통한 자궁내막증의 병기 설정

자궁내막증의 병기 설정은 자궁내막증 병변의 병리조직학적인 소견을 토대로 1949년도에 처음 고안되었다. 이후 자궁내막증의 육안적인 소견을 토대로 한 병기 설정의 체계는 1951년도에 허프만 (Huffman)이 처음으로 제안하였다. 하지만 이 병기 설정 체계는 자궁내막증에 동반된 유착의 유무 또는 심한 정도를 포함시키지 않았다. 이후 1960년대에는 복강 내의 유착 여부와 환자의 병력 및 증상을 포함시킨 병기 체계가 고안되었고, 이렇게 평가된 자궁내막증의 병기를 그 환자에게 향후 약물치료를 할 것인지 혹은 수술적 치료를 할 것인지 결정하는 데에 반영시키기도 하였다. 1973년도에는 자궁내막증 병변의 크기, 병변 주위의 섬유화와 흔적들, 그리고 유착의 정도를 반영한 최초의 병기 설정 체계인 아코스타(Acosta) 분류 체계가 등장하였다. 하지만 이 분류체계는 자궁내막증의 재발과 관련된 예후에 대한 평가를 하지는 못한 한계가 있었다.

미국불임의학회(American Fertility Society)에서 1979년에 자궁내막증의 병변의 크기와 유착의 정도에 따라서 1기부터 4기까지 병기를 분류한 더욱 단순하면서도 많은 정보를 줄 수 있는 병기 체계를 발표하였다. 이후로 오늘날까지 미국생식의학회(American Society for Reproductive Medicine) 에 의해 더욱 개선된 병기 분류 체계가 널리 사용되고 있다 (**그림 17-1**). 이 분류 체계는 자궁내막증과 관련된 다음과 같은 사항들을 병기 설정 항목에 포함시키고 있다.

⑴ 복막 또는 난소에 착상된 자궁내막증 병변의 모양, 크기, 그리고 침윤 깊이.

(2) 병변의 범위와 붉은색 병변(붉은색, 분홍색, 무색), 흰색 병변(흰색, 황갈색, 복막의 결손 부위), 그리고 검은색 병변(검은색, 푸른색) 등으로 구분한 병변의 타입.

(3) 자궁부속기 유착의 유무, 범위, 심한 정도와 Cul-de-sac 부위의 유착으로 인한 폐쇄 여부.

이러한 자궁내막증 병기 분류 체계는 복강 내부와 장기 전체를 시각적으로 확인하여 자궁내막증의 전체적인 침범 범위를 확인해야만 병기를 평가할 수 있기 때문에 복강경 수술 시에 생기는 위양성과 위음성 결과의 가능성을 감소시키는 효과가 있다. 또한 이러한 병기 체계는 전자 의무기록으로 저장하여 향후 데이터 분석에 유용하게 사용될 수 있다는 장점도 지니고 있다. 다만, 이러한 분류 체계는 자궁내막증과 연관된 환자의 임상증상의 정도를 반영하지는 못하므로 환자의 자궁내막증을 임상적으로 과소평가할 위험이 있고, 또한 질환의 자연 경과를 예측하거나 평가할 수는 없다는 한계점을 지니고 있다(**그림 17-1**).

8. 진단적 복강경 수술 결정시 고려 사항.

자궁내막증이 의심되는 증상과 징후가 관찰되는 여성에게 약물 치료를 바로 시작하는 대신 조직학적 진단을 위해서 복강경 수술과 같은 침습적 수술을 시행할 필요성에 대해서는 논란의 여지가 있어왔다. 자궁내막증이 의심되는 환자에게 복강경 수술 시행을 결정할 때에는 확진의 필요성에 대한 환자의 의지, 불임이나 기타 증상의 여부, 난소 자궁내막종의 유무, 그리고 복막에 깊이 침윤한 자궁내막증의 의심되는지의 여부 등을 고려해서 결정하게 된다. 이학적 검사나 영상의학검사의 소견 상에서 난소 자궁내막종이나 깊이 침윤한 복막 자궁내막증을 시사하는 소견이 관찰되지 않을 경우에는, 단순히 복막의 자궁내막증을 진단하기 치료하기 위한 목적만으로 진단적 복강경 수술을 시행하지는 않는 것이 바람직하다고 할 수 있다. 특히 환자가 청소년이거나 젊은 여성일 경우에는 더욱 신중한 결정을 해야 한다. 복막의 자궁내막증을 치료하는 것은 이 질환의 자연 경과에는 유의한 영향을 끼치지 못하는 것으로 알려져 있다.

9. 진단적 복강경 수술을 통한 자궁내막증 진단의 정확성

체계적 고찰 연구 결과, 진단적 복강경을 통한 자궁내막증 진단의 정확성에 대한 기존 연구들 중에서 적절한 형식을 갖춘 양질의 연구 결과는 4개 연구에 불과하였고 총 433명의 환자를 대상으로 하였다. 고찰 결과, 복강경 수술 중에 자궁내막증으로 의심되는 병변이 관찰되지 않은 경우에는 자

REVISED AMERICAN SOCIETY FOR REPRODUCTIVE MEDICINE CLASSIFICATION OF ENDOMETRIOSIS 1985

Patient's Name _____   Date _____

Stage I (Minimal)   - 1-5
Stage II (Mild)   - 6-15
Stage III (Moderate)   - 16-40
Stage IV (Severe)   - > 40
Total _____

Laparoscopy _____ Laparotomy _____ Photography _____
Recommended Treatment _____

Prognosis _____

PERITONEUM	ENDOMETRIOSIS	< 1cm	1-3cm	> 3cm
	Superficial	1	2	4
	Deep	2	4	4
OVARY	R Superficial	1	2	4
	Deep	4	16	20
	L Superficial	1	2	4
	Deep	4	16	20

	POSTERIOR CULDESAC OBLITERATION	Partial	Complete
		4	40

	ADHESIONS	< 1/3 Enclosure	1/3-2/3 Enclosure	> 2/3 Enclosure
OVARY	R Filmy	1	2	4
	Dense	4	8	16
	L Filmy	1	2	4
	Dense	4	8	16
TUBE	R Filmy	1	2	4
	Dense	4°	8°	16
	L Filmy	1	2	4
	Dense	4°	8°	16

난관의 fimbriated end가 완전히 막혀있다면 16점에 해당

Additional Endometriosis: _____
_____
_____
_____

Additional Pathology: _____
_____
_____
_____

To Be Used with Normal
Tubes and Ovaries

L   R

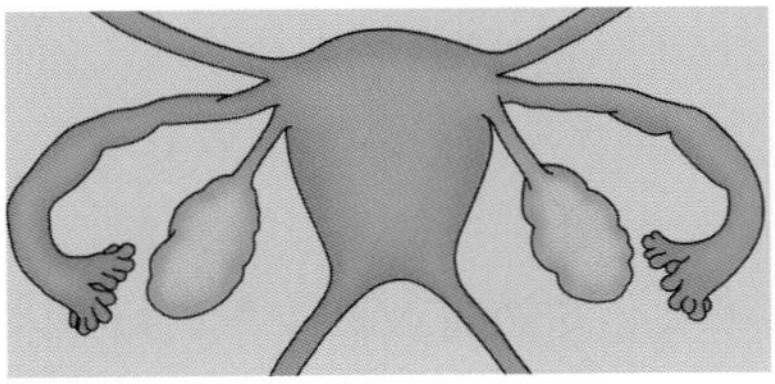

To Be Used with Abnormal
Tubes and Ovaries

L   R

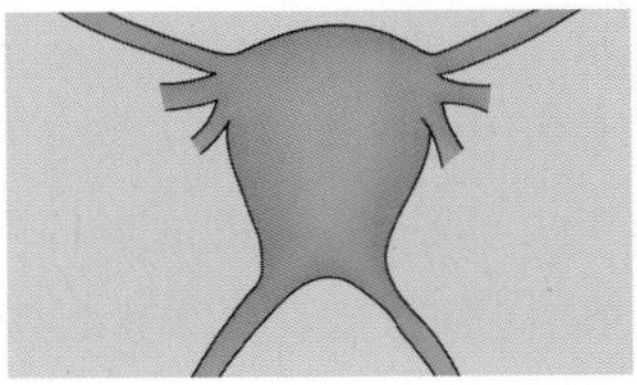

그림 17-1   미국생식의학회에 따른 개정된 자궁내막증 병기 분류 체계

궁내막증 진단을 배제할 수 있는 정확성이 높게 확인되어서 임상 의사가 향후 치료 방향을 위한 결정을 하는 데에 유용하였다. 하지만, 복강경 수술 중에 자궁내막증으로 의심되는 병변이 관찰되는 경우에는 조직학적 검사를 시행하기 이전의 수술 소견만으로는 진단의 정확성이 떨어져서 분명한 정보를 주지 못하므로 그 유용성이 높지 않았다. 이 결과에서 양성 우도비(positive likelihood ratio)는 4.30 (95% 신뢰구간 2.45-7.55)으로 나타났고 음성 우도비는 0.06 (95% 신뢰구간 0.01-0.47)의 결과를 보였다. 따라서 자궁내막증의 유병율을 20%로 가정하였을 때, 복강경 검사에서 양성을 보인 경우 검사 후에 실제로 자궁내막증이 존재할 가능성(post-test probability)은 51.8 (95% 신뢰구간 38.0-65.4), 검사에서 음성으로 보인 경우에는 이 예상치가 1.5 (95% 신뢰구간 0.2-10.5)의 결과로 나타난다. 이러한 고찰 결과들을 고려할 때, 진단적 복강경 수술 상에서 자궁내막증이 의심되는 병변이 관찰되지 않은 환자에게는 더 이상의 추가적인 검사를 고려하지 않고 경과 관찰만을 시행할 수 있다. 다만, 진단적 복강경 검사에서 자궁내막증이 관찰되거나 그렇지 않은 경우 모두, 그 수술을 시행한 집도의의 임상적인 경험과 능력에 따라서 그 정확성이 크게 달라질 수 있음을 기억해야 한다. 임상 의사의 많은 경험치, 수술적 숙련도뿐만 아니라 자궁내막증에 대한 이해와 관심 여부가 수술 중에 자궁내막증을 발견하고 진단하는 가능성을 높여줄 수 있다.

10. 진단적 복강경 수술의 정확성 향상을 위한 방법

진단적 복강경 수술의 진단적 정확성을 향상시키기 위해서는 수술 중에 자궁과 자궁부속기, 난소오목부위의 복막, 방광-자궁 사이의 복막, 더글라스와(pouch of Douglas) 및 직장 주위의 복막과 공간, 직장과 S자 결장, 맹장, 횡격막과 같은 복강 내의 장기들을 체계적으로 관찰하여 확인해야만 한다. 자궁내막증 진단을 위한 복강경 수술을 할 때에는, 한 개 이상의 추가적인 포트를 통해서 집게 기구를 보조적으로 사용하여 시야을 가리는 장을 한 켠으로 치우거나 흡입 기구를 이용하여 복강 내에 고여있는 유체를 흡입함으로써 복강 내부와 더글라스와에 대한 충분한 시야를 확보해야만 진단의 정확성을 높일 수가 있다. 자궁내막증 환자를 수술하기 전에 충분한 이학적 검사를 시행하지 않는 경우에는 후복막강이나 질벽에 국소적으로 위치한 자궁내막증의 경우 특히 발견하지 못하고 놓치는 일이 흔히 발생하게 된다. 이러한 이학적 검사는 마취 후에 시행하면 더욱 효과적일 수 있다. 또한 수술 중에도 질검경(speculum)을 사용하거나 손으로 질 안쪽 벽과 자궁경부를 촉진하며 동시에 복강경으로 관찰함으로써 겉으로 돌출되지 않고 묻혀 있는 상태의 자궁내막증을 진단하는 데에 도움을 줄 수 있다. 자궁내막증이 의심되는 병변의 조직학적 검사 결과에서 음성 결과가 나오는 경우에는 조직 채취의 위치나 방식이 잘못 되었거나, 채취 과정에서 조직을 압박하여 손상을 가했을 가능성 또한 생각해보아야 한다.

진단적 복강경 수술을 시행하기 이전에 충분한 임상적 검사들을 시행하면 후복막강이나 또는 복강이 아닌 다른 신체 부위에 발생한 자궁내막증을 놓치지 않고 진단하는 데에 큰 도움이 된다. 특히 깊은 침윤성 자궁내막증이 의심되는 임상 징후가 있다면 반드시 수술 전에 영상의학적 검사들을 통해서 양측의 요관, 방광, 그리고 장에 의심되는 소견이 없는지 면밀히 확인해야 한다. 최근에는 혈액 표지자 검사를 자궁내막증 진단에 보조적으로 사용하여 진단의 정확성을 높이는 방법도 제안되었지만 아직은 이에 대하여 추가적인 연구가 필요한 상황이다.

11. 복강경을 이용한 의식하 통증지도 검사(Conscious pain mapping)

복강경을 이용한 통증지도 검사는 맹장의 통증 유발점에 대한 연구에서 처음 시작되었다. 이후 만성 골반통증을 호소하는 환자를 대상으로 진정제를 투여하여 진정된 의식 상태에서 복강경 수술을 통한 통증지도 검사가 시행되었다. 이러한 검사 결과를 통해서 내장신경 또는 체신경을 통해 골반부위의 통증이 시작되고 전달되는 경로에 대한 정보를 얻을 수가 있었다. 의식하 통증지도 검사는 만성 골반통증으로 인해 이미 수술적 검사와 치료를 시행하였으나 증상이 지속되는 환자를 대상으로 추가적인 정보를 얻기 위해서 시도해볼 수 있다. 이러한 환자들을 대상으로 의식하 통증검사를 시행하였을 때 가장 흔하게 진단되는 통증의 원인 질환으로는 자궁내막증, 복강내의 유착, 그리고 만성 내장신경통증증후군 등이 있었다. 하지만 이러한 검사 방법은 더 큰 규모의 환자군을 대상으로 하는 추가적인 연구를 통해서 장기적인 치료 결과와 안전성이 추가적으로 밝혀져야만 할 것이다.

12. 복강경 수술의 위험성

복강경 수술이 개복수술에 비해서 덜 침습적인 수술 방법이기는 하지만 이 역시 주요 혈관 손상, 요관 또는 장의 손상을 일으킬 위험성이 있는 침습적인 수술임을 주의해야 한다. 복강경 수술로 인한 장, 요관, 혈관의 손상 위험성은 대략 2.4% 정도로 보고되었으며, 이러한 사례들 중에서 3분의 2 정도는 개복수술로의 전환이 필요하였다. 복강경 수술 중에 발생한 주요 혈관의 손상으로 인한 사망의 위험은 1,000명 중에서 0.1명 정도의 빈도로 보인다. 이러한 합병증의 위험성이 자궁내막증이 의심되는 환자와 담당 임상의로 하여금 진단적 복강경 수술 시행을 꺼리게 만드는 요인이 될 수 있으며, 이로 인하여 자궁내막증의 진단 시기가 지연되는 결과가 생길 수 있다.

13. 결론

진단적 복강경 수술은 모든 병기의 자궁내막증 진단에 있어서 가장 표준적인 방법으로 인정되고 있다. 지금까지의 많은 임상적 경험을 통해서 이러한 진단 방법은 매우 효과적이고 안전한 방법으로 생각된다. 특히 진단적 복강경 수술에서 자궁내막증이 관찰되지 않는 무증상의 환자의 경우에는 이러한 결과를 신뢰할 만 하므로 자궁내막증의 가능성을 배제할 수 있다. 하지만 복강경 수술에서의 진단이 조직학적인 진단과 그 결과가 반드시 일치하지는 않는다. 게다가 복강경 수술에서 관찰되는 병변의 육안적 소견과 실제 환자의 임상 증상, 질환의 자연 경과, 그리고 불임이나 재발률과 같은 중요한 예후와의 연관성이 뚜렷하지 않다는 한계가 있다. 아직까지는 복강경 수술의 육안적 소견이나 병기보다는 환자가 갖는 치료 의지나 임신 계획과 불임의 여부 등에 대한 고려가 질환의 치료 방향에 더 큰 영향을 끼칠 수 밖에 없다. 이러한 한계점을 보완하여 더욱 신뢰할 만 하고 효과적인 자궁내막증의 진단 방법을 확립하기 위해서는 앞으로도 많은 연구와 노력이 시행되어야만 할 것이다.

참 · 고 · 문 · 헌

1. Ayman Al-Talib, Togas Tulandi, Surgical historical overview, Diagnosis of endometriosis, in: Linda C. Giudice, Johannes L.H. Evers, David L. Healy (Eds.), Endometriosis: Science and Practice, First edition, Black-Well Publishing Ltd., Hoboken, 2012, pp. 295-8.

2. Moamar Al-Jefout, Laparoscopy for Diagnosis and Treatment of Endometriosis, in: Atef Darwish (Ed.), Advanced Gynecologic Endoscopy, InTech, Rijeka, 2011, pp. 183-98., Available from: http://www.intechopen.com/books/advanced-gynecologic-endoscopy/laparoscopy-for-diagnosis-andtreatment-of-endometriosis

3. Dunselman GA, Vermeulen N, Becker C, et al ESHRE guideline: management of women with endometriosis, European Society of Human Reproduction and Embryology, Hum Reprod 2014; 29:400-12.

치료

Treatment

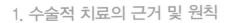

Chapter 18

수술적 치료

Surgical treatment

| 이은주, 이윤순, 최중섭 |

1. 수술적 치료의 근거 및 원칙

1) 약물치료로는 자궁내막증병변이 모두 사라지지 않는다.

약물 치료로 자궁내막증 병변의 혈관들이 줄어들고 염증이 감소되는 효과가 있으며 약물치료의 개발과 발전으로 효과가 높아지고 있다고는 하나 병변을 완전하게 억제할 수 없었다. Evert 등 (1987)은 복강경 수술을 통하여 약물 치료 전후의 자궁내막증 병변을 관찰한 결과, 유의한 변화가 없었고, 약물치료를 중단한 후 다시 병이 재발하였음을 보고하였다. Donnez 등의 보고에 의하면 약물치료 후 난소의 조직검사에서 거의 대부분에서 여전히 자궁내막증 상피세포들이 존재하고 있었다. 이러한 사실들은 자궁내막증병변의 세포들은 정상 자궁내막샘과 기질들에 적용되는 것과는 다른 기전으로 조절된다는 것을 의미하는 것이기도 하다. 약물치료를 하여도 잔존병변들이 존재하고, 약물을 중단하면 다시 병변의 활동성이 재개되기 때문에 약물치료는 세포의 생존보다는 활동성에만 영향을 준다고 봐야할 것이다. 따라서 수술적 치료로 침윤성 병변들 제거 필요성이 제시되는 것이다.

2) 자궁내막증 관련 통증의 감소

자궁내막증의 수술적 치료의 목적은 자궁내막증 병변들을 제거하는 데 있다. 2008년에 보고된 코크란 데이터베이스는 자궁내막증의 수술적 치료로 생리통, 성교통, 골반통이 유의하게 감소했음을 보여주었다. 따라서 수술의 일차적 이득은 통증의 감소임이 문헌에 보고된 연구들을 통하여 증명된 셈이다.

3) 자궁내막종에 의한 난소 기능 상실의 회복

자궁내막증과 난임과의 연관성은 잘 알려져 있지만 정확한 기전은 밝혀져 있지 않다. 난소의 자궁내막종은 난포의 성숙과 파열을 방해하고 유착을 유발할 거라고 알려져 있는데 실제로 자궁내막증이 있는 난소의 난포밀도(follicular density)가 상실되어 있음이 관찰된다. 이를 설명하는 가설들이 몇 개 보고되었는데 첫번째 가설에 의하면 자궁내막종이 난소의 피질(cortex)를 잡아늘려서 (stretching) 원시난포(primordial follicles)의 상실을 가져옴으로서 난소예비능(ovarian reserve)을 감소시킨다는 것이다. 두번째 가설로는 자궁내막종안에 활성산소(ROS, reactive oxygen species)가 증가되어 있고 낭종을 둘러싸고 있는 세포에 유리철(free iron)이 들어가서 각각의 난포에 독성효과를 주며 자궁내막종을 둘러싸고 있는 난소 피질에 산화적 스트레스(oxidative stress)가 증가하여 난포의 상실을 가져온다는 것이다. 세 번째 가설로는 자궁내막종이 난소의 피질에 국소적인 염증을 일으켜서 난소의 피질을 섬유화시켜서 난소 피질 기질(stroma)의 상실을 가져온다는 것이다. 따라서 자궁내막종의 수술적 제거는 다양한 기전에 의한 난포의 상실을 차단하게 되는 것이며, 난모세포의 채취시 난포의 생성을 더 용이하게 할 것으로 생각된다. 그러나 수술적 치료로 난소의 손상을 복구시켰다는 객관적인 증거들이 제시되어 있지는 않다.

난자 채취할 때 우연하게 자궁내막종이 파열되어 내용물이 흘러나와 골반강의 염증을 발생시킨다. 이러한 이유로 2014 ESHRE guideline에서는 자궁내막종이 있는 여성에서 질식 난자 채취(transvaginal oocyte retrieval)를 하기 전에 항생제 사용을 권유하고 있다. 자궁내막종을 수술적으로 제거하면 이러한 상황도 피할 수가 있다.

4) 수술의 항뮬러리안 호르몬(antimullerian hormone)과 동난포갯수(antral follicular count)에 대한 영향

최근 메타분석에서는 자궁내막종제거수술이 수술 후 항뮬러리안 호르몬을 낮추어 난소예비능에는 안좋은 영향을 주었음을 보여주었다. 양측성일수록, 5cm 이상 크기일수록 항뮬러리안 호르몬이 더 많이 감소하였다. 이에 반하여 낭종절제수술이 동난포갯수에 미치는 영향에 대해서는 논란의 여지가 있다. 이유는 수술 전에 자궁내막종이 있는 상태에서는 동난포갯수 측정이 부정확하므로 수술 후 동난포갯수가 늘어난 것이 이런 효과때문일 수 있기 때문이라는 것이다. 또한 보고에 따라서는 수술 후 항뮬러리안 호르몬이 감소하였는데도 동난포갯수는 증가하는 소견을 보여주고 있다. 수술 후 항뮬러리안 호르몬 감소정도가 워낙 다양해서 이러한 편차까지 고려한 데이터는 지금껏 없기 때문에 현재까지는 수술이 정말로 난소의 예비능을 감소시키는 지에 대한 결론을 내리지 못하고 있다.

자궁내막종 제거수술이 난소의 예비능에 유해한 영향을 줄 것으로 생각되는 기전은 다음과 같다. (1) 자궁내막종과 함께 건강한 난소 피질이 함께 제거, (2) 지혈 시 발생하는 정상난소조직에 열 손상(thermal damage), (3) 수술과 연관된 국소적 염증반응 등이 있다. 실제로 낭종과 함께 제거된 정상난소조직을 살펴보면 자궁내막종이 기형종보다 10배나 많이 제거되었고, 자궁내막종 제거 후 초음파 검사에서 수술한 난소의 부피가 의미 있게 감소한 점은 이를 뒷받침해 주고 있다.

5) 수술하지 않으면 발생할 수 있는 문제점

자궁내막증을 수술하지 않고 경과관찰(expectant management) 만 하게 되면 난소 염전, 낭종 파열, 자궁내막증의 악화, 난소암의 위험 등과 연관이 있다. 자궁내막종의 0.8-0.9%는 난소암으로 확인이 된다.

6) 수술의 불완전한 치료 효과

반면 수술만으로는 자궁내막증의 치료가 완전하지 않다. 그 이유는 첫째, 수술 후 유착이 난임의 원인이 될 수 있다. 둘째, 주요 장기(vital organ)의 손상에 대한 두려움 때문에 자궁내막증 병변이 완전하게 제거가 안된다. 셋째, 눈에 보이지 않는 자궁내막증 세포들은 여전히 존재할 수 있다. 이러한 이유로 수술 후 약물치료를 병행하는 경우가 많이 있다.

7) 수술적 치료의 원칙

자궁내막증의 수술적 치료의 원칙은 병변 부위를 모두 제거하고 자궁, 난소, 난관의 해부학적 구조를 원상태로 복구시키는 것이다. 보존적 수술요법에는 자궁내막종 제거수술, 복막의 자궁내막증 병변 제거수술, 유착박리술, 장절제수술, 방광 일부 절제수술, 더글라스와 절제수술등이 포함된다. 보존적 수술로 통증이 해결되지 않거나, 보존적 수술이 불가능할 정도로 유착이 심하고 더 이상 임신을 원하지 않을 경우에는 자궁, 난소, 난관을 모두 제거하는 근치적인 수술을 시행한다.

복강경을 이용한 자궁내막증 수술은 개복수술과 비교했을 때, 복벽의 신경과 혈관의 손상, 수술 후 유착, 통증, 합병증이 적고, 환자의 회복이 빠르며 재수술 시 부담이 적기 때문에 자궁내막증 수술로는 더 적합하다고 할 수 있다.

8) 수술의 적응증

자궁내막증 치료는 환자의 나이, 임신계획등을 고려하여 개별화되어야 하며 다음의 경우 수술적 치료를 고려할 수 있다.

- 난소에 자궁내막종이 있는 경우
- 자궁내막증과 연관된 통증이 약물치료로 조절이 안되는 경우

2. 자궁내막종 (Endometrioma)

자궁내막종은 초콜렛 낭종이라고도 하며 난소 안에 이소성 자궁내막세포(ectopic endometrial cell)로 둘러싸여있는 낭종이다(**그림 18-1**). 약물치료로 효과적이지 않기 때문에 수술적 치료로 제거

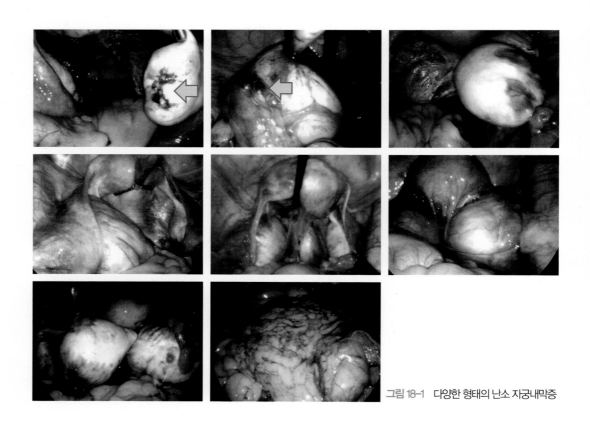

그림 18-1 다양한 형태의 난소 자궁내막증

해야 하며, 자궁내막종은 암세포형질전환(malignant transformation)이 보고되고 있기 때문에, 난소 종양처럼 다루어져야 한다. 자궁내막종의 수술적 치료방법은 여러가지가 있다. 가장 널리 사용되고 있는 방법은 복강경 하 스트리핑방법(stripping technique) 으로 낭종을 완전하게 제거하는 것이다. 낭종액 배액 후 낭종벽의 양극소작, 레이져증기요법(laser vaporization), 낭종일부 절제수술 및 레이져증기요법의 병합시도도 가능하다. 최근 메타분석법에 의하면 스트리핑방법이 배액(drainage)이나 소작 (ablation)방법보다는 통증의 재발, 자연임신율, 재발과 재수술의 억제 측면에서 더 좋은 것으로 보고되었다. 하지만 과배란유도(Controlled ovarian hyerstimulation)와 자궁강내인공수정(Intra-uterine insemination) 후의 임신률의 측면에서는 낭종 제거방법이 소작방법보다 더 좋은 결과를 얻지는 못하였다.

1) 자궁내막종 낭종 제거(cystectomy)

(1) 수술 전 복강내 병변 관찰 및 평가

- 복막을 가까이서 자세하게 살펴본다.
- 유착박리수술, 특히 난소주위 유착을 박리한다.
- 난소의 낭종 및 표면에 별모양의 병변들이 있는 지 관찰한다
- 직장 질 촉진을 통하여 심부침윤성 병변이 있는 지, 더글라스와 막힘(cul-de-sac obliteration)이 있는 지 관찰한다.
- 자궁앞쪽 복막 및 방광 복막을 관찰하고, 상복부 시진을 통하여 장의 자궁내막증이 있는 지 관찰한다.

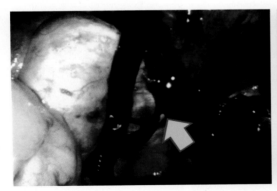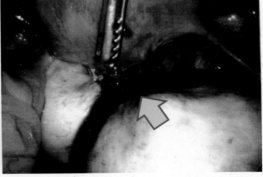

그림 18-2 난소의 자궁내막종을 자궁에서 분리하는 과정에서 유착된 부분이 뚫려서 초콜렛 액체가 흘러나온다. 이 액체를 제거하면서 뚫린 부분에 흡입기를 넣어 흡입하고 식염수로 세척을 한다. 이 뚫린 부분을 조금 더 열려서 낭종제거수술을 한다.

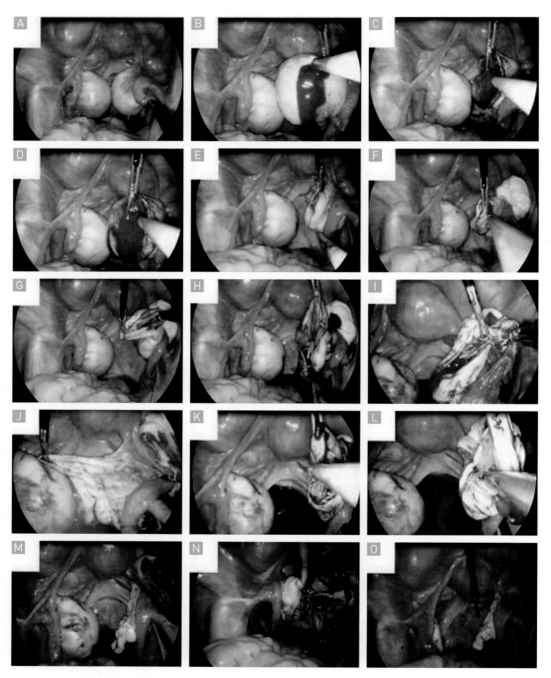

그림 18-3　난소 낭종절제수술과정 (A) 수술 전. (B–E) 난소낭종에 구멍을 내어서 흡입기로 흡입 후 생리식염수로 세척. F–I) 난소낭종을 난소로부터 벗겨내듯 잡아당기며 스트리핑하여 분리. (J) 난관과 수술절개부위가 얼마나 거리가 있나 관찰 (K–L) 난소의 내측을 외번시켜 직접 보면서 지혈 (M) 우측난소낭종절제수술 후 (N) 좌측 난소낭종절제수 (O) 수술 후.

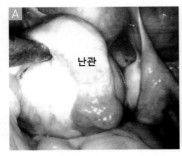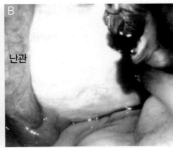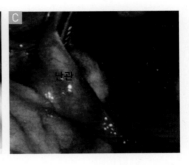

그림 18-4 　좌측 난소낭종으로 좌측난관이 우측으로 밀려있다 (A). 되도록이면 낭종의 내측 (medical aspect)로 구멍을 내어 (B) 초콜렛 액체를 흡입 및 낭종 안 세척을 한 후 이 구멍을 더 열어서 낭종제거를 해준다. 수술 후 모습을 보면 (C) 난관주위의 난소표면에 수술 자국이 없어서 구멍주위의 유착으로 인한 난관의 피해를 최소화 할 수 있다.

(2) 수술 방법(그림 18-2)(그림 18-3)

① 낭종의 표면에 3-5mm 구멍을 뚫고 흡입기(suction기)를 이용하여 초콜렛 액체를 흡입하여 제거한다. 속이 빈 낭종에 식염수를 넣어 세척하기를 여러 번 한다. 초콜렛 액체의 농도가 진하여 흡입이 잘 안될 경우 세척과 함께 흡입을 하면 더 잘 된다. 이 과정에서 낭종 내 액체가 낭종 밖으로 유출이 되게 되는데 이 때는 최선을 다해서 여러 번 세척을 하여 초콜렛 액체를 제거해야 한다.

② 세척을 한 후에는 낭종 안에 카메라를 넣어서 안쪽 면을 면밀히 살펴본다.

③ 구멍을 더 확장하여 절개를 하면 절개면에 낭종과 정상난소조직이 분리되어 보이게 된다. 이 때 낭종과 정상난소조직를 기구(atraumatic graspers)로 잡고 벗겨내듯이 잡아당기면서 스트리핑하는 방법으로 두 조직을 분리한다.

④ 낭종을 분리한 자리는 세척을 하면서 조심스럽게 지혈을 한다.

⑤ 난소 절제부위는 봉합하지 않고 열어둔다.

⑥ 낭종제거 후에는 골반강을 다량의 식염수로 세척을 해준다.

(3) 수술의 포인트

• 난소의 절개부위는 되도록 의존부분(dependent part)로 하는 것이 좋다. 난관과 가까운 곳에 절개를 할 경우 이 곳에 유착이 발생하면 수술 후 임신에 더 영향이 있을 수 있다(그림 18-4).

• 지혈을 신경 써서 잘 하면 수술 후 유착 및 난소의 손상을 최소화할 수 있다.

• 봉합실을 이용하여 난소를 봉합하면 조직허혈(ischemia)을 일으키며, 유착을 일으킨다는 보고가 있다. 만약 봉합을 요하는 경우에는 봉합횟수는 최소한으로 하는 것이 바람직하다.

• 난포낭(follicular cyst)나 황체낭(corpus luteal cyst)은 되도록 보존한다

• 정상난소조직은 되도록 많이 보존하도록 한다.

- 수술 전에 GnRH-a를 사용한 경우에는 난소의 혈관이 감소하여 수술 시에 출혈이 감소한다는 보고도 있다.

2) 낭종 배액 후 소작

낭종이 작은 경우 배액 후 소작방법을 쓸 수 있다. 낭종을 절개하여 배액한 후 낭종 안을 세척하고 낭종을 lining하고 있는 세포를 소작하는 방법이다. 소작은 탄산가스 레이저로 증발시키거나 (CO_2 lazer vaporization) 열응고소작법(thermal coagulation)를 이용한다. 이 방법은 작은 병변에는 효과적이지만 낭종이 큰 경우에는 응고 증발시키는 데 많은 시간이 소요되고 전 면적이 완벽하게 파괴가 안될 뿐 아니라 정상난소조직에도 열에 의한 손상을 초래할 수 있다는 단점이 있다. 낭종제거수술이 난소 피질이 함께 제거되어 난소예비능 저하를 가져올 거라는 점에 반해 낭종을 배액한 후 소작하는 방법은 난소의 예비능 보존의 측면에서 더 유리할 것으로 보이며 실제로 항뮬러리안

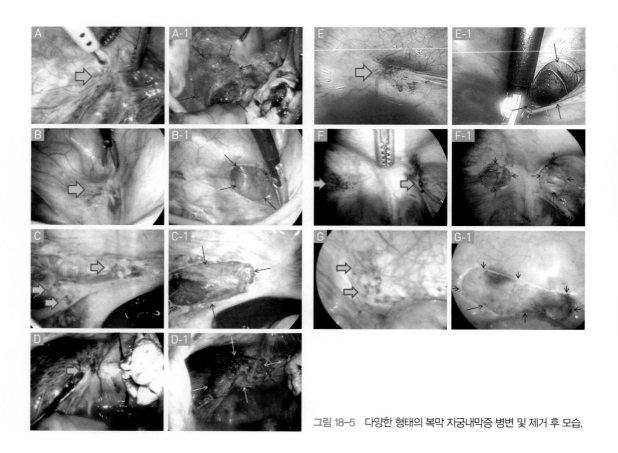

그림 18-5 다양한 형태의 복막 자궁내막증 병변 및 제거 후 모습.

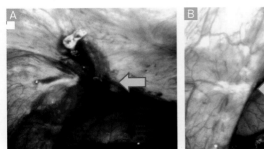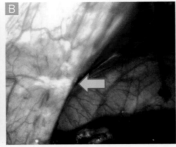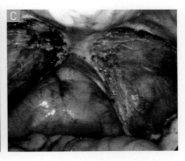

그림 18-6 후측 광인대(broad ligament)에 자궁내막증병변 (A, B) 및 제거 후 (C)

호르몬이 이 방법을 사용한 여성은 감소하지 않았음이 보고되었다. 또한 난소의 크기 및 동난포갯수가 낭종제거나 낭종배액 후 소작하는 방법 모두에서 감소하였지만 낭종배액 후 소작한 경우 감소 정도가 더 낮았다.

3. DIE

1) 복막의 자궁내막증 병변(Peritoneal endometriosis) (그림 18-5)

(1) 깊지 않은 병변

- CO2 레이저나 양극소작으로 복막의 자궁내막증 병변을 소작시키거나 증발(vaporization)시키면 오래된 혈액 버블이 유발되고 기질층의 증발을 나타내는 응결된 흰색 물질(curdy white material)이 나타난다. 증발 후 후복막의 지방조직(retroperitoneal fat)이 나타나면 완전하게 자궁내막증 병변이 증발되었음이 확인된다.
- 복막을 들어 올린 후 복막 아래 무혈관층을 연 후에 자궁내막증 병변 주위를 따라서 복막제거수술을 시행하면 된다(그림 18-6).

(2) 깊은 병변

- 중요한 장기위의 자궁내막증 병변은 CO2 레이저가 물을 투과(penetrate)하지 못하는 원리를 이용한다. 자궁내막증 병변이 있는 복막에서 1-2cm 떨어져 있는 지점의 복막 아래 무혈관 지역에 흡인바늘을 삽입하여 lactated ringer's solution를 주입하면 복막이 들어 올려지면서 물풍선처럼 만들어져 물이 들어있는 층을 형성한다. CO2 레이저를 이용하여 병변을 증발시킨다.

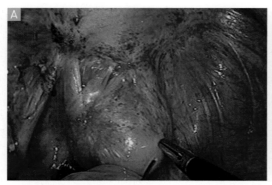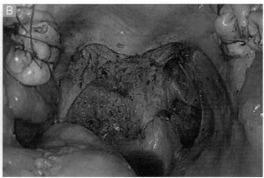

그림 18-7 (A) 자궁 조작기(uterine manipulator) 와 직장 탐색자(rectal probe)를 사용하여 더글라스와 부위를 적절히 노출시킨 복강경 수술사진이다.(B) 더글라스와 절제술(douglasectomy)후 복강경 수술사진이다.

- 자궁내막증병변이 복막아래 결체조직(Subperitoneal connective tissue)에 침윤을 하여 유착된 결과 잘 들어올려지지 않을 때는 이러한 침윤이 깊지 않기 때문에 약간 떨어져 있는 곳에서 복막 아래 무혈관층을 연 후에 물을 주입하면 유착된 부분이 분리되면서 자궁내막증병변과과 복막아래 결제조직이 분리된다. 이 때 양극소작으로 소작시키거나 병변만을 도려내면 된다.

2) 더글라스와 자궁내막증(Endometriosis in Cul de sac)

심재성 침투성 자궁내막증의 병변를 정확히 찾기 위해 우선 자궁내막종 주위의 유착박리술을 시행하여 난소를 정상적인 구조로 복원시킨 후 더글라스와 자궁내막증 병변 범위를 노출한다. 더글라스와 절제술(douglasectomy)를 위해서는 요관(ureter)를 확인과 직장옆오목(pararectal fossa)의 박리가 필수적이다. 구불창자사이막(mesosigmoid)이 왼쪽 골반복막에 부착되어 있는데, 이 부위를 박리함으로써 왼쪽 골반누두인대(infundibulopelvic ligament) 와 요관(ureter)를 확인하고 직장옆오목(pararectal fossa)으로 진입할 수 있다.

복강경 수술 시에는 더글라스와 부위의 적절한 노출을 위해 자궁 조작기(uterine mani- pulator)와 직장 탐색자(rectal probe)를 사용하여 편리하게 박리 할 수 있다. 직장옆오목은 무혈관 공간으로 직장주위의 지방조직(perirectal adipose tissue)을 따라 박리해야 한다. 직장 탐색자(rectal probe)를 이용하여 직장을 비스듬히 이동시키면서 술자가 반대편 복막을 당기면서(traction)하면서 적절한 경계로 박리해야한다. 박리시에는 깨끗한 수술시야 확보를 위해 출혈을 최대한 방지하고 세척도 하지 말아야 한다. 요관과 직장옆오목의 박리후에는 더글라스와 자궁내막증 병변을 비교적 쉽게 절제 가능하다. 대부분의 심재성 침투성 자궁내막증은 더글라스와 뿐만 아니라 자궁천골인대, 요관옆조직

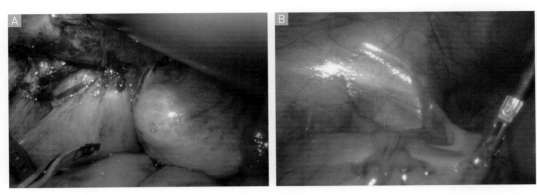

그림 18-8 (A) 더글라스와 완전폐쇄 및 우측 난소과 골반벽의 유착. (B) 좌측 장골능선 (iliac crest) 에 직장S상결장의 유찰

(paraureter tissue), 직장질중격(rectovaginal septum)등에 넓게 침범하므로 더글라스와 절제술은 이런 부위를 모두 포함하여 절제해야한다(**그림 18-7**).

3) 자궁절제술(Hysterectomy)

자궁내막증의 치료 전략은 환자의 나이, 병변의 정도, 증상의 중증도, 가임력 보존 등에 따라 약물적, 수술적, 병합 치료로 나뉠 수 있다. 수술적 치료 중에서 자궁내막증 병변의 부분절제는 단기적으로 좋은 결과를 보일 수 있지만, 추후에 재발 가능성이 있어 재수술을 요하는 경우가 많다. 특히 진행된 중증의 자궁내막증에서 자궁절제술 재수술률을 낮추는 것과 관련이 있어, 가임을 원치 않거나 임신이 종결된 환자에게서 고려해 볼 수 있는 치료법이다.

수술적 기술이 발전함에 따라서 복강경하 자궁절제술은 보편적인 수술로 자리잡았다. 자궁내막증 치료를 위한 자궁절제술에서 있어서도 심각한 장손상 등과 같은 합병증이 존재하는 경우가 아니면 대부분 복강경하 자궁절제술이 가능하다. 이를 위해서는 수술자의 숙련도가 중요하며 요관, 방광, 혈관 등과 같은 후복막 장기의 정상 해부학적 구조와 변이성 구조에 대하여 명확하게 숙지하고 있어야 한다.

자궁내막증과 자궁선근증을 동반한 자궁은 거의 대부분의 경우에서 더글라스와의 정상 구조가 소멸되어 있으며, 양쪽 골반 옆벽에 난소와의 유착이 존재하고, 특히 왼쪽 골반 옆벽에는 직장구불결장과의 유착이 존재한다(**그림 18-8**). 가장 먼저 시행하여야 할 것은 양쪽 요관의 주행을 확인하는 것이다. 보통 엉덩뼈 능선에서부터 요관을 확인하는데, 오른쪽 요관은 비교적 쉽게 확인할 수 있으나, 왼쪽 엉덩뼈 능선은 많은 경우에서 직장구불결장에 덮혀 보이지 않는 경우가 많아 직장구불결장을 복막으로부터 박리 후 요관의 주행을 확인한다. 주변과의 유착이 적은 복막을 우선 절개하여

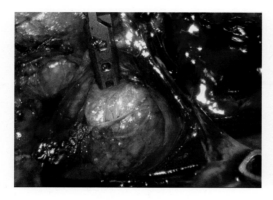

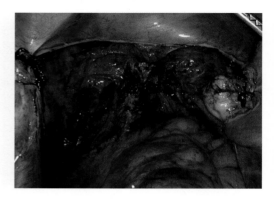

그림 18-9 자궁천골인대 아치의 회복과 직장자궁오목 (rectovaginal space)의 노출

그림 18-10 복강경하 질식 전자궁적출술 (laparoscopically assisted vaginal hysterectomy) 후 상태

후복막을 연다. 후복막이 노출되면 측면으로 접근하여 요관을 주위 조직으로부터 밀어내듯이 박리하여 분리시킨다. 이러한 측면 접근 방법으로 골반옆벽에서부터 자궁천골인대 부위로 점점 내려간다. 대부분의 경우 자궁천골인대의 아치(arch)가 보이지 않는데, 이는 직장과 더글라스와의 유착으로 인한 것으로 이것을 질벽의 천공과 직장의 손상 없이 박리해야 한다. 직장이 자궁에 붙어 있는 부위를 우선 전기를 사용하지 않고 조금씩 박리해 나가다 보면 지방이 노출되고 직장-질 공간이 보이게 된다. 이때부터는 전기 소작 기구를 이용하면 더글라스와까지 비교적 용이하게 박리가 이루어지게 된다. 요관을 밀어올리면서 측벽을 타고 내려가서 더글라스와까지 박리가 이루어지면 자궁천골인대 아치모양이 회복이 되고 더글라스와의 모양이 갖춰 지게 된다(그림 18-9). 그 다음에 자궁 앞쪽의 방광복막을 박리한다. 이와 같은 기법을 이용하여, 자궁내막증 병변으로 인해 골반 안에 고정되어 자궁을 주변 장기의 손상 없이 유동성 있게 만드는 것이 핵심이다.

자궁절제가 이루어 지고 질 원개 봉합이 끝나면 직장과 방광의 손상 유무와 박리된 요관의 온전함을 확인해야 한다. 직장의 경우는 공기방울검사(air bubble test)를 시행할 수 있는데, 이는 더글라스와에 생리식염수를 채우고 장을 담근 뒤 장튜브를 이용하여 공기를 주입해서 공기방울이 생기는지를 확인한다. 방광손상은 방광을 생리식염수 혹은 이산화탄소 가스로 태워서 새는 부위와 경계를 확인한다. 요관의 주행과 움직임은 이전에 요관박리술이 이루어져 있기 때문에 비교적 쉽게 관찰이 가능하다(그림 18-10).

4) 장 자궁내막증(Bowel endometriosis)

일반 인구 집단(general population)에서 장 자궁내막증의 정확한 유병률은 알려져있지 않지만,

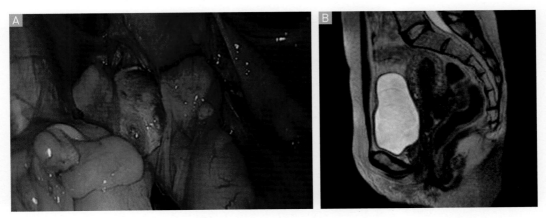

그림 18-11 (A) Snow ball sign: 직장의 자궁내막증 사진이다. (B) 자기공명영상(Magnetic resonance imaging, T2W sagittal image). 자궁 경부 후방의 자궁내막결절이 직장을 침범하고 있다.

자궁내막증을 가진 여성의 3.8%-37%에서 동반된다고 한다(그림 18-11). 자궁내막증 결절은 구불창자와 직장에 가장 흔히 발생하고, 이어서 돌창자(ileum), 충수(appendix), 막창자(cecum) 순서로 발생한다.

　장 자궁내막증의 치료는 증상, 병변의 크기 및 개수, 병변의 침투깊이, 창자 내강(intestinal lumen)의 협착정도에 따라 개별화되어야 한다.

　장 자궁내막증 수술은 크게 다음 3가지 방법이 있다.

(1) 결절제거술(Shaving and mucosal skinning)

　장의 장막(serosa)이나 근육(muscularis)에 국한된 표재성 병변에 시행한다. 장 점막은 유지하고 병변만 절제후 장벽을 봉합한다. 이 방법은 장의 혈관과 신경을 보존하고, 장이 천공되는 것을 방지할 수 있다. 그러나 병변의 불완전한 절제로 재발가능성이 다른수술법에 비해서 높다. Remorgida등에 의하면 이전에 결절 제거술후 부분 절제술(segmental resection)을 받은 16명 중 7명이(43.8%) 자궁내막증병변이 여전히 남아있었다고 하였다. 그러나 최근 연구에 따르면, 500명의 장 자궁내막증 환자에서 복강경하 결절 절제술을 시행하였을때 평균 3.1년 후 증상 재발율은 8% 이었다.

(2) 원반 절제술(Discoid or Disc resection)

　원반절제술은 장의 전층을 포함하여 병변을 쐐기모양으로 절제한다. 대부분의 연구자들은 장점막을 침범하고 크기가 3cm이하이며 장둘레의 1/3이하인 단일 병변일 경우 이 수술법을 이용하였다. 특히 직장 병변은 아래의 2가지 방법으로 세분된다.

① 가위로 자궁내막증 결절을 절제후 수기봉합법(Resection of the endometrial nodule with the cold scissors, followed by manual suturing)

② 원형 봉합기 이용법(Resection of the endometrial nodule using a circular stapler inserted transanally.)

최근에는 더 쉽고 빠르게 시행할 수 있는 원형 봉합기를 이용한 방법을 흔히 사용한다.

(3) 부분 절제술(segmental resection)

부분절제술은 자궁내막증이 침범된 장의 일부를 모두 절제한 후 문합(anastomosis)하는 수술이다. 다발성 자궁내막증 병변이 있는 경우, 보전적 절제술후 검체 절 단면에 자궁내막증이 존재할 경우, 복강경 수술중에 발견되어 장을 촉지할수 없어 병변의 범위가 정확하지 않은 경우, 큰 병변결절로 봉합이 어려운 경우, 근치적 수술로 장의 혈류공급이 감소된 경우에 부분절제술을 시행할 수 있다. 합병증을 예방하기 위해서는 장간막을 소화관에 근접하게 절제하여 장의 혈관과 림프관, 신경등을 최대한 보존하게 시행한다. 합병증으로 누출(leakage), 농양(abscess)등의 감염, 장기능장애(bowel dysfunction)등이 생길 수 있어 삶의 질이 측면에서 자궁내막증의 치료로서 장 부분절제술의 필요성에 대한 논쟁은 계속 되고 있다. 그러나, Brouwer 등에 의하면 부분절제술이 다른 수술 기법과 비교해서 자궁내막증 재발율을 유의하게 낮출 수 있다고 발표하였다.

5) 방광 자궁내막증(Bladder endometriosis)

방광 자궁내막증은 전체 자궁내막증 환자의 1–2%에서 동반되는 드문 질환이다. Vercellini등에 의하면 방광 자궁내막증은 복막에서 시작되어 방광으로 침투하였으므로, 요도 경유 절제술(Transurethral resections)은 병변을 모두 제거할 수 없고, 방광 천공의 위험도 높다고 주장하였다. 잔존 병소가 재발의 가장 큰 위험 요인이므로, 부분 방광 절제술(Partial cystectomy)을 시행하여 전체 자궁내막증 병변을 제거 해야 한다. Chapron 등은 75명의 방광 자궁내막증 환자에게 부분 방광 절제술을 시행후 5년 추적 관찰동안 재발이 없었다고 발표하였다.

6) 요관 자궁내막증

자궁내막증의 비뇨기계 침범은 매우 드물며, 전체 자궁내막증의 1-2%로 보고되고 있다. 비뇨기계 중에서 가장 흔한 침범 부위는 방광이며(80%-84%), 뒤를 이어 요관(15%), 신장(4%), 요도(2%)의 빈도로 발생한다. 자궁내막증이 요관에 발생하는 경우 상부 기관인 신장에 까지 영향을 줄 수 있고, 수술적 치료가 다른 비뇨기계 장기에 비해 까다로운 특징이 있다.

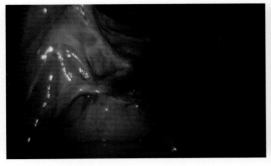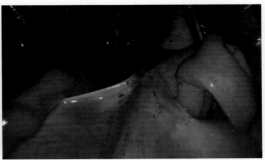

그림 18-12 양측성 표재성 요관 자궁내막증

　요관에 자궁내막증이 발생하는 유형은 내재성(intrinsic)과 외재성(extrinsic)의 두 가지 형태가 있다. 외재형이 내재형에 비해 좀 더 흔하며 타 장기로부터 발생한 자궁내막증 병변이 요관에 접촉하면서 발생하며, 요관에 압박과 섬유화를 통해 증상을 유발하며, 신장의 기능에 영향을 주기도 한다. 내재형은 림프관이나 정맥을 통하여 자궁내막증이 요관에 전이되어 나타나는 형태로, 막힘 증상을 주로 나타나게 하고, 요관도의 점막을 침범한 경우는 주기적인 혈뇨를 유발하기도 한다. 요관의 자궁내막증은 50% 정도에서 증상이 없으며, 2차적 폐쇄가 발생할 경우에 복통과 요통을 호소하기도 한다.

　요관의 자궁내막증이 의심될 때에는 폐쇄 부위와 정도를 알아보기 위해 intravenous urography가 유용하다. 하지만 가장 중요한 검사는 내시경적 진단이며 대표적으로 방광경과 요관경은 방광과 요관의 병변 부위를 직접적으로 관찰할 수 있다. 요관의 자궁내막증은 단독으로 존재하는 경우보다 여성골반장기에 발생한 자궁내막증으로부터 2차적으로 발생하는 경우가 많아, 증상이 없는 경우는 수술 전 진단이 쉽지 않다.

　자궁내막증에 의한 요관 폐쇄는 요관유착박리술, 요관절제 및 단단문합술 등으로 해결이 가능하다. 요관유착 박리술은 요관의 완전 폐쇄가 아닌 경우에 시행될 수 있고 불완전하게 수술이 이루어질 경우 재발의 빈도가 잦아, 주변 자궁내막증 조직을 완벽하게 제거한 후 완전하게 이루어 저야 한다(그림 18-12). 완전 폐쇄를 일으킨 내재형 요관 자궁내막증의 경우에는 절제가 불가피 하며, 이러한 병변은 여성 골반장기와 인접한 요관의 말단부에 주로 발생한다. 완전 폐쇄형의 자궁내막증 병변 뿐 아니라, 요관유착 박리술을 시행하면서 요관에 절단과 같은 손상을 입을 시에도 절제를 시행하여야 한다.

　요관절제 및 단단문합술은 최근에는 복강경적 수술로 시행하는 경우가 많다. 이전에는 개복술을 권장해 왔지만 수술자가 숙련되고 경험이 많다면 복강경적으로 수술을 시행 할 수 있다. 우선 방광경을 통해 역행으로 요관부목을 삽입하여 요관의 잘린 두 단면을 연결해주면 수술 후 요관유착을 예방할 수 있고 복강경적 봉합을 하는 데 도움이 된다. 이 때 복강경으로 손상된 요관의 두 단면을 봉합하게 되는데, 반드시 무긴장 문합술이 이루어져야 하며 요관사이연결술을 한 손상부위를 덮을 수 있도록 대망을 골반측벽의 조직에 붙여주면 혈관성이 증가되어 치유에 도움이 된다(**그림 18-12**).

5) 횡격막 자궁내막증

증상을 유발하는 자궁내막증의 횡격막 침투는 들지만 이완된 동측의 가슴, 어깨, 팔, 목 등에 생리 중에 통증을 유발 할 수 있다. 증상을 유발하는 횡격막의 자궁내막증의 빈도는 매우 산발적이나, 몇몇 연구에서 자궁내막증 환자의 0.19-1.5%로 보고한 바 있다. 횡격막 자궁내막증은 단독으로 존재하지 않고 거의 대부분 중증의 골반 자궁내막증에 동반되어 나타난다. 횡격막 자궁내막증은 증상

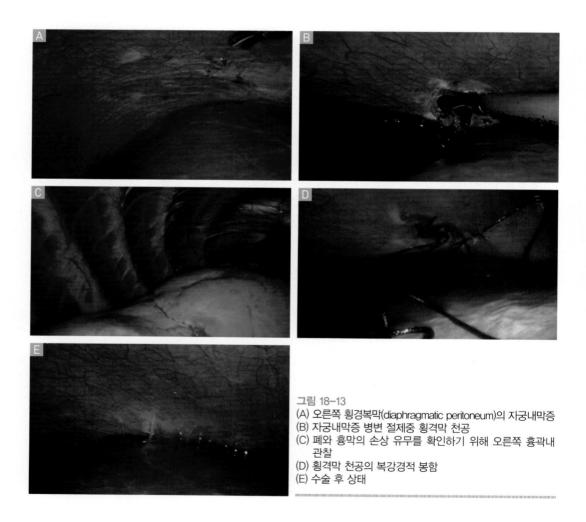

그림 18-13
(A) 오른쪽 횡경복막(diaphragmatic peritoneum)의 자궁내막증
(B) 자궁내막증 병변 절제중 횡격막 천공
(C) 폐와 흉막의 손상 유무를 확인하기 위해 오른쪽 흉곽내 관찰
(D) 횡격막 천공의 복강경적 봉함
(E) 수술 후 상태

이 없으면 예측하기 힘들고 조기 진단도 쉽지 않으며, 많은 경우에서 골반 자궁내막증을 위한 복강경 수술 중에 발견된다. 그러므로, 골반 자궁내막증 수술 시에는 반드시 횡격막을 포함한 상복부를 관찰하는 것이 필수적이다.

횡격막 자궁내막증의 수술을 위해서는 수술자가 상복부 해부학에 대하여 명확하게 파악하고 있어야 한다. 횡격막은 가운데 힘줄(central tendon)이라고 불리는 중앙의 두꺼운 부분을 중심으로 오른쪽과 왼쪽으로 나누어져 있으며, 이 가운데 힘줄은 횡격막 신경이 분포하고 있다. 횡격막 수술 중에 이 신경이 손상되는 경우는 드물지만, 간혹 횡격막 마비와 같은 심각한 합병증을 유발하기도 한다.

횡격막 자궁내막증은 골반 자궁내막증의 복강경 수술 중에 발견되는 경우가 많다. 이러한 경우 흉부외과와 일반외과 의사가 존재하는 종합병원에서는 그들이 수술하는 경우도 있으나, 부인과 의사가 수술을 이어나가야 하는 경우가 발생할 수 있다. 이러한 경우, 상복부에 접근이 용이한 Choi's four trochar methods로 처음부터 트로카를 삽입하여 수술을 시작하면 수술중 횡격막과 상복부의 접근을 위해 추가의 트로카를 삽입 할 필요가 없이 수술을 이어나갈 수 있다.

횡격막 자궁내막증 병변이 표재성이고 작은 경우에는 횡격막의 손상없이 병변 부위를 절제할 수 있으나, 심부성의 병변인 경우에는 횡격막을 박리하는 과정에서 횡격막 손상이 일어날 가능성이 있다. 이 경우 주로 우측 횡격막에 생기며, 횡격막손상이 일어난 경우 탈장, 횡격막마비, 폐합병증 등이 생길 수 있어 손상 발견 즉시 치료를 해주는 것이 중요하다. 손상의 정도가 작을 경우 체내봉합술로 봉합을 함으로써 손상부위를 봉합할 수 있다. 우선 손상부위가 일어난 부위를 통해 흉강 안으로 카메라를 진입시켜서, 흉강 안쪽에 출혈이나 추가손상이 없는지 확인한다. 횡격막 손상부위의 가장자리를 잡아 비흡수성 혹은 흡수성 모노필라멘트로 봉합하며 연속 혹은 단일봉합방법 모두 가능하다. 이 때 심장손상을 방지하기 위해서 횡격막을 심장표면으로부터 견인하는 것이 좋다. 손상의 정도가 10cm 이상으로 큰 경우 일차봉합이 힘들 수 있는데 이런 경우 비흡수 합성사(nonabsorbable prosthetic materials)를 이용하여 손상부위를 봉합하게 된다. 횡격막손상이 일어난 경우 기흉이 생기므로 마지막 봉합을 하기 전 폐에 호기말양압(PEEP)을 걸어줌으로써 기흉을 밀어내고 폐를 재팽창시키는 것이 필요하며 수술 후에는 흉강내 남아있는 공기들을 빨아들이기 위해 수일간 일시적으로 카테터를 거치시키는 것이 좋다(그림 18-13).

참·고·문·헌

1. Armengol-Debeir L, Savoye G, Leroi A-M et al. Pathophysiological approach to bowel dysfunction after segmental colorectal resection for deep endometriosis infiltrating the rectum: a preliminary study. Hum Reprod 2011; 26: 2330-5.

2. Brouwer R1, Woods RJ. Rectal endometriosis: results of radical excision and review of published work. ANZ J Surg. 2007 Jul;77(7):562-71

3. Celik HG, Dogan E, Okyay E et al. Effect of laparoscopic excision of endometriomas on ovarian reserve: serial changes in the serum antimullerian hormone levels Fertility and Sterility 2012;97:1472-8

4. Chapron C, Bourret A, Chopin N et al. Surgery for bladder endometriosis: long-term results and concomitant management of associated posterior deep lesions. Hum Reprod. 2010 Apr;25(4):884-9.

5. Chapron C, Fauconnier A, Vieira M et al. Anatomical distribution of deeply infiltrating endometriosis: surgical implications and proposition for a classification. Hum Reprod 2003; 18: 157–61.

6. Cook AS, Rock JA. The role of laparoscopy in the treatment of endometriosis. Fertil Steril 1991;55:663-80

7. Darai E, Thomassin I, Barranger E et al. Feasibility and clinical outcome of laparoscopic colorectal resection for endometriosis. Am J Obstet Gynecol 2005; 192: 394–400.

8. Donnez J, Nisolle M, Casanas-Roux F. Endometriosis associated infertility: evaluation of preoperative use of danazol, gestrionone and buserelin. Int J Fertil 1990;42:128

9. Donnez J, Nisolle M & Squifflet J et al. Ureteral endometriosis: a complication of rectovaginal endometriotic (adenomyotic) nodules. Fertil Steril 2002; 77: 32–7.

10. Duepree HJ, Senagore AJ, Delaney CP et al. Laparoscopic resection of deep pelvic endometriosis with rectosigmoid involvement. J Am Coll Surg 2002; 195: 754–8.

11. Evers JLH The second-look laparoscopy for evaluation of the result of medical tretment of endometriosis should not be performed during ovarian suppression. Fertil Steril 1987;47:502-4

12. Garcia-Velasco JA, Somigliana E. Management of endometriomas in women requiring IVF: to touch or not to touch. Human Reproduction 2009;24:496-501

13. Hart RJ, Hickey M, Maouris P, Buckett W. "Excisional surgery versus ablative surgery for ovarian endometriomata," Cochrane Database of Systematic Reviews, np. 2, Article ID CD004992, 2008

14. Jacques Donnez* and Jean Squifflet. Complications, pregnancy and recurrence in a prospective series of 500 patients operated on by the shaving technique for deep rectovaginal endometriotic nodules. Human Reproduction, Vol.25, No.8 pp. 1949–58, 2010

15. Kim HS, Kim TH, Chung HH, Song YS. Risk and prognosis of ovarian cancer in women with endometriosis: a meta-analysis. Br J Cancer. 2014; 110:1878–90.

16. Kitajima M, Defrre S, Dolmans M er al. Endometriomas as a possible cause of reduced ovarian reserve in women with endometriosis, Fertility and Sterility 2011;96:685-91

17. Kitajima M, Dolmans MM, Donnez O, Masuzaki H, Soares M, Donnez J. Enhanced follicular recruitment and atresia in cortex derived from ovaries with endometriomas Fertility and Sterility 2014;101:1031-7

18. Kuroda M, Kuroda K, Arakawa A et al. Histological assessment of impact of ovarian endometrioma and laparoscopic cystectomy on ovarian reserve J of obstet Gynecol Res 2012;38:1187-93

19. Maneschi F, Marasa L, Incandela S, Mazzarese M, Zupi E "Ovarian cortex surrounding benign neopla늑: a histologic study," American Journal of Obstetrics & Gynecology 993;169:388-93

20. Martin DC. Laparoscopic treatment of ovarian endometriomas. Clin Obstet Gynecol 1991;34:452-9

21. Mostoufizadeh M, Scully RE. malignant tumors arising in endometriosis. Clinical Obstetrics and Gynecology 1980;23:951-63

22. Muzii L, Di Tucci C, Di Felicintonio M, Marchetti C, Perniola G, Panici PB. The effect of surgery for endometrioma on ovarian reserve evaluated by antral follicle count: a systemic review and meta-analysis Human Reproduction 2014;29:2190-8

23. Nezhat CR, Nezhat FR, Metzger DA, Luciano AA. Adhesion reformation after reproductive surgery by videolaparoscopy Fertil Steril 1990;55:1008-11

24. Raffi F, Metwally M, Amer S. The impact of excision of ovarian endometrioma on ovarian reserve: a systematic review and meta-analysis. Journal of clinical Endoclinology and Metaolism 2012;97:3146-54

25. Remorgida V, Ferrero S, Fulcheri E et al. Bowel endometriosis: presentation, diagnosis, and treatment. Obstet Gynecol Surv. 2007;62:461–70.

26. Remorgida V, Ragni N, Ferrero S et al. The involvement of the interstitial Cajal cells and the enteric nervous system in bowel endometriosis. Hum Reprod. 2005;20:264

27. Remorgida V, Ragni N, Ferrero S et al. How complete is full thickness disc resection of bowel endometriotic lesions? A prospective surgical and histological study. Hum Reprod. 2005;20:2317–20.

28. Roman H, Vassilieff M, Gourcerol G et al. Surgical management of deep infiltrating endometriosis of the rectum: pleading for a symptom-guided approach. Hum Reprod 2011; 26: 274–81.

29. Sanchez AM, Vigano P, Somigliana E, Panina-Bordigno P, Vercellini P, Candiani M. The distinguishing cellular and molecular features of the endometriotic ovarian cyst: from pathophysiology to the potential endometrioma-mediated damage to the ovary. Human Reproduction Update 2014;20:217-30

30. Schneider A, Touloupidis S, Papatsoris AG et al. Endometriosis of the urinary tract in women of reproductive age. Int J Urol 2006;13:902–04.

31. Seracchioli R, Poggioli G, Pierangeli F et al. Surgical outcome and long-term follow up after laparoscopic rectosigmoid resection in women with deep infiltrating endometriosis. BJOG. 2007;114:889–95.

32. Seracchioli R, Mabrouk M, Montanari G et al. Conservative laparoscopic management of urinary tract endometriosis (UTE): surgical outcome and long-term follow-up. Fertil Steril 2009 (in press).

33. Simone F, Giovanni C, Umberto Leone Roberti M et al. Bowel endometriosis: Recent insights and unsolved

problems. World J Gastrointest Surg. 2011 Mar 27; 3(3): 31–8.

34. Somigliana E, Berlanda N, Benaglia L, Vigano P, Vercellini P, Fedele L. Surgical excision of endometriomas and ovarian reserve: a systemic review on serum antimullerian hormone level modification. Fertility and Sterility 2012;98:1531-38

35. Stern RC, Dash R, Bentley RC, Snyder MJ, Haney AF, Robboy SJ. Malignancy in endometriosis: frequency and comparison of ovarian and extraovarian types International Journal of Gynecol Pathology 2001;20:133-9

36. Vercellini P, Frontino G, Pisacreta A et al. The pathogenesis of bladder detrusor endometriosis. Am J Obstet Gynecol 2002;187:538–42.

37. Wattiez A1, Puga M, Albornoz J et al. Best Pract Res Clin Obstet Gynaecol. 2013 Jun;27(3):381-92

38. Woods RJ, Heriot AG, Chen FC et al. Anterior rectal wall excision for endometriosis using the circular stapler. ANZ J Surg 2003;73: 647-8.

내과적 치료

Medical treatment

| 김미란 |

자궁내막증의 통증에 사용되는 약제로는 복합경구피임제, GnRH agonist, progestogens, danazol, anti-progestogens, levonorgestrel intrauterine system (LNG-IUS), aromatase inhibitor, NSAIDs 등이 있으며 미국 FDA에 허가된 제제는 GnRH agonist, depot medroxyprogesterone acetate, norethindrone acetate, danazol 등이 있으며 우리나라에서는 추가적으로 dienogest가 허가되어 사용되고 있다. 수술적으로 확인된 자궁내막증 관련 통증 치료에 한 제제가 다른 제제에 비하여 확실히 우월하다는 증거는 없으며 환자에 따라 부작용, 순응도, 비용 등을 고려하여 치료 방법을 선택하게 된다.

1. 이론적 배경

GnRH agonist는 뇌하수체의 GnRH 수용체에 결합하여 LH와 FSH의 합성과 분비를 자극하여 시상하부-뇌하수체-난소 축의 생식 내분비 체계를 억제하게 된다(그림 19–1). GnRH agonist의 반감기는 3-8시간으로, 3.5분에 불과한 내인성 GnRH의 반감기에 비해 길기 때문에 GnRH 수용체에 대해 GnRH agonist의 지속적인 노출을 야기한다. 이와 같은 장시간의 노출은 뇌하수체의 GnRH 수용체의 소실을 일으키고, GnRH activity의 하향조절을 유도하는데, 이러한 변화로 인하여 결국 FSH, LH의 저하를 만들어내고, 저하된 FSH, LH로 인하여 난소에서 에스트로겐 생산 역시 저하되게 되며, 이로 인해 가역적인 가폐경 상태에 도달하게 된다. 이와 같은 변화를 바탕으로 에스트로겐 의존성 병변인 자궁내막증의 위축을 유도함으로써 자궁내막증의 치료제로 사용하고 있다.

2. 약제 종류와 용법

치료제로 사용하고 있는 GnRH agonist는 루프롤리드(leuprolide), 부세렐린(buserelin), 나파렐린(nafarelin), 고세렐린(goserelin), 트립토렐린(triptorelin) 등이 있다 (표 19–1).
이 제제들은 경구 투약으로는 효과가 없어 반드시 근육주사, 피하주사 혹은 비강 내 흡수를 통하

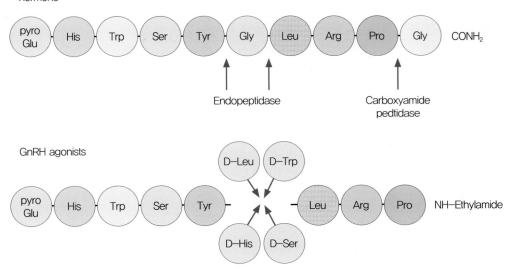

그림 19-1 GnRH agonis는 데카펩티드인 GnRH의 6번째 L 아미노산을 D 아미노산으로 치환하여 만든 유도체이다.

여 투여하게 되어 있으며, 가장 효과적인 치료 효과는 에스트라디올 농도가 20~40pg/ml 일 때로 알려져 있다.

Depot 제제는 약제 투여의 빈도를 낮출 수 있는 있을 뿐만 아니라, 저에스트로겐 혈증으로 발생하는 부작용 또한 적었으며, 비강 내 분무의 경우 환자 개인에 따른 흡수율 및 순응도의 차이가 다양할 수 있어 대개 Depot 제제가 선호된다.

표 19-1 GnRH agonist 종류

종류	용법	용량	비고
루프롤리드	피하주사 근육주사	매달 3.75mg 세 달마다 11.25mg	Depot 제제
트립토렐린	피하주사 근육주사	매달 3.75mg 세 달마다 11.25mg	Depot 제제
고세렐린	피하주사	매달 3.6mg 세 달마다 10.8mg	Depot 제제
나파렐린	비강 내 분무	1일 400 μg 2회	국내 유통되는 제품 없음.
부세렐린	피하주사 비강분무	1일 200 μg 1일 300~400 μg	배란유도 용도로만 피하주사 시판중

3. 효능, 효과

GnRH agonist를 통한 치료는 경구피임제를 통한 치료와 유사한 결과를 가지며 3개월간의 GnRH agonist 치료는 6개월 가량의 통증 경감 효과를 가져온다고 알려져 있다.

Brown 등(2010)에 의하면 GnRH agonist로 치료한 환자는 치료를 받지 않은 환자에 비해 통증 경감 효과가 있는 것으로 나타났다. 또한 경구피임제와의 치료효과 비교해보았을 때, 6개월간 치료 후에 성교통은 GnRH agonist가 우세하였고, non-menstrual pain은 두 군간의 차이가 없었으며, 월 경통은 경구피임제 복용군이 우세하였다. 치료 종료 후 자궁내막증에서 기인한 증상들이 재발하였는데, 이는 두 군간의 유의한 차이는 없었다.

1) 통증

자궁내막증 환자의 치료 목표는 자궁내막증을 억제시키고, 혈중 에스트로겐 농도를 30~45pg/ml로 유지하는 것이다. 월경통 경감에 대하여는 다나졸로 치료한 환자와 비교하여 유의한 차이는 없는 것으로 나타났다. 전반적인 통증 경감에 대하여 다나졸과 비교하였을 때는 GnRH agonist가 이득이 있는 것으로 밝혀졌다.

2) 가임력

Sallam 등(2006)은 치료를 받지 않은 환자보다 ultra-long GnRH agonist 치료를 받은 환자에서 보조생식술을 통한 임신 성공률이 유의하게 높았다고 밝혔다. Benschop 등(2010)은 ART 전에 endometrioma 치료를 위해 GnRH agonist로 치료한 군과, GnRH antagonist로 치료한 군에서 임신 발생률은 차이가 없다고 밝혀냈다.

GnRHa 치료를 통하여 장기간의 down-regulation 되어 있던 여성에서 IVF를 통한 임신 성공률이 대조군에 비하여 유의하게 높은 것으로 밝혀져 있다.

3) 병변 감소

난소의 자궁내막종에 대하여 GnRH agonist를 투여했던 환자들에서 치료 시작 이후 2~3주 째에 추적관찰 한 결과 자궁내막종의 크기 감소가 관찰된 바 있다. 치료 종료 후 첫 월경 주기에서 follicular phase는 길어져 있었고, 정상적인 luteal phase가 관찰되었다.

4) 부작용

저에스트로겐증으로 인한 부작용으로는 안면 홍조, 발한, 수면 장애, 두통, 질 건조감, 성욕 감퇴, 우울감, 골밀도 감소 등이 있을 수 있다. 이 중 골밀도 감소는 6개월 치료 후 6~8% 가량으로 알려져 있으며 치료 후 골 감소의 회복은 모호하기 때문에 6개월 이상 치료가 필요할 경우에는 주의를 해야한다.

이러한 골밀도 감소를 예방하기 위해 보충요법(add-back therapy)이 도입되었는데, 이는 자궁내막증 병변을 위축시키거나 증상을 완화시키는 혈중 에스트라디올의 역치가 골밀도 감소를 초래하는 역치와는 다를 것이라는 개념에 근거한다. 보충 요법으로는 에스트로겐-프로게스테론 복합제제, 티볼론, 프로게스테론, 비스포스포네이트 제제, 선택적 에스트로겐수용체 조절제 등을 사용해 볼 수 있으며 이 중 에스트로겐-프로게스테론 복합 제제의 투여는 골밀도 감소 예방 뿐만 아니라 안면 홍조, 질 건조증 등의 저에스트로겐 증상을 호전시키는 장점이 있어 선호되고 있다(표 19-2).

표 19-2　자궁내막증 환자에서 GnRH agonist 치료 시 보충요법 비교 : 6개월 연구

저자	연구방법	환자수	GnRH-a 종류	보충요법 종류	자궁내막증 증상 완화 여부	혈관운동 증상	골밀도
Makarainen 등	전향적 이중맹검 무작위 연구	38	고세렐린	MPA (100mg/일)	완화	호전	
Riis 등	전향적 연구	17	나파렐린	NEt (1.2mg/일)			변화없음
Surrey 등	전향적 연구	10	히스트렐린	NEt (1.4mg/일)	완화	호전	가역적 감소
Surrey 등	전향적 이중맹검 무작위 연구	20	루프롤리드	NEt (5mg/d) ×4주 →NEt (10 mg/d) ×20주	완화	호전	가역적 감소 (비보충 요법군에서 더 감소)
Tabkin 등	무작위 배정 연구	29	고세렐린	Tibolone	완화	호전	비보충요법군보다 소변 내 Ca:Cr 비율 감소
Edmonds 등	무작위 이중맹검 연구	50	고세렐린	17-β E2 (25 µg) (경피) + MPA(5 mg)	완화	호전	감소 (비보충 요법군에서 더 감소)
Kiiholma 등	다기관 전향적 이중맹검 무작위 연구	88	고세렐린	17-β E2 (2 mg/일) NET (1 mg/일)	완화	호전	
Moghissi 등	다기관 전향적 이중맹검 무작위 연구	345	고세렐린	CEE (0.3 or 0.625 mg/일) + MPA (5 mg/일)	완화	호전	감소 (비보충 요법군에서 더 감소)

*E2 = estradiol; CEE = conjugated equine estrogens; MPA = medroxyprogesterone acetate; NEt = norethindrone

5) 금기 및 치료 후 회복

최대 골량에 이르지 못한 16세 미만의 사춘기 여성에서는 GnRH agonist를 처방하지 말아야 한다. 이는 GnRH analogues가 골 소실에 장기적으로 미칠 수 있는 영향을 우려하기 때문이다. Pierce 등(2000)에 의하면 장기간의 GnRH agonist 치료를 하는 동안 발생한 골밀도 감소에서 치료 후 6년간의 관찰 후에도 완벽히 회복되지 않았으며, 보충요법을 도입하였을 때도 효과가 없었다고 한다.

치료 종료 후 월경 회복에 대해 Schindler 등(1994)에 따르면 3개월 이내 95.6%에서 월경 정상화가 이루어진다고 알려져 있다.

참·고·문·헌

1. Mettler L, Steinmüller H, Schachner-Wünschmann E. Experience with a depot GnRH-agonist (Zoladex) in the treatment of genital endometriosis. Hum Reprod. 1991;6:694-8.

2. Brown J, Pan A, Hart RJ. Gonadotrophin-releasing hormone analogues for pain associated with endometriosis. Cochrane Database of Systematic Reviews 2010, Issue 12.

3. Vercellini P, Trespidi L, Colombo A, et al. A gonadotropin-releasing hormone agonist versus a low-dose oral contraceptive for pelvic pain associated with endometriosis. Fertil Steril. 1993;60:75-9.

4. Sallam HN, Garcia-Velasco JA, Dias S, et al. Long term pituitary down regulation before in vitro fertilisation (IVF) for women with endometriosis. Cochrane Database of Systematic Reviews 2006, Issue 1.

5. Benschop L, Farquhar C, van der Poel N, et al. Interventions for women with endometrioma prior to assisted reproductive technology. Cochrane Database of Systematic Reviews 2010, Issue 11.

6. Marcus SF, Edwards RG. High rates of pregnancy after long-term down-regulation of women with severe endometriosis. Am J Obstet Gynecol. 1994;171:812-7.

7. Cortes-Prieto J, Lledo A, Avila C, et al. Long-acting agonists of LH-RH in the treatment of large ovarian endometriomas. Int J Fertil. 1987;32:290-7.

8. Schindler AE, Bühler K, Gerhard I, et al. Treatment of endometriosis with the GnRH agonist leuprorelin acetate depot (Enatone-Gyn monthly depot): a multicenter study. Zentralbl Gynakol. 1994;116:679-86.

9. Surrey ES. Gonadotropin-releasing hormone agonist and add-back therapy: What do the data show? Curr Opin Obstet Gynecol. 2010;22:283-8.

10. Pierce SJ, Gazvani MR, Farquharson RG. Long-term use of gonadotropin-releasing hormone analogs and hormone replacement therapy in the management of endometriosis: a randomized trial with a 6-year follow-up. Fertil Steril 2000;74:964-8

| 이동윤 |

1. 경구 프로게스틴(Oral Progestin)

1) Medroxyprogesterone acetate (MPA), Norethindrone acetate (NETA)

자궁내막증 발생의 병태생리를 고려하여 지난 수십 년간 경구 황체호르몬이 자궁내막증 치료에 사용되어 왔다. 대표적 황체호르몬인 medroxyprogesterone acetate (MPA)는 고용량으로 사용되는데, 기존의 연구 결과 고용량의 황체호르몬은 자궁내막증으로 인한 통증 감소에는 효과적이지만, 월경 불순, 무월경, 체중 증가 또는 유방통과 같은 부작용의 발생이 증가하는 문제가 있다. 19-nortestosterone 계열의 황체호르몬인 norethindrone acetate는 치료 효과를 인정받아 FDA로부터 자궁내막증 치료 약물로 승인되었으며, 최근 연구에서 심부자궁내막증에서의 통증 감소 효과도 보고되었다. 다만 norethindrone acetate 단독 약제는 현재 국내에서 사용할 수 없다.

2) Dienogest

19-nortestosterone 유도체인 dienogest는 자궁내막조직에 대하여 강한 황체호르몬 효과를 보이며, 항남성호르몬 효과도 나타내는 황체호르몬이다. 자궁내막증 환자에서 6개월 간의 치료 효과를 GnRH agonist와 비교한 무작위대조군 연구에서는 dienogest의 통증 감소 효과가 GnRH agonist와 비슷하였다. 반면 GnRH agonist와 비교하여 저에스트로겐혈증에 따른 부작용의 발생이 적었고, 특히 골밀도의 유의한 감소가 없었다. 이러한 차이는 dienogest 투여가 배란을 억제하여 에스트로겐 농도를 낮추지만, 여전히 초기 난포기 수준으로 에스트로겐 농도가 유지되기 때문으로 생각된다. 특히 dienogest는 단기간뿐만 아니라, 65주에 이르는 장기간 치료 시에도 통증 감소 효과가 유지되고, 중대한 부작용의 발생이 적었다. 이에 따라 dienogest는 현재 우리나라를 포함하여 일본 및 유럽 등에서 자궁내막증 치료제로 승인되어 사용되고 있다.

2. Levonorgestrel-containing intrauterine system (LNG-IUS)

Levonorgestrel 함유 자궁내장치(LNG-IUS)는 경구 황체호르몬을 대신할 수 있는 자궁내막증의 장기적 치료법으로 사용되고 있다. 초기 연구에서 월경통이 재발한 자궁내막증 환자에서 LNG-IUS를 삽입한 결과 월경량과 월경통이 감소하여 높은 만족도를 나타내었고, 월경통으로 복강경을 시행한 자궁내막증 환자에서 LNG-IUS 사용군과 비치료군을 비교한 무작위대조군 연구에서는 수술 후 1년 동안 통증 재발 위험이 감소하였다. 또한 통증이 있는 자궁내막증 환자에서 6개월의 LNG-IUS 사용을 전향적으로 관찰한 연구에서는 통증 및 월경 증상의 강도와 빈도, 그리고 질병의 병기가 유의하게 호전되었고, 추적 관찰 기간을 3년으로 늘렸을 때 사용 중단은 점차 감소하고 증상의 호전은 지속되었다. 그리고 월경통으로 복강경을 시행한 자궁내막증 환자에서 LNG-IUS 치료 효과를 비치료군과 비교한 또 다른 무작위대조군 연구에서도 수술 12개월 후 월경통 및 골반통의 감소가 LNG-IUS 군에서 유의하게 컸고, 월경통의 재발을 경험한 환자의 비율이 LNG-IUS군에서 유의하게 낮았다. 또한 삶의 질에 변화가 없었던 비치료군과 달리 LNG-IUS 군에서는 삶의 질이 유의하게 향상된 반면, 두 군간 중증 부작용의 발생 빈도는 차이가 없었다. 기존의 무작위대조군 연구들에 대하여 메타분석을 시행한 결과 LNG-IUS는 비치료에 비해 자궁내막증 환자에서 월경통의 재발 위험을 유의하게 감소시켰다 (상대위험도: 0.22; 95% 신뢰구간: 0.08-0.60). 한편 비치료군이 아닌 다른 내과적 치료와 효과를 비교한 연구에서는 6개월의 치료 기간 동안 만성골반통이 GnRH agonist와 비슷한 정도로 유의하게 감소하였으나, 골감소를 포함한 저에스트로겐혈증에 따른 부작용의 발생이 적었다. Depot MPA와 효과를 비교한 연구에서도 자궁내막증의 수술적 치료 후 증상의 호전과 재발이 두 치료에서 비슷하였는데, GnRH agonist와의 비교와 마찬가지로 LNG-IUS는 depot MPA와는 달리 골밀도를 감소시키지 않았다. 뿐만 아니라 LNG-IUS는 심부자궁내막증에 의한 월경통, 골반통, 성교통을 호전시키며, 병변의 크기도 유의하게 감소시키는 효과가 보고되었다.

통증의 감소 및 재발 억제 이외에 수술 후 자궁내막종의 재발 억제 효과에 대해서는 아직 신뢰할 만한 연구가 없지만, 최근 후향적 코호트 연구 결과 17개월의 추적 관찰 기간 동안 LNG-IUS 사용군에서 4.8%의 자궁내막종이 재발이 발생한 반면, 복합경구피임제 사용군에서는 10.5%가 재발하였고, 재발까지의 기간은 LNG-IUS 사용 시 1개월이 유의하게 길었다. 결과적으로 LNG-IUS 사용은 이미 재발 억제 효과가 입증된 복합경구피임약과 비슷한 정도로 자궁내막종의 재발을 억제하였다. LNG-IUS가 자궁내막종에 대한 효과를 나타내는 기전으로는 자궁내막을 위축시키고, 월경혈 역류를 감소시키는 일반적인 기전과 함께, 복강 내 levonorgestrel의 농도가 국소적으로 높아져 자궁내막종 형성에 대하여 직접적인 억제 효과를 나타낼 수 있다는 점이 제시된다.

결론적으로 자궁내막증의 치료 효과에 대한 지금까지의 일관된 연구 결과를 고려할 때, LNG-IUS는 효과적이고 안전한 장기 치료법으로서 자궁내막증의 일차적인 내과적 치료로 사용될 수 있다.

3. Other progestin-only contraceptive

여러 long-acting reversible contraception 역시 자궁내막증의 내과적 치료로 고려될 수 있다. 통증이 있는 자궁내막증 환자에서 임플라논과 depot MPA 사용을 비교한 무작위대조군 연구에서는 6개월 사용 후 임플라논 (68%)과 depot MPA (53%) 모두 통증이 감소하였고, 부작용 발생과 치료 만족도 역시 비슷하였다. 피하이식제의 주성분인 etonogestrel이 MPA와 마찬가지로 출혈 증상 부작용의 발생 빈도가 높지만, 삽입 후 3년 동안 효과가 유지되는 장점이 있다.

Depot MPA를 통증이 있는 자궁내막증 환자에서 3개월마다 1년 간 투여하여 저용량 경구피임약 및 다나졸 사용과 통증 감소 효과를 비교한 연구에서는 두 치료 모두 다양한 통증을 유의하게 감소시켰다. 또한 depot MPA와 leuprolide를 6개월 사용하고 12개월 간 추적 관찰한 무작위대조군 연구에서는 depot MPA 사용 시 6개월 째 월경통이 더 유의하게 감소하였으나 12개월에는 차이가 없었고, 성교통과 골반통은 두 치료 간 차이가 없었다. 골밀도 감소와 저에스트로겐혈증에 의한 부작용 발생은 depot MPA가 GnRH agonist에 비해 적었고, 불규칙한 출혈은 더 흔하게 발생하였다. 아직 자궁내막증 치료를 위한 long-acting reversible contraception의 사용에 대해서는 연구가 부족하며 향후 치료 효과와 부작용 발생에 대한 추가적인 연구가 필요한 상황이다.

참·고·문·헌

1. Brown J, Kives S, Akhtar M. Progestagens and anti-progestagens for pain associated with endometriosis. Cochrane Database Syst Rev 2012;(3):CD002122.

2. Vercellini P, Pietropaolo G, De Giorgi O, et al. Treatment of symptomatic rectovaginal endometriosis with an estrogen-progestogen combination versus low-dose norethindrone acetate. Fertil Steril 2005;84:1375-87.

3. Ferrero S, Camerini G, Ragni N, et al. Norethisterone acetate in the treatment of colorectal endometriosis: a pilot study. Hum Reprod 2010;25:94-100.

4. Strowitzki T, Marr J, Gerlinger C, et al. Dienogest is as effective as leuprolide acetate in treating the painful symptoms of endometriosis: a 24-week, randomized, multicentre, open-label trial. Hum Reprod 2010;25:633-41.

5. Petraglia F, Hornung D, Seitz C, et al. Reduced pelvic pain in women with endometriosis: efficacy of long-term dienogest treatment. Arch Gynecol Obstet 2012;285:167-73.

6. Vercellini P, Aimi G, Panazza S, et al. A levonorgestrel-releasing intrauterine system for the treatment of dysmenorrhea associated with endometriosis: a pilot study. Fertil Steril 1999;72:505-8.

7. Vercellini P, Frontino G, De Giorgi O, et al. Comparison of a levonorgestrel-releasing intrauterine device versus expectant management after conservative surgery for symptomatic endometriosis: a pilot study. Fertil Steril 2003;80:305-9.

8. Lockhat FB, Emembolu JO, Konje JC. The evaluation of the effectiveness of an intrauterine-administered progestogen (levonorgestrel) in the symptomatic treatment of endometriosis and in the staging of the disease. Hum Reprod 2004;19:179-84.

9. Lockhat FB, Emembolu JO, Konje JC. The efficacy, side-effects and continuation rates in women with symptomatic endometriosis undergoing treatment with an intra-uterine administered progestogen (levonorgestrel): a 3 year follow-up. Hum Reprod 2005;20:789-93.

10. Tanmahasamut P, Rattanachaiyanont M, Angsuwathana S, et al. Postoperative levonorgestrel-releasing intrauterine system for pelvic endometriosis-related pain: a randomized controlled trial. Obstet Gynecol 2012;119:519-26.

11. Abou-Setta AM, Houston B, Al-Inany HG, et al. Levonorgestrel-releasing intrauterine device (LNG-IUD) for symptomatic endometriosis following surgery. Cochrane Database Syst Rev 2013;(1):CD005072.

12. Petta CA, Ferriani RA, Abrao MS, et al. Randomized clinical trial of a levonorgestrel-releasing intrauterine system and a depot GnRH analogue for the treatment of chronic pelvic pain in women with endometriosis. Hum Reprod 2005;20:1993-8.

13. Bayoglu Tekin Y, Dilbaz B, Altinbas SK, et al. Postoperative medical treatment of chronic pelvic pain related to severe endometriosis: levonorgestrel-releasing intrauterine system versus gonadotropin-releasing hormone analogue. Fertil Steril 2011;95:492-6.

14. Wong AY, Tang LC, Chin RK. Levonorgestrel-releasing intrauterine system (Mirena) and Depot medroxy-progesterone acetate (Depoprovera) as long-term maintenance therapy for patients with moderate and severe endometriosis: a randomised controlled trial. Aust N Z J Obstet Gynaecol 2010;50:273-9.

15. Fedele L, Bianchi S, Zanconato G, et al. Use of a levonorgestrel-releasing intrauterine device in the treatment of rectovaginal endometriosis. Fertil Steril 2001;75:485-8.

16. Cho S, Jung JA, Lee Y, et al. Postoperative levonorgestrel-releasing intrauterine system versus oral contraceptives after gonadotropin-releasing hormone agonist treatment for preventing endometrioma recurrence. Acta Obstet Gynecol Scand 2014;93:38-44.

17. Lockhat FB, Emembolu JE, Konje JC. Serum and peritoneal fluid levels of levonorgestrel in women with endometriosis who were treated with an intrauterine contraceptive device containing levonorgestrel. Fertil Steril 2005;83:398-404.

18. Walch K, Unfried G, Huber J, et al. Implanon versus medroxyprogesterone acetate: effects on pain scores in patients with symptomatic endometriosis--a pilot study. Contraception 2009;79:29-34.

19. Vercellini P, De Giorgi O, Oldani S, et al. Depot medroxyprogesterone acetate versus an oral contraceptive combined with very-low-dose danazol for long-term treatment of pelvic pain associated with endometriosis. Am J Obstet Gynecol 1996;175:396-401.

20. Schlaff WD, Carson SA, Luciano A, et al. Subcutaneous injection of depot medroxyprogesterone acetate compared with leuprolide acetate in the treatment of endometriosis-associated pain. Fertil Steril 2006;85:314-25.

| 조문경 |

미국 식품의약국(Food & Drug Administration)의 승인을 받은 것은 아니지만 경구피임제는 수십년 동안 자궁내막증의 내과적 치료제로서 가장 중요한 위치를 차지하고 있으며, 특히 청소년기의 환자들에서 유용하게 사용되고 있다.

1. 작용기전

경구피임제는 배란을 억제할 뿐만 아니라, 월경양을 감소시키고, 자궁 수축을 억제하며, 자궁관 내막의 점액을 두껍게 하여 복강 내로 역류되는 월경혈의 양을 줄여 자궁내막증의 발생을 감소시킬 수 있다. 경구피임제에 함유된 프로게스틴은 자궁내막을 위축시키며, matrix metalloprotease의 발현을 억제하고 혈관형성을 저해함으로서 자궁내막증 병변이 주변 복막에 착상 및 침범되는 것을 방해하고, 자궁내막증 병변에서 발생하는 염증반응을 감소시켜 준다. 경구피임제에 함유된 에스트로겐이 자궁내막증 병변을 증식시킬 수 있다는 우려가 있지만, 체외 연구에 따르면 에스트로겐은 프로게스틴 수용체의 발현을 유도하여 프로게스테론의 유익한 효과를 극대화하는데 기여한다.

2. 효과

경구피임제는 자궁내막증을 유의하게 감소시킬 수 있을 뿐만 아니라(상대위험도 0.63, 95% 신뢰구간 0.47-0.85), 자궁내막증에 의한 통증 조절에도 효과적이다. 주기적 요법보다 지속적 요법이 자궁내막증에 의한 생리통을 더 효과적으로 개선시켜 준다. 하지만, 수술 전후에 경구피임제를 투여하는 것이 수술을 통해 얻어지는 통증 개선 효과를 더 향상시키지는 않는다.

자궁내막종의 보존적 수술 후 경구피임제를 12개월 이상 복용하면 자궁내막종의 재발을 유의하게 감소시킬 수 있다(혼합교차비 0.12, 95% 신뢰구간 0.05-0.29). 유럽생식내분비학회에서는 자궁내막종 수술 후 임신을 계획하고 있지 않다면 자궁내막종의 재발을 예방하기 위해 최소 18-24개월 동안 경구피임제를 투여하도록 권고하고 있다. 2016년 발표된 메타분석에 따르면 주기적 요법보다 지속적 요법이 자궁내막종 수술 후 생리통의 재발을 감소시키는데 더 효과적이다(위험비 0.24, 95% 신뢰구간, 0.06-0.94, P=0.04).

심부자궁내막증의 수술 전 경구피임제를 복용하지 않은 경우 진단 후 수술을 받기 전까지 병변의 크기가 증가하고 통증이 심해지는 반면, 수술 전까지 경구피임제를 복용하면 자궁내막증 병변의 크기가 유지되며, 통증이 악화되지 않는 효과를 얻을 수 있다. 또한, 심부자궁내막증 수술 후 통증이 남아있는 경우 경구피임제를 투여하여 통증을 유의하게 개선시킬 수 있다.

참·고·문·헌

1. Bono Y, Kyo S, Kiyono T, et al. Concurrent estrogen action was essential for maximal progestin effect in oral contraceptives. Fertil Steril 2014;101:1337–43.

2. Davis L, Kennedy SS, Moore J, et al. Oral contraceptives for pain associated with endometriosis. Cochrane Database Syst Rev 2007:18:CD001019.

3. Dunselman GA, Vermeulen N, Becker C, et al. ESHRE guideline: management of women with endometriosis. Hum Reprod 2014;29:400–12.

4. Giudice LC. Clinical practice. Endometriosis. N Engl J Med 2010;362:2389–98.

5. Laschke MW, Menger MD. Anti-angiogenic treatment strategies for the therapy of endometriosis. Hum Reprod Update 2012;18:682–702.

6. Laufer MR, Sanfilippo J, Rose G. Adolescent endometriosis: diagnosis and treatment approaches. J Pediatr Adolesc Gynecol 2003;16:S3–11.

7. Mabrouk M, Frasca C, Geraci E, et al. Combined oral contraceptive therapy in women with posterior deep infiltrating endometriosis. J Minim Invasive Gynecol 2011;18:470–4.

8. Muzii L, Di Tucci C, Achilli C, et al. Continuous versus cyclic oral contraceptives after laparoscopic excision of ovarian endometriomas: a systematic review and meta-analysis. Am J Obstet Gynecol 2016;214:203-11.

9. Olive DL. Medical therapy of endometriosis. Semin Reprod Med 2003;21:209-22.

10. Vercellini P, Fedele L, Pietropaolo G, et al. Progestogens for endometriosis: forward to the past. Hum Reprod Update 2003;9:387–96.

11. Vercellini P, Frontino G, De Giorgi O, et al. Continuous use of an oral contraceptive for endometriosis-associated recurrent dysmenorrhea that does not respond to a cyclic pill regimen. Fertil Steril 2003;80:560–3.

12. Vercellini P, Pietropaolo G, De Giorgi O, et al. Treatment of symptomatic rectovaginal endometriosis with an estrogen-progestogen combination versus low-dose norethindrone acetate. Fertil Steril 2005;84:1375–87.

13. Vercellini P, Eskenazi B, Consonni D, et al, Oral contraceptives and risk of endometriosis: a systematic review and meta-analysis. Human Reproduction Update 2011;17:159-70.

14. Vercellini P, DE Matteis S, Somigliana E, et al. Long-term adjuvant therapy for the prevention of postoperative endometrioma recurrence: a systematic review and meta-analysis. Acta Obstet Gynecol Scand 2013;92:8-16.

15. Yap C, Furness S, Farquhar C, et al. Pre and post operative medical therapy for endometriosis surgery. Cochrane Database Syst Rev 2004:(3):CD003678.

| 조문경 |

1. 게스트리논(Gestrinone)

게스트리논은 19-norteststerone 유도체로 안드로겐 수용체와 결합하여 안드로겐 효과를 나타낼 뿐만 아니라, 프로게스테론 수용체에도 높은 친화력으로 결합하므로 항프로게스테론, 항에스트로겐, 항생식샘자극호르몬 효과를 나타내어 LH surge를 방해함으로서 무배란/무월경을 유도하여 자궁내막조직이 복강내로 이식되는 것을 감소시킨다. 또한, 성호르몬결합글로불린의 합성을 감소시킴으로서 유리 테스토스테론 농도를 증가시켜 자궁내막조직의 성장을 억제한다. 게스트리논을 복용하는 동안 임신되면 여아를 남성화 시킬 수 있으므로 반드시 피임을 해야 한다. 과거에는 자주 사용되었으나 안드로겐 부작용 때문에 최근에는 거의 사용하지 않는다.

2. 다나졸(Danazol)

다나졸은 1980년대 후반까지 자궁내막증의 치료제로 흔하게 사용되었지만, 다나졸 보다 부작용이 적으면서 효과는 비슷한 약제들이 개발되면서 현재는 사용율이 크게 감소하였다. 다나졸은 17α-ethinyltestosterone 유도체로 작용기전, 효과 및 부작용은 게스티리논과 유사하다. 1일 600~800mg을 투여하며, 자궁내막증 환자의 90%에서 골반통을 개선시킬 수 있다. 그러나 여드름, 체중증가, 체액저류, 지루성 피부, 다모증, 목소리 변화, 유방축소, 우울증 등의 안드로겐 부작용으로 장기간 복용이 어려울 수 있으며, 저밀도 지방단백질을 증가시킬 수 있다. 간에서 대사되므로 간질환이 있는 환자에서는 사용할 수 없으며, 체액을 저류시키므로 고혈압, 울혈성 심부전증, 신장 기능 저하 환자에서도 투여하면 안 된다. 질을 통해 투여하면 경구투여시 보다 부작용은 줄이면서 통증 개선 효과는 비슷하게 유지될 수 있다는 몇몇 보고들이 있지만, 이에 대해서는 추가적인 연구가 필요하다.

3. 방향화효소억제제(Aromatase inhibitor)

　　방향화효소억제제는 난소와 지방조직 등에서 안드로겐을 에스트로겐으로 전환시키는 방향화효소를 억제하는 약물로 자궁내막증 조직에서 에스트로겐 생산을 억제시킴으로서 자궁내막증 병변의 성장을 억제 또는 쇠퇴시킨다. 총 251명의 자궁내막증 환자를 대상으로 한 10개의 연구를 메타분석한 결과에 따르면 방향화효소억제제는 자궁내막증 통증을 감소시키며, 삶의 질을 개선시켜준다. Norethisterone acetate 단독 투여보다 letrozole과 norethisterone acetate 병합 투여가 통증 및 성교통 감소에 더 효과적이며, 수술 후 6개월 동안 letorzole과 GnRH-agonist 병합 투여가 GnRH-agonist 단독 투여보다 수술 후 재발율을 더 낮출 수 있다. 그러나, 방향화효소억제제는 에스트로겐을 감소시키므로 질 건조증, 안면 홍조, 두통, 요통, 관절통 등의 폐경 증상 및 골밀도의 감소를 초래할 수 있다. 이를 근거로 유럽생식내분비학회에서는 내과적/외과적 치료에 반응하지 않는 직장질중격의 심부자궁내막증 환자에서 통증경감을 위해 프로게스틴, 경구피임약, 또는 GnRH-agonist와 방향화효소억제제의 병합투여를 고려할 수 있다고 언급하고 있다.

참·고·문·헌

1. Alborzi S, Hamedi B, Omidvar A, et al. A comparison of the effect of short-term aromatase inhibitor (letrozole) and GnRH agonist (triptorelin) versus case control on pregnancy rate and symptom and sign recurrence after laparoscopic treatment of endometriosis. Arch Gynecol Obstet 2011;284:105-10.

2. Cobellis L, Razzi S, Fava A, et al. A danazol-loaded intrauterine device decreases dysmenorrhea, pelvic pain, and dyspareunia associated with endometriosis. Fertil Steril 2004;82:239–40.

3. Crosignani P, Olive D, Bergqvist A, et al. Advances in the management of endometriosis: an update for clinicians. Hum Reprod Update 2006;12:179–89.

4. Dunselman GA, Vermeulen N, Becker C, et al. ESHRE guideline: management of women with endometriosis. Hum Reprod 2014;29:400-12.

5. ESHRE Endometriosis Guideline Development Group Management of women with endometriosis. 2013. Available from: http://endometriosis.eshre.eu/docs/ESHRE%20gu ideline%20on%20 endometriosis%20 2013_3.pdf. Accessed June 4, 2014.

6. Ferrero S, Gillott DJ, Venturini PL, et al. Use of aromatase inhibitors to treat endometriosis-related pain symptoms: a systematic review. Reprod Biol Endocrinol 2011;9:89-98.

7. Razzi S, Luisi S, Calonaci F, et al. Efficacy of vaginal danazol treatment in women with recurrent deeply infiltrating endometriosis. Fertil Steril 2007;88:789–94.

8. Selak V, Farquhar C, Prentice A, et al. Danazol for pelvic pain associated with endometriosis. Cochrane Database Syst Rev 2007;4:CD000068.

9. Soysal S, Soysal ME, Ozer S, et al. The effects of post-surgical administration of goserelin plus anastrozole compared to goserelin alone in patients with severe endometriosis: a prospective randomized trial. Hum Reprod 2004;19:160-7.

자궁내막증 환자의 호르몬 치료

Add-back therapy, HRT

| 이지영, 박형무 |

자궁내막증은 여성호르몬 의존 질환으로 양측 난소의 제거는 자궁내막 성장을 위한 지지를 없애 영구한 증상의 소멸을 가져올 수 있는 것으로 오랫동안 알려져 왔다. 그러나 양측 난소절제는 가임력의 소실을 가져오므로 출산이 끝난 경우에만 고려 되어 질 수 있다. 따라서 영구적인 난소기능의 소실을 막고, 자궁내막증의 내과적인 치료를 위해 에스트로겐을 억제하려는 목적에서 gonadotropin releasing hormone analogue (GnRHa)이 사용된다. GnRHa는 난소절제술과 같은 효과를 보여 일시적으로 폐경을 유도하여 매우 낮은 혈중 에스트로겐 농도를 유지함으로써 이소성 자궁내막조직의 성장을 억제하고 세포사멸을 가져온다.

1. 호르몬 치료가 필요한 이유

자궁내막증은 보통은 가임 연령층의 질환임으로 근치적 수술 시는 필연적으로 이른 폐경을 초래하며 특히 조기폐경을 초래하게 된다. 폐경 증상 중 급성 증상인 혈관 운동성 증상은 수술적 폐경 시 자연폐경에 비교해 그 빈도가 더 높고 그 정도가 더욱 심하게 나타난다. 아급성 증상인 하부 비뇨생식기의 위축증상은 폐경후 시간의 경과에 따라 그 빈도가 증가하게 되는데, 근치적 수술로 인한 이른 폐경 내지 조기 폐경 시는 더 일찍, 그리고 더 흔히 나타난다. 폐경의 만성 후유증인 골다공증과 심혈관계 질환은 조기폐경 시 가장 문제가 되는 심각한 질환이다. 골다공증의 경우 수술적 폐경 후 약 5년 간은 척추 해면 골의 소실이 자연폐경 후 연간 약 5%정도의 소실에 비해 약 7-9%정도로 나타나며 30세에 폐경이 된 여성의 20년후 골밀도는 50세에 자연폐경이 된 여성의 70세 때 정도의 골밀도를 가지게 된다. 한편 조기폐경 여성은 같은 나이의 정상 여성에 비해 심혈관 질환의 빈도가 2-4배 증가한다고 보고되고 있다. 이러한 관점에서 볼 때 수술적 폐경시 일정기간 동안의 여성 호르몬 공급이 반드시 필요하다.

GnRHa의 경우에도 열성홍조, 질건조, 성욕의 감소와 같은 폐경증상을 유발하며, 더욱이 젊은 여성에서 6개월 이상 사용시 6-8% 가량의 골소실을 가져오며 이는 자연폐경 초기의 골소실률보다 더 크다고 알려져 있어, 6개월이상 투여하지 않도록 권고되고 있다. 따라서 최근에는 부작용을 줄이고 GnRHa 투여기간을 연장하기 위해 'add-back' therapy 라는 의미의 호르몬 보충요법(HRT)을 시행하고 있다.

2. 이론적 배경 : The estrogen threshold hypothesis

1990년 Barbieri가 제시한 학설로 모든 에스트로겐의 표적 조직은 estradiol에 대해 그 민감도가 다르다고 하는 것을 근간으로 한다. Chetowski 등 의 실험적 결과에 따르면 에스트로겐에 가장 민감한 반응은 골과 칼슘대사이며, 다음이 성선자극호르몬 분비, 질 상피세포의 성장, 지질생산, 간단백생성의 순으로 민감도가 감소하며, 또한 자궁내막도 estradiol에 대한 민감도가 매우 낮다고 하였다. 비슷하게 에스트로겐 의존성 질환 역시 민감도에 차이가 있어 유방암이 가장 낮은농도의 에스트로겐에 반응하며, 다음이 자궁근종, 자궁내막증의 순서라고 하였다. 에스트라디올의 농도가 20 pg/ml

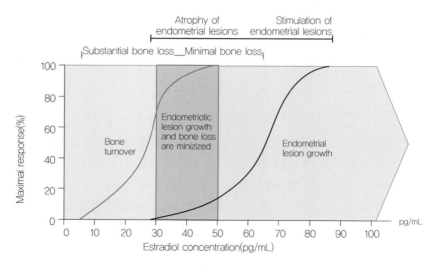

그림 20-1 Estradiol Therapeutic window

이하 일 땐 자궁내막증 병변이 위축되지만 지속적인 골감소가 일어나며, 에스트라디올 농도가 100 pg/ml 이상이라면 자궁내막증 조직은 증식하지만 골소실은 발생하지 않는다. 이러한 관점에서 볼 때 자궁내막증을 자극하지 않고, 혈관운동 증상과 골 소실을 극소화시킬 수 있는 소위 에스트라디올 치료범위(therapeutic window)가 있다고 하여, 이 에스트라디올 농도의 범위를 30-45 pg/ml로 제시하였다. 그러나 에스트라디올 농도에 매우 민감한 자궁내막증도 있을 수 있으며, 이러한 치료범위가 모든 여성에서 공통적으로 다 나타나는 지 명확하지 않다고 하였고, 그 폭이 각 여성에서 차이가 있을 수 있어 일부 여성에서는 치료범위가 극히 좁아서 이 치료범위 내로 혈중 에스트라디올 농도를 유지하기가 매우 어렵다고 하였다(그림 20-1).

3. 호르몬 요법

근치적 수술후 호르몬 대체요법은 반드시 금기증은 아니며 오히려 근치적 수술은 이른 폐경 혹은 조기 폐경을 야기함으로 가능한 호르몬 대체요법이 필요하다. 에스트로겐 투여에 의한 자궁내막증의 재발과 악성변형의 잠재적 위험성이 있기는 하지만 장관을 침범한 경우를 제외한다면 그 위험성은 매우 낮다. 호르몬 대체요법에 의한 이득과 이로 인한 자궁내막증으로 결정적 수술을 받은 여성에서 호르몬 대체요법의 득과 실을 전향적으로 평가해 본 연구는 없으며, 따라서 모든 결과는 대조군과 비교되지 않은 후향적 연구에 의한 것이며 많은 편견을 포함하고 있을 가능성이 크다. 일반적으로 수술시 광범위하고 깊게 위치한 자궁내막증이나 잔류병소를 가진 환자의 경우 수술후 호르몬 대체요법의 사용을 금하고 있다.

(1) 시기 및 방법

자궁내막증시 근치적/결정적 수술 후나 자연폐경 후 3-5년이 지나서 에스트로겐 대체요법을 시작하면 안전하다는 견해가 있다. 그러나 폐경 후 8년, 12년 된 여성에서도 호르몬 대체요법 시 자궁내막증이 재발되어 수술이 필요하였다는 보고가 있으며 이로 미루어 보아, 수술 후 호르몬 대체요법을 안전하게 시행할 수 있는 상한시기는 명확하지 않다. 따라서 수술 후 3-5년 후가 되면 호르몬 대체요법을 하여도 안전하다는 것은 의학적 근거가 없다. 또한 수술 후 에스트로겐 대체요법을 시작하기 전 일정기간, 학자들에 따라 약 3개월부터 1년동안의 대기 기간(waiting period)을 갖는 것이 바람직하다는 견해가 있다. 이는 대기 기간을 가져 잔존하는 자궁내막증 병소의 완전한 위축을 초래하는 데 그 목적이 있다. 특히 수술시 심한 활동성 자궁내막증의 소견을 보이거나 완전한 자궁내막증의 제거가 불가능한 환자들에서는 이러한 대기기간이 반드시 필요하다고 하였으며 또한 이러한 시기동안 medroxyprogesterone acetate 혹은 Depo-provera 등의 프로게스토겐 제제나, 지속적인 경구 피임제를 이용함으로서 폐경기 증상을 완화시키며 잔류 병소를 억제시킬 수 있다고 하였다. Ranney 등은 근치 수술 후에는 병소의 제거 정도에 관계없이 프로게스토겐에 의한 억제요법이 필요하다고 하였다. 그러나 Handerson 등의 보고에 의하면 결정적 수술 후 호르몬 대체요법을 지연 시킴으로서 얻은 이득은 없다고 하였다. 즉 수술 후 즉시 호르몬 대체요법을 시작한 군에서도 특별한 단점이 없었으며, 호르몬 대체요법을 늦게 시작한 군에서는 불필요한 폐경기 증상을 겪어야 했다고 보고하였다. Hammond 등의 보고에서도 수술 후 즉시 호르몬 대체요법을 시작한 군에서도 재수술이 필요한 예는 없었다고 보고 함으로서 재발률이 증가하지 않음을 시사하였다.

자궁내막증을 가졌던 환자에서 가장 적절한 호르몬 대체요법은 아직 정립되어 있지 않다. 또한 자궁내막증이 에스트로겐에 의해 자극을 받는다는 관점에서 볼 때 적정량을 경구와 비경구로 투여 시 어떤 차이를 찾아볼 수 없다. 그러나 에스트로겐의 이식제제를 호르몬 대체요법의 일차적인 약제로서 선택하는 것은 권장되고 있지 않다. 이식제제는 비생리적인 높은 혈중 에스트라디올 농도를 초래할 뿐 만 아니라 재발이 의심될 경우에는 빨리 제거할 수가 없기 때문이다. 일반적으로 자궁절제술을 받은 여성에서는 호르몬 대체요법 시 프로게스토겐의 사용이 필요하지 않다. 그러나 자궁내막증의 경우 이소성 자궁내막조직에 대한 에스트로겐의 자극이 병태생리이며 프로게스토겐은 자궁내막에 대해 증식 억제 작용을 가진다는 점을 고려하여 볼 때 이론적으로는 에스트로겐과 프로게스토겐을 병합하여 지속적으로 투여하는 것이 바람직하다. 또한 자궁내막증 환자에서 에스트로겐 단독 투여시 선암의 발생이 보고되기 때문에 또한 이러한 이유에서 에스트로겐과 프로게스토겐의 복합요법이 권고된다.

(2) 재발

자궁내막증으로 전자궁절제술 및 양측 난소절제술을 결정적 수술로 시행 받은 후 호르몬 대체요법 시 재발율은 비교적 낮아 10%이하라고 보고되고 있다. Ranney등은 결정적 수술을 받은 144명의 환자중 96명에서 ethinyl estradiol 일일 0.02-0.05mg으로 호르몬 대체요법을 시행 시 3명의 환자에서 자궁내막증 증상이 재발되어 호르몬 대체요법을 중단하였다고 한 반면, Gray 등은 결정적 수술을 받고, 일일 0.3-0.6mg의 접합 마 에스트로겐(conjugated equine estrogen)을 투여 받은 8명에서 자궁내막증의 재발을 의심하게 하는 소견을 보였다고 하였으나, 에스트로겐 대체요법을 중단 시 증상의 소실을 보였다. 반면, Hammond 등과 Handerson 등은 결정적 수술을 받고 수술 후 즉시 호르몬 대체요법을 받은 46명과 75명의 환자 중 자궁내막증의 재발과 관련해서 재수술이 필요한 경우는 없었다고 보고하였다.

이러한 재발의 원인으로는 수술 후 잔존하는 자궁내막 조직의 활성이 그 주된 것으로 추측된다. 특히 심한 자궁내막증의 경우는 모든 자궁내막증 병소를 완전히 제거하기가 불가능하여 잔류병소가 남을 수 있고, 또한 현미경적 병소일 경우 육안적으로는 식별이 불가능하여 자궁내막증 병소가 발견되지 않음으로서 수술 후에도 병소가 잔존하는 경우가 있다. 자궁내막증으로 수술 받은 환자에서 육안적으로는 정상인 복막조직을 주사전자현미경(scanning electron microscopy)으로 검사 시 약 25%에서, 그리고 광학현미경으로 검사 시 약 13%에서 자궁내막증의 소견이 보인다고 함으로써 이들 육안적으로 보이지 않는 병소가 여성호르몬의 자극에 의해 재발의 원인이 될 가능성을 시사하였다.

그러나 특히 심한 자궁내막증의 경우 근치적 수술을 하고 호르몬 대체요법을 하지 않았을 경우에도 자궁내막증은 재발되는데, 이러한 원인으로서는 이러한 원인으로는 수술시 완전히 제거되지 못한 잔존 병소의 활성화, 수술시 자궁내막증 병소의 이식, 체강화생(coelomic metaplasia)에 의한 신생, 난소잔류증후군(ovarian remnant syndrome) 등이 제시되고 있으며, 이는 수술적 치료 후 호르몬 치료시의 재발원인으로도 여겨진다.

(3) 악성 변화

자궁내막증 환자에서 드물기는 하나 자궁내막증의 악성변화가 초래될 수 있다. 그 빈도는 약 0.7-1%정도로 추정되며, 현재 약 200 예 이상이 보고되어 있다. 악성변화의 초래 시 에스트로겐의 자극이 매우 중요한 역할을 한다. 전자궁절제술 및 양측 난소절제술 후 장기간의 에스트로겐 단독 투여에 의해 비전형적 선종성 증식증(atypical adenomatous hyperplasia)과 선암이 발생될 수 있다고 하였고, 특히 수술 후 나타나는 공격적인(aggressive) 자궁내막증의 경우 악성변화의 가능성을 고려하여야 한다.

그 외 에스트로겐 자극의 원인으로서는 에스트로겐 분비성 종양, 혹은 내인성 남성 호르몬으로부터의 에스트로겐으로 전환 등이 있다. 고농도의 에스트로겐 혈증과 관계되어 나타나는 악성종양의 경우 비교적 분화도가 좋은 선암이며 예후도 매우 좋다. 또한 프로게스토겐 치료에 잘 반응한다고 보고되어 있다.

(4) 추적관찰

호르몬 대체요법 시 환자의 재발율이 비록 낮기는 하나, 항상 가능성이 있음으로 재발을 의심하게 하는 증상이나 징후(골반통, 성교통, 월교통, 골반종괴) 등을 잘 관찰하여야 하며 매 6-12 개월마다 골반진찰을 요한다. 재발을 의심하게 하는 소견이 있을 때는 즉시 호르몬 대체요법을 중단해야 하며 골반 초음파 검사 등이 필요하다.

4. Add-back therapy

현재까지 다양한 방법의 add-back 치료가 시행되고 있으나, 각각의 효과를 비교한 연구는 매우 제한적이다. Lee 등 은 57명의 자궁내막증 환자를 대상으로 한국에서 많이 처방 되는 add-back therapy인 4가지 치료법(EV: estradiol valerate(E2) 1mg군, tibolone2.5mg 군, E2 + drospirenone 2mg 군, E2+norethisterone acetate(NETA) 0.5mg군)으로 나누어 비교하였다. 6개월간 투여 후 척추뼈 골밀도의 변화에 있어 E2+NETA군에서만 통계적으로 유의한 감소가 없었으며, 전체적으로 보아 -2.85±3.14%의 소실을 보였다. 에스트라디올의 경우 1.9%, 티볼론의 경우 1.1% 소실을 보였다고 발표된 이전 연구결과와 유사하였다. 폐경지수(MRS score)로 본 폐경증상의 치료에서도 역시 유사한 결과를 보여 모든 치료군에서 감소하였으나, E2+NETA 군에서만이 통계적으로 유의하였다. 이러한 결과는 사용된 프로게스틴의 특성차이로 인할 것으로 사료되며, 특히 NETA의 경우 에스트로겐과 안드로겐 효과를 보이는 프로게스틴으로 골밀도 유지 및 폐경증상의 경감효과가 더 크게 나타난 것으로 여겨지고 있다. 그러나 본 연구는 비교적 소수의 한국인 자궁내막증 환자를 대상으로 한 것으로 보다 대규모의 연구가 필요하다.

Debin Wu 등에 의해 22개의 RCT 연구를 메타분석한 결과에 따르면, GnRHa 단독치료군에 비해 add-back 치료를 시행한 군에서는 척추뼈의 손실의 가중평균차이(weighted mean difference, WMD) -0.03 (95% 신뢰구간; -0.05 to -0.02)의 차로 GnRHa 단독군에 비해 소실이 적었으며 (p<0.00001), 대퇴경부의 골밀도는 WMD -0.01 (95% CI -0.02 to 0.01, P=0.28) 로 두군간에 유의한 차이가 없었다. 쿠퍼만지수로 살펴본 폐경증상의 경감효과는 WMD -5.13(95% CI -5.77 to -4.48, p<0.00001) 로 치료군에서 효과적이었으나 성교통은 차이가 없었으며, 혈중 에스트로겐 농도 및 생리통의 정도도 두군간에 차이가 없었다.

참·고·문·헌

1. ACOG Committee on Practice Bulletins: Gynecology. ACOG practice bulletin. Medical management of endo—metriosis. Number 11, December 1999 (replaces Technical Bulletin Number 184, September 1993). Clinical manage—ment guidelines for obstetrician-gynecologists. Int J Gyn—aecol Obstet 2000;71:183-96

2. Barbieri RL, Gorden AC. Hormonal therapy of endometriosis, the estradiol target. Fertil Steril 1991; 56: 820.

3. Barbieri RL. Hormone treatment of endometriosis: The estrogen threshold hypothesis. Am J Obstet Gynecol 1992; 166: 740.

4. Chetowski RJ, Meldrum DR, STeingold KA et al. Biological effects of transdermal estradiol. J Clin Endocrinol Metab 1986;314:1615-20.

5. Dmowski WP, Radwanska E, Rana N. Recurrent endometriosis following hysterectomy and oophorectomy: the role of residual ovarian fragment. Int J Gynecol 1988; 26: 93.

6. Goh JTW, Hall BA. Postmenopausal endometrioma and hormonal replacement therapy.   Aust NZ J Obstet

Gynaecol 1992; 32: 384.

7. Goodman HM, Kredentser D, Deligdisch L. Postmenopausal endometriosis associated with hormonal replacement therapy. J Reprod Med 1989; 34: 231.

8. Gray LA. Endometriosis of the bowl, role of bowel resection, superficial excision and oophorectomy in treatment. Ann Surg 1973; 177: 580.

9. Henderson AF, Studd JWW, Watson N. A retrospective study of estrogen replacement therapy following hysterectomy for the treatment of endometriosis. In: Shaw RW (ed). Advances in reproductive endometriosis. Parthenon Publishing Group. 1989: 1; 131.

10. Kapadia SB, Russak RR, O'Donell WF, et al. Postmenopausal ureteral endometriosis with atypical adenomatous hyperplasia following hysterectomy, bilateral oophorectomy, and long-term estrogen therapy. Obstet Gynecol 1984; 64: 60S.

11. Kitawaki J, Kado N, Koshiba H, et al Endometriosis: the pathophysiology as an estrogen-dependant disease. J Steroid Biochem Mol Biol, 2002;83:149–55,

12. Lee DY, Park HG, Yoon BK, et al, Effects of different add-back regimens on hypoestrogenic problems by postoperative gonadotropin-releasing hormone agonist treatment in endometriosis. Obstet Gynecol Sci 2016;59:32-8.

13. Murphy AA, Green WR, Bobbie D, et al. Unsuspected endometriosis documented by scanning electron microscopy in visually normal peritoneum. Fertil and Steril 1986; 46: 522.

14. Punnonen R Klemi PJ, Nikkanen V. Postmenopausal endometriosis. Eur J Obstet Gynecol Reprod Biol 1980; 11: 195.

15. Raney B. Endometriosis III. Complete operations. Reason, sequelae and treatment. Am J Obstet Gynecol 1971; 109: 1137.

16. Sagsveen M, Farmer JE, Prentice A et al Gonadotrophin releasing hormone analogues for endometriosis: bone mineral density. Cochrane Database Syst Rev (4):CD001297 ,2003

17. Shamuddin AKM, Umberto VS, Tang CK, et al. Adenocarcinoma arising from extragonadal endometriosis 14 years after total hysterectomy and bilateral salpingo-oophorectomy for endometriosis: Report of a case with ultrastructural studies. Am J Obstet Gynecol 1979; 133: 585.

18. Steege JF. Ovarian remnant syndrome. Obstet Gynecol 1987; 70: 64.

19. Surry ES, Silverberg KM, Surry MW et al. Prolonged gonadotropin-releasing hormone agonist therapy on the outcome of in vitro fertilization–embryo transfer in patients with endometriosis. Fertil Steril 2002;78(4):699–704,

20. Witt BR, Barad DH. Management of endometriosis in women older than 40 years of age. Obsterics and Gynecology Clinics of North America. 1993; 20: 349.

대체 치료

Alternative Treatment

| 황경주 |

　자궁내막증의 치료는 수술적 치료가 일차적이며 수술 후 재발 및 통증 완화를 위해 약물 치료를 시행한다. 약물적 치료는 호르몬 치료가 주를 이루며 oral contraceptives, gestrinone, danazol, dienogest 그리고 gonadotropin-releasing hormone (GnRH) agonist 등이 사용된다. 하지만 약물 사용에 있어 출혈 및 폐경기 증상 등 여러 약물 관련 합병증이 동반될 수 있어 장기간 약물 사용을 신중하게 고려해야 한다. 이러한 적극적인 치료에도 불구하고 자궁내막증의 재발률은 높게 보고되고 있다. 따라서 부작용을 최소화 하면서 자궁내막증을 치료할 수 있는 치료법에 대한 연구들이 이루어지고 있다.

　대체의학(alternative medicine) 이란 서양의학을 정통의학으로 간주했을 때, 정통의학을 대신하는 의미로 만들어졌으며 보완의학(complementary medicine) 또는 보완대체의학(complementary and alternative medicine or CAM) 라고도 한다. 대부분의 자궁내막증 연구는 서양의학을 기초로 수술적 치료와 약물적 치료에 대한 연구가 활발히 이루어지고 있다. 하지만, 비교적 오래 전부터 자궁내막증 환자를 대상으로 대체의학적 치료가 시행되고 있음에도 불구하고 자궁내막증 연관 대체의학연구는 제한적이다. 자궁내막증 치료에 사용되는 대체의학의 종류에는 한방약(herbal products), 침술요법(acupuncture), Chinese Herbal medicine (CMH) 고주파 치료술(microwave therapy) 등이 있다. 따라서 본 chapter 에서는 자궁내막증의 대체 치료(alternative treatment)에 대해 살펴보고자 한다.

1. 자궁내막증에 사용되는 한방약(Chinese Herbal medicine)

자궁내막증에 사용되는 한방약(Chinese herbals) 은 다수의 생체외(in vitro) 실험에서 자궁내막에 항증식성(antiproliferative), 항산화제(antioxidant), 진통제(analgesic), 항염증제(anti-inflammatory) 등의 효과를 가져온다고 알려져있다. 자궁내막증 관련하여 중국에서 오래 전 부터 사용되는 제제로는 혈부축어탕(Xuefu Zhuyu, XZD), 소시호탕(Xiaochaihu, XCHD), 거이강(Quyikang, QYK), 익위녕캡슐(Yi Wei Ning, YWN), 익위산(Yi Wei San, YWS), 그리고 활혈소이방(Huoxue Xiaoyi, HXD) 등이 탕 제제의 원료로 사용 되고 있다. 자궁내막증 치료에 사용되는 한방약(Herbal medicine)은 주로 2개 이상의 원료를 혼합하여 개인에 따라 개별화된 혼합약으로 사용되며 주로 파우더나 캡슐의 형태 보다는 탕제제가 보편적으로 많이 사용된다. 각각의 재료에 대해 간략하게 살펴보면, 약 120 명 자궁내막증 환자를 대상으로 한 연구에서는 자궁내막증 관련 통증을 감소시키는데 있어 XZD 가 mifepristone 과 비슷한 효과를 나타냈다고 발표 하였다. XCHD 또한 자궁내막증에 효과가 있다고 밝혀져 있는데, XCHD 를 사용한 환자에 있어 자궁내막증 병변아 감소되고, 혈청 IL-8, TNF-α, vascular endothelial growth factor (VEGF) 등이 감소되는 효과를 나타내었다.

QYK 는 자궁내막증 환자에서 월경통 감소에 효과적이며 자궁내막증 병변도 감소시킬 수 있다는 연구 결과가 있었고, YWN 에 또한 QYK 와 비슷하게 자궁내막증 연관 통증 완화에 효과가 있다는 여러 연구 결과 들이 발표 되었다. 또 다른 제제인 WXT 의 경우 동물 실험에서 저용량, 고용량의 WXT 를 약 28일간 투여한 연구에서 자궁내막증의 병변의 감소와 자궁내막세포 증식 억제 효과를 보였으며 이는 HIF-1α 의 감소를 통해 이루어진다고 발표 하였다. 이러한 연구 결과를 토대로 2012년 Cochrane review 에서는 Chinese herbal medicine이 자궁내막증 연관 월경통을 감소시키는데 NSAIDs 또는 oral contraceptives 제제와 비슷한 효과를 가져온다고 발표했다. Gestrione 과 비교한 연구에서는 CMH Nei YI Wan 제제가 gestrione 보다 효과적으로 증상을 완화시킬 수 있는 있다고 발표 하였으며 (95.65% vs. 93.87%; RR 1.02, 95% CI 0.93 - 1.12), danazol 과 비교한 그룹에서는 보다 효과적(56.3% vs. 11.1%; RR 5.06, 65% CI 1.28-20.05) 이라고 발표하였다. 결과적으로 수술 이후에 경구용 또는 관장용 CMH 제제를 사용하는 것이 자궁내막증 관련 통증을 치료하는데 있어 gestrione 또는 danazol 과 비슷하거나 더 나은 효과를 기대해 볼 수 있다고 하였다. 하지만 현재까지 동물 실험에 기초되는 자료만 있을 뿐 자궁내막증 환자군을 대상으로 한 임상적 연구는 부족한 실정이다.

2. 자궁내막증에 사용되는 식물 추출물(Herbal Extracts)

자궁내막증에 사용되는 식물 추출물은 여러 종류가 있고 대표적으로 사용되는 식물 추출물에

232

는 Tripterygium wilfordii polyglycoside (TWP), 커큐민(curcumin), puerarin, 달맞이꽃 오일(evening primrose oil, Oenothera biennis), reseratrol, green tea epigallocatechin-3-gallate (EGCG), ginsenoside, 그리고 Rg3 등이 있다. 대표적으로 사용되는 것에 대해 간략하게 소개하고자 한다.

1) Tripterygium wilfordii polyglycoside (TWP)

TWP는 화살나무과의 덩굴성 식물인 뇌공등(Tripterygium wilfordii)에서 추출된 물질로서 경구용 알약 형태로 생산되고 주로 면역질환치료, 특히 류마티스 관절염에 관한 연구들이 활발히 이루어지고 있다. 최근 발표된 메타 분석 결과에 따르면 류마티스 관절염 치료에 TWP가 다른 치료제 만큼 효과적이란 결과를 발표하였다. 2002년에 발표된 동물 실험 결과에 따르면, 자궁내막증이 있는 토끼에서 TWP을 사용한 군이 사용하지 않은 군에 비해 자궁내막증의 크기가 유의하게 감소되었고, 항자궁내막 항체(anti-endometrial antibody) 또한 유의하게 감소하였다. 이러한 결과를 토대로 자궁내막증 환자 군을 대상으로 TWP 를 사용한 연구들이 있으나 대부분의 연구는 중국에서 이루어지고 있어 다른 지역의 환자를 대상으로 한 연구는 부족한 실정이다. TWP가 자궁내막증을 효과적으로 감소할 수 있다는 가설을 뒷받침하기 위해 추후 다양한 연구 결과들이 필요할 것으로 사료된다.

2) 커큐민(curcumin)

커큐민(curcumin)은 생강 과에 속하는 식물인 Curcuma longa Linn 의 뿌리에서 추출된 폴리페놀 성분의 노란색의 분말로 항 염증작용(anti-inflammatory), 항 산화작용(anti-oxidant), 증식억제 작용(anti-proliferative) 효과 등을 나타낸다고 알려져 있다. 자궁내막증 환자에서 채취된 자궁내막 세포에 커큐민(curcumin)을 적용한 경우 세포부착(cell adhesion)에 관여하는 intercellular adhesion molecule-1 (ICAM-1), vascular cell adhesion molecule-1 (VCAM-1), 그리고 염증 작용을 촉진 시키는 tumor necrosis factor-α (TNF-α) 등의 농도가 현저히 감소한 연구가 발표되었다. 또한 자궁내막증이 있는 동물에서 커큐민(curcumin) 을 사용한 경우 자궁내막증 생성에 관여하는 matrix meetalloproteases-3 (MMP-3)의 감소가 관찰되었고 세포자멸사 (apoptosis)의 과정을 통해 발생될 수 있다고 보고하였다. 하지만 현재까지는 동물 실험 및 세포 실험 결과만 발표되었고 환자 대상으로 한 연구는 부족한 실정이다. 따라서 현재 제공되고 있는 커큐민(curcumin)이 포함된 알약 또한 다른 약제와 혼합된 탕 제제는 한방에서 주로 쓰이고 있다.

3) Puerarin

자궁내막증에 사용되는 식물성 추출물 중 활발히 연구가 이루어지고 있는 것이 Puerarin이다. 주로 덩굴식물인 칡의 말린 뿌리인 갈근 에 함유되어 있는 성분으로 고혈압, 심장관련 질환, 당뇨, 파키슨 병, 암 등에 활용되고 있다. 한 연구에서는 endometriotic stromal cells (ESCs)에 puerarin을 적용하였을 시 에스트로겐에 의해 유발되는 자궁내막세포의 증식을 억제시킬 수 있고, 저 용량의 (60 mg/kg/day) puerarin을 사용한 군에서 고용량 (200 mg/kg per day, 600 mg/kg per day), 및 danazol (80 mg/kg/day)을 사용한 군과 비교 분석한 결과 두 군간의 차이를 보이지 않았다.

3. 자궁내막증에 사용되는 침술 요법(acupuncture)

자궁내막증에 사용되는 침술 요법(acupuncture)은 주로 자궁내막증 연관 통증을 치료하는데 사용된다. 121명의 자궁내막증 환자를 대상으로 약 12개의 침을 15-25분간 사용한 연구에서는 침술 요법(acupuncture) 이후에 통증이 감소되는 효과를 나타내었다. 2011년에 Cochrane Review 에서는 침술 요법(acupuncture)에 대한 효과를 대해, 자궁내막증 연관 월경통(dysmenorrhea)이 침술 요법(acupuncture) 이후에 경감되었고 (mean difference -4.81 points, 95% CI -6.25 to -3.37, p< 0.00001), 한방약(Chinese herbal medicine) 과 비교하여도 치료 효과는 더 나은 것으로 보고 하였다 (91.9% vs. 60%, RR 3.04, 95% CI 1.65-5.62, p=0.0004). 2016년도 Cochrane review 에서는 원발성 월경통(primary dysmenorrhea) 치료에 있어 침술 요법(acupuncture)은 NSAIDs제제를 복용한 군에 비해 통증 감소에 효과적 이었다고 하였으나 (OR 4.99, 95% CI 2.82-8.82), 현재 까지 연구로는 확실하게 결론을 내리기 어렵다고 발표하였다. 하지만, 여전히 침술 요법(acupuncture)과 한방약(Chinese herbal medicine)은 자궁내막증 치료에 대체의학 치료 중 가장 널리 사용되고 있다. 또한 단독으로 사용되기 보다는 복합적으로 사용되는 경우가 많은데, 파우더 제제 보다는 탕제제가 침술 요법(acupuncture)에 함께 사용될 시 효과적이라고 한 보고도 있다. 한 연구 결과에 따르면 침술 요법(acupuncture)과 'Quyu Jiedu Xiaozheng' 탕을 함께 사용하였을시 자궁내막증 관련 통증이 약 92% 이상 감소되는 효과를 보고하였다.

4. 뜸 요법(Moxibustion)

뜸(Moxibustion) 요법은 쑥(Moxa/Mugwor)을 특정 부위에 가열하여 적용하는 방법이다. 자궁내막중 치료에 사용시에는 주로 골반 부위의 놓이게 되며, 이로 인하여 혈액순환 및 통증 감소에 효과적이라 알려져있다. 뜸 요법은 열을 사용하는 것 이외 smoke effect, herbal effect, biophysical effect등을 통해 치료효과를 기대해 볼 수 있다고 밝혔다. 하지만, 현재까지 자궁내막증 치료에 관련에서 체계적인 연구는 부족한 실정이다.

5. 미슬토(Mistletoe) 요법

미슬토(Mistletoe) 나무에 붙어 살아가는 반기생 식물로, 겨우살이(상기생) 이라고 불린다. 미슬토 추출물은 경구용 제품, 복강 이나 정맥주사제 또는 피하 주사제로 사용된다. 특히 이러한 미슬토 추출물은 면역기능 활성화에 관여 한다고 알려져 있고, 대식세포(macrophase)의 기능향상, 호중구 세포의 증식(proliferation of neutrophils), C 반응성 단백(C-reactive protein)의 수치, NK-cell 의 세포 독성(cytotoxicity) 에 영향을 준다고 알려져 있다.

Helixor A 는 mistletoe 나무의 추출물이다. 한 연구에서는 이러한 Helixor A 을 자궁내막증 여성의 복막액(peritoneal fluid) 에 투여하여 NK-cell 의 활동성(activity) 를 Helixor A 를 투여하기 전후 그룹을 비교 분석한 결과 Helixor A을 투여한 이후 투여 전보다 현저하게 높은 NK cell의 활동성 (activity)을 보였다. 자궁내막증에 대한 수술적 치료 및 호르몬 치료는 NK-cell 의 활동성 (activity) 을 증가 시키지 않는다는 연구 결과도 있다. 따라서, Helixor A 가 NK cell 의 활동성(activity)에 영향을 줄 수 있다는 보고는 향후 Helixor A가 자궁내막증의 증식을 억제시킬 수 있는 가능성을 보여준다. 또한 복강경으로 자궁내막증이 관찰된 환자에게 Helixor A 5mg 을 복강내 투여한 결과 36.7% 에서 수술 전과 비교 하여 자궁내막증 연관 통증이 감소된 효과를 보였다는 보고도 있으나, 아직까지는 실험적 연구들 위주로 진행되고 있어 앞으로 더 많은 임상 연구가 필요할 것으로 사료된다.

요약하건대 자궁내막증의 치료는 수술적 치료의 제한성 및 약물 치료에 따른 부작용을 고려했을 때 비침습적이며 부작용이 적은 대체 치료(alternative treatment) 방법이 하나의 치료 방법으로 사용될 수 있겠다. 하지만 현재까지 연구 결과를 바탕으로 보면 대체 치료(alternative treatment) 방법이 단독으로 사용되는 것보다 수술 및 약물치료에 보조적인 역할로서 사용되는 것이 권장된다. 앞으로 더 많은 비교 연구 및 병용투여에 대한 연구가 필요할 것으로 사료된다.

1. Wieser F, Cohen M, Gaeddert A, et al. Evolution of medical treatment for endometriosis: Back to the roots? Hum Reprod Update 2007;13:487–99.

2. Wieser F, Yu J, Park J, et al. A botanical extract from channel flow inhibits cell proliferation, induces apoptosis and suppresses CCL5 in human endometriotic stromal cells. Biol Reprod 2009;81:371–7.

3. Kong S, Zhang YH, Liu CF, et al. The complementary and alternative medicine for endometriosis: a review of utilization and mechanism. Evid Based Complement Alternat Med 2014;2014:146383.

4. C. F. Wang, "Clinical observation of 60 endometriosis associated dysmenorrhoea patients treated with Xuefu Zhuyu Decoction," Modern Journal of Integrated Traditional Chinese and Western Medicine,

5. Yang, J. B., and F. J. Piao. "Clinical study of the treatment of Quyikang on 30 endometriosis patients." Yunnan Journal of Traditional Chinese Medicine and Materia Medica 27.5 (2006): 32-34)

6. X. Y. Xu, H. F. Consg, and B. Z. Ma, "Clinical observation on 46 endometriosis patients treated with Yiweining," Medical Information, vol. 24, pp. 3172–3, 2011

7. Zhang, C. Hu, W. Tang et al., "Therapeutic potential of Wenshen Xiaozheng Tang, a traditional Chinese medicine prescription, for treating endometriosis," Reproductive Sciences, vol. 20, no. 10, pp. 1215–23, 2013

8. Wang, Hai-Long, et al. "Tripterygium wilfordii Hook F versus conventional synthetic disease-modifying anti-rheumatic drugs as monotherapy for rheumatoid arthritis: a systematic review and network meta-analysis." BMC Complementary and Alternative Medicine 16.1 (2016): 215.

9. Xiao, Y. H., et al. "Mechanism of action of Tripterygium Wilfordii polyglycoside on experimental endometriosis." European journal of gynaecological oncology 23.1 (2001): 63-7.

10. Kim, Ki-Hyung, et al. "Curcumin Attenuates TNF-α-induced Expression of Intercellular Adhesion Molecule-1, Vascular Cell Adhesion Molecule-1 and Proinflammatory Cytokines in Human Endometriotic Stromal Cells." Phytotherapy Research 26.7 (2012): 1037-47.

11. Jana, Sayantan, Sumit Paul, and Snehasikta Swarnakar. "Curcumin as anti-endometriotic agent: implication of MMP-3 and intrinsic apoptotic pathway." Biochemical pharmacology 83.6 (2012): 797-804.

12. Zhou, Yan-Xi, Hong Zhang, and Cheng Peng. "Puerarin: a review of pharmacological effects." Phytotherapy Research 28.7 (2014): 961-75.

13. Wang, Dan, et al. "Puerarin suppresses invasion and vascularization of endometriosis tissue stimulated by 17β-estradiol." PLoS One 6.9 (2011): e25011.

14. Chen, Yu, et al. "Endometriotic implants regress in rat models treated with puerarin by decreasing estradiol level." Reproductive Sciences 18.9 (2011): 886-891.

15. Flower A, Liu JP, Lewith G, et al. Chinese herbal medicine for endometriosis. Cochrane Database Syst Rev

2012:CD006568.

16. Irene Lund et al.," is acuputure effective in the treatment of pain in endometriosis?", Journal of pain research, 2016:9 157-65

17. Zhu X et al., Acupunture for pain in endometriosis, Cochrane Database Syst Rev 2011:CD007864.

18. Smith et al., Acupunture for pain in endometriosis, Cochrane Database Syst Rev 2016:CD007854.

19. Flower et al., Seeking an Oracle: using the Dlphi Process to Develop Practice Guidelines for thre treatment of Endometriosis with Chinese Herbal Medicine, The journal of alternative and complementary medicine, 2007 vol 13. No. 9: 969-79.

20. X. L. Hui, Y. Zhang, and R. J. Dong, "The treatment of 38 endometriosis patients with Acupuncture and Chinese medicine," Journal of Shaanxi College of Traditional ChineseMedicine, 2009 vol. 32, no. 3: 45–6.

21. J.-H. Chiu, "How does moxibustion possibly work?" Evidence-Based Complementary and Alternative Medicine, vol. 2013, D 198584, 8 pages, 2013.

22. Jeung, In-Cheul, et al. "Effect of helixor A on natural killer cell activity in endometriosis." International journal of medical sciences 12.1 (2015): 42.

23. Oosterlynck, Dldier J., et al. "CO-laser excision of endometriosis does not improve the decreased natural killer activity." Acta obstetricia et gynecologica Scandinavica 73.4 (1994): 333-7.

24. Rim, So Yi, and Sung Taek Oh. "The Effect of intraperitoneal instillation of Mistletoe extract during the diagnostic laparoscopy for pain of endometriosis." Korean Journal of Obstetrics and Gynecology 48.4 (2005): 1004-8.

22

재발된 자궁내막증

Recurrent disease

| 이병익 |

1. 서론

자궁 내막증이란 자궁내막조직이 난소, 더글라스와를 포함한 복강내 복막에 생기는 질환으로 병변의 경계가 불분명해서 국소적이 아닌 전신적인 질환으로 간주된다. 수술 치료는 입증된 효과에도 불구하고 침습성, 이환율 및 합병증의 위험뿐만 아니라 수술후 재발이라는 만만치 않은 도전을 갖게 된다. 지금까지 자궁내막증의 완치는 불가능하다고 알려지고 있으며 치료의 목표는 다음의 4가지를 염두에 두고 있다.

1) 통증완화   2) 불임치료
3) 악성배제   4) 재발방지

수술적 치료는 통증완화나 불임치료에 유용성을 가지며 특히 악성을 배제하는 데 도움을 준다. 그러나 자궁내막증의 완치나 재발지연에 대한 문제는 아직 해결되지 못하고 있는 실정이다. 내과적 호르몬 치료는 자궁내막증의 활동을 억제시키는 개념으로 완치는 아니다. 지금까지 대부분 수술적 치료 후 재발을 억제하고자 약물적 치료는 6개월정도 추천되고 있으나 이 방법마저 부작용으로 계속적인 치료가 어렵고 재발을 완전히 억제하지는 못하는 실정이다. 대다수의 경우 6개월에서 2년이내 재발하는 것으로 알려지고 있으며 수술시 잔여 병변이 남아있었거나 중등도 이상의 병변을 보이는 경우 재발의 위험성이 커져 1년 내에 5-20%, 5년 내에는 40% 정도에서 누적 재발율을 보인다. 복강경 수술시 병변을 완전히 제거한 경우에도 5명중 1명에서 재발하므로 수술후 재발방지를 위해 장기간의 추적조사가 요구된다. 자궁내막증의 치료에 있어서는 출산문제가 아직 해결 안 된 경우에는 자궁을 보존하는 수술을 취하고 출산이 해결된 이후는 일차적으로 자궁적출과 동반해서 선택적으로 부속기 절제술을 병행하고 있다.

2. 재발율

자궁내막증의 재발율은 6-67%로 다양한 양상을 나타내는 데 이는 우선적으로 재발에 대한 정의가 각각 다르기 때문이다. 재발을 알기 위한 가장 정확한 검사는 복강경 검사이나 대개 환자의 골반통, 월경통 및 성교통 같은 환자의 주관적 증상, 골반내 종양 혹은 결절 같은 객관적 이학적 소견이나 지속적인 불임에 근거해서 재발을 정의한다. 자궁적출술을 시행한 후 부속기 절제술을 병행하지 않은 경우 6.1배의 통증 재발과 8.1배의 재수술의 위험도를 갖는다. 자궁적출술과 동반해서 양측 부속기 절제술을 병행하면 자궁내막증의 재발은 감소하나 수술적 폐경으로 전반적인 사망률과 관상동맥 질환의 위험성이 증가하므로 40세 이전의 환자에서는 부속기의 보존은 선택 사항이다.

3. 난소잔류증후군(Ovarian remnant syndrome)

자궁내막종 수술시 남겨둔 난소 조직에서 호르몬의 영향으로 자궁내막증이 재발하는 상태를 말한다. 정확한 발생 빈도는 알려지지 않고 있으나 수술시 복강내 심한 유착이나 염증 반응이 있는 경우 잘 생긴다. 보통 검사 시행 10일전에 호르몬치료를 중단한 후 FSH 및 Estradiol을 체크해 폐경전 호르몬 수치를 유지하면 남아있는 난소 조직의 기능이 있음을 암시한다. 그러나 폐경후의 호르몬 수치를 나타내더라도 잔류난소가 없다고 단언할 수는 없으나 기능이 저조하다고 할 수는 있다. 증상이 있으면서 영상검사에서 병변이 발견되면 수술적 제거를 권한다. 만약 수술적 치료를 수용하지 않는 경우 내과적 치료로 기능을 억제시킨다.

4. 재발의 위험인자

현재까지 여러 논문에서 열거하는 수술후 재발인자로 알려진 요소는 다음과 같다. 젊은 연령, 양측성 혹은 좌측 골반 병변, rAFS 병기 혹은 점수, 내막종의 크기, 수술 전 통증 점수, 임신한 적이 없는 경우, 수술 전 내과적 치료한 경우, 수술 시 병변의 불완전한 제거, 통증성 결절 등이다. 특히 수술 전 GnRH-A 같은 내과적 치료는 병변에 대한 은폐효과로 인해 수술시 병변 파악에 지장을 주어 수술후 오히려 재발율이 높아질 수 있다. 그러나 수술후 GnRH-A와 같은 내과적 치료는 수술후 미세 잔류 병변의 치료로 재발율을 감소시킬 수 있으며 특히 통증 없는 기간을 연장할 수 있다. NSAIDs 같은 진통제의 경우 통증감소에는 도움을 주지만 재발율 감소에는 아무런 영향을 주지 못한다. 다나졸이나 프로제스틴의 경우도 위약군에 비해 통증은 감소하나 재발율에는 커다란 차이가 없다. 경구피임약의 경우 난소의 비활성화, 자궁내막증 병변의 증식 억제 및 감소된 역류성 월경혈의 감소로 수술후 단기간내는 통증완화 및 자궁내막증의 재발을 감소시키나 장기간에 있어서는 재발율 감소에는 영향이 미미해진다. 특히 지속적인 복합경구약 투여법이 주기적 방법에 비해 월경혈의 감소가 뚜렷해 더욱 효과적이다. LNG-IUS는 자궁을 보존하면서 자궁내막증을 치료하기에 좋은 방법이다. GnRH-A와 비교할 때 만성 골반통을 동반한 경우 도움이 될 수 있다.

5. 재발기전

자궁내막증 재발은 이론적으로 수술 시 잔여 병변의 존재나 수술 후에도 변화하지 않은 자궁내막증을 유발할 수 있는 역류된 월경혈이나 환자의 면역학적 소인으로 인한 것이다. 잔여 병변이 남아 있을 가능성이 많을수록 잔여 병변에서 재발이 수술 후 짧은 기간에 높은 빈도로 일어나게 된다. 이는 근치적 수술보다 보존적 수술에서, 자궁내막종의 경우 난소낭종제거술보다 낭종벽 소작술에서 수술 후 짧은 기간 내에 높은 재발율을 보이는 현상을 설명한다. 또 다른 기전으로 자궁내막증 생성 환경이 변하지 않아 새로운(de novo) 병변 형성을 이루는 경우로 학자들간에 이견이 있다. 새로운 병변을 형성하는 데는 역류된 월경혈이 면역학적 이상으로 재흡수 되지 않고 복강 내 이식되는 과정이 필요하다. 골반 내 병변을 완전히 제거한 후 2년 경과 후 재발율이 유의하게 증가하는 경우나 근치적 자궁적출술 후에도 10% 정도에서 증상이 되돌아 오는 경우를 설명한다. 면역학적 이상으로 수술전 자궁내막증 환자에서 대조군보다 복강내 체액이나 말초혈액내 CD15a(+) NK세포가 유의하게 높다고 알려지고 있다, 이런 현상은 수술 후나 내과적 치료(GnRH-A) 후에도 계속 유지되어 역류된 월경혈의 변화와 관계없이 복강 내가 염증 상태로 회귀되어 새로운 병변이 생기기 쉽게 된다. 이 경우 새로운(de novo) 병변 특히 자궁내막종을 생성하는데 28-30개월 정도의 기간을 요하는 것으로 알려지고 있으며 이 기간을 'memoryless(lack of memory) period'라고 한다.

6. 재발 예방 및 치료법

자궁내막증 병변은 에스트로겐에 의해 자극을 받아 발생하는 것으로 알려지고 있다 정상적인 월경주기의 경우 혈중 내 에스트로젠의 농도는 40-400 pg/mL를 유지하고 있으며 이는 임신을 달성하는 데 필요한 농도이며 또한 자궁내막증의 재발의 원인이 되기도 한다. 정상적인 육체기능을 유지하려면 50-70 pg/mL가 요구되며 이 정도의 호르몬 수준에서는 자궁내막증의 활성화도 일어나지 않으며 폐경 후의 변화도 예방할 수 있다. 임신을 계획하지 않고 있는 여성에서 자궁내막증의 재발을 예방하거나 지연시키기 위한 방법에는 두가지가 있다. 첫번째 방법으로 경구피임약이나 미레나(LNG-IUS) 혹은 데포프로베라 같은 강한 프로게스틴을 사용해서 호르몬 환경을 임신 상태와 같이 만드는 것(pseudo-pregnancy)이다. 그러나 이 경우 9%에서는 반응하지 않는 것으로 알려지고 있다. 프로게스틴의 작용이 대부분이 PR-B (Progesterone Receptor Isoform-B)를 통해 이루어지는 데 이것이 promoter demethylation으로 down-regulated되어 경구피임약이나 프로게스틴 투여에도 불구하고 반응하지 않기 때문이다. 두번째 방법으로는 GnRH-A와 add-back regimen을 통해 혈중내 에스트로젠 농도를 50-70 pg/mL로 유지하는 방법이다. 이와 유사한 방법으로 AI (Aromatase inhibitor)를 사용해 난소나 말단조직(지방, 피부 및 근육조직)에서 생성된 안드로젠이 에스트로젠으로 변환되는 것을 억제해 폐경과 유사한 상태로(pseudo-menopause) 만든다. AI사용시도 장기간 투여시 역시 호르몬 결핍증상이 수반되며, 폐경 이전에 투여시 FSH의 증가로 인해 난소에 낭종을 형성하게 된다. 그러므로 모든 내과적 치료나 수술적 치료에 불응하는 경우 AI와 함께 난소 낭종 위험과 호르몬 결핍의 부작용을 줄이기 위해 프로게스틴이나 복합경구피임약의 병합이 요구된다. 그 외에 최근 들어 개발되고 있는 새로운 약제로 SERM이 거론되고 있으나 조직에 따라 작용결과가 다르기에 아직 자궁내막증의 치료에 적용하기에는 이르다. SPRM은 에스트로젠의 결핍 작용 없이 자궁내막증식을 선택적으로 억제함으로 자궁내막증 치료제로 잠재력을 갖는다고 거론되고 있으며 COX-2 inhibitor는 자궁내막증과 연관된 복강내 염증반응을 억제하는 데 효과적이나 장기간 투여시 심한 부작용으로 임상적 사용은 아직 안전하지 못하다. Antioxidant인 metformin이나 thiazolidinedione은 항염증 작용이 있어 동물 모델에서는 치료효과를 보이나 인간에서의 결과는 아직 불분명하다. NF-κB inhibitor인 PDTC (Pyrolidine Dithiocarbamate)의 경우 동물 모델에서 치료효과가 입증되었다 자궁내막증의 치료는 장기간의 추적조사와 함께 이루어져야 하므로 치료효과와 안전성이 매우 중요하므로 충분한 결과가 누적된 다음에야 임상적 적용이 가능할 것으로 생각된다. 수술후 자궁내막증이나 골반통이 재발한 경우 과거 수술적 치료 및 내과적 치료 후 재발까지의 기간이나 반응에 따라 여러 가지 상황을 고려해서 치료방법을 신중히 선택해야 한다. 만약 첫번째 수술 후 장기간 반응이 좋은 상태인 경우 새로운(de novo) 병변의 생성 가능성이 높아 이차적 수술이 고려될 수 있으나 이 경우도 수술 후 심한 유착이나 정상조직의 손상으로 조기폐경 및 난임을 초래할 수 있다. 근치적 자궁내막증 수술(전자궁적출술 및 양측부속기 절제술)후 호르몬치료는 폐경 후유증을 없애는 데는 유용하나 잔여병변의 재발 위험성을 고려해서 지금까지는 에스트로젠-프로게스테론 지속적인 병합요법이나 티볼론을 사용하고 있으나 장기간 투여시 유방암에 대한 위험성은 염두에 두어야 한다.

7. 재발위험성에 대한 바이오마커

지금까지 CA-125는 수술후 추적조사시 자궁내막증의 재발을 알기위한 바이오마커로 널리 사용되어 왔으나 민감도 및 특이도가 낮아 임상적 적용에 큰 도움이 되지는 못하였다. 그러므로 수술시 재발의 위험성을 미리 예측하고 각각에 따른 개별적 치료를 위해 연구된 바이오마커로 몇가지가 거론되어 간략히 열거하고자 한다. 자궁내막증이 에스트로젠 의존성이라는 이론하에 Pvull ER-α gene homozygosity, 자궁내막증의 염증 및 증식에 관여하는 프로스타글란딘 합성을 조절하는 COX-2 expression level, 자궁내막증의 면역, 염증, 증식 및 apoptosis에 관여하는 NF-κB 및 PR-B(Progesterone Receptor Isoform-B)등이 유망한 바이오마커로 거론되고 있다. 바이오마커를 통한 결과 COX-2발현이나 NF-κB 면역반응이 높거나 PR-B 면역반응이 낮으면 재발의 위험이 높는 것으로 알려지고 있다. 그러므로 치료에 있어서도 COX-2발현이 높은 경우는 NSAID를 통해 치료효과를 높일 수 있으나 PR-B면역반응이 낮은 경우는 프로게스틴 단독치료는 적절치 않다. 한편 NF-κB 면역반응이 높은 경우는 NF-κB inhibitor나 항산화제의 투여로 치료효과를 개별화 시킬 수 있을 것으로 기대된다. 그 중에서 현재 NF-κB 및 PR-B으로 classification tree방법을 적용한 결과 자궁내막종의 재발에 있어서 민감도 86.6%, 특이도 82.1%로 좋은 바이오마커가 될 것으로 기대된다.

8. 결론

임상에서 자궁내막증 치료후 재발의 위험성을 완잔히 제거하기는 어렵다.

최근의 데이터에 따르면 수술후 경구피임약 투여는 자궁내막증의 위험성을 낮추어준다. 재발을 예측할 수 있는 이상적인 비이오마커를 찾으려는 시도는 치료의 개별화 뿐만 아니라 질환의 병태생리의 이해 및 위험요소 제거를 가능케 할 것이다.

현재 재발의 바이오마커로 COX-2, NF-κB, 및 PR-B등이 후보물질이 거론되고 있으나 아직 데이터가 불충분하다.

참·고·문·헌

1. Vignali M, Bianchi S, Candiani S, et al. Surgical treatment of deep endometriosis and risk of recurrence. J Min Inv Gynecol. 2005;12:508-13.

2. Morgante G, A Ditto, Marca A La, et al. Low-dose danazol after combined surgical and medical therapy reduces the incidence of pelvic pain in women with moderate and severe endometriosis. Hum Reprod. 1999;14:2371-4 .

3. Namnoum AB, Hickman TN, Goodman SB et al. Incidence of symptom recurrence after hysterectomy for endometriosis. Fertil Steril. 1995;64:898-902.

4. Parker WH, Broder MS, Liu Z et al. Ovarian conservation at the time of hysterectomy for benign disease. Clin Obstet Gynecol. 2007;50:354-61.

5. Kho RM, Abrao MS. Ovarian remnant syndrome: etiology, diagnosis, treatment and impact of endometriosis. Curr Opin Obstet Gynecol. 2012;24:210-4.

6. Moini A, Arabipoor A, Ashrafinia N. Risk factors for recurrence rate of ovarian endometriomas following a laparoscopic cystectomy. Minerva Med. 2014;105:295–301.

7. Koga K, Takemura Y, Osuga Y et al. Recurrence of ovarian endometrioma after laparoscopic excision. Hum. Reprod.2006;21:2171–4.

8. Allen C, Hopewell S, Prentice A. Non-steroidal antiinflammatory drugs for pain in women with endometriosis. Cochrane Database Syst. Rev. 2005;(4), CD004753.

9. Bianchi S, Busacca M, Agnoli B, et al. Effects of 3-month therapy with danazol after laparoscopic surgery for stage III/IV endometriosis: a randomized study. Hum. Reprod. 1999;14:1335–7.

10. Muzii L, Marana R, Caruana P, et al. Postoperative administration of monophasic combined oral contraceptives after laparoscopic treatment of ovarian endometriomas: a prospective, randomized trial. Am. J. Obstet. Gynecol. 2000;183:588–92.

11. Seracchioli R, Mabrouk M, Frasca C et al. Long-term cyclic and continuous oral contraceptive therapy and endometrioma recurrence: a randomized controlled trial. Fertil. Steril. 2010;93:52–6.

12. Vercellini P, Vigano P, Somigliana E. The role of the levonorgestrel-releasing intrauterine device in the management of symptomatic endometriosis. Curr. Opin. Obstet. Gynecol. 2005;17:359–65.

13. Bayoglu Tekin Y, Dilbaz B, Altinbas SK, et al. Postoperative medical treatment of chronic pelvic pain related to severe endometriosis: levonorgestrel-releasing intrauterine system versus gonadotropin-releasing hormone analogue. Fertil. Steril. 2011;95:492–6.

14. Luisi S, Galleri L, Marini F, et al. Estrogen receptor gene polymorphisms are associated with recurrence of endometriosis. Fertil. Steril. 2006;85(3):764–6.

15. Yuan L, Shen F, Lu Y, et al. Cyclooxygenase-2 overexpression in ovarian endometriomas is associated with higher risk of recurrence. Fertil. Steril. 2009;91(4 Suppl.):1303–6.

16. Guo SW. Nuclear factor-kappab (NF-kappaB): an unsuspected major culprit in the pathogenesis of endometriosis that is still at large? Gynecol. Obstet. Invest. 2007;63:71–97.

17. Shen F, Wang Y, Lu Y, et al. Immunoreactivity of progesterone receptor isoform B and nuclear factor kappa-B as biomarkers for recurrence of ovarian endometriomas. Am. J. Obstet. Gynecol. 2008;199:486.e1–486.e10.

Chapter

23

불임

Infertility

| 김정훈 |

1. 서론

자궁내막증은 생식기 연령의 여성에게 흔한 만성 질환이다. 자궁내막증은 가임력저하(subfertility) 및 불임을 유발할 수 있는 대표적 질환 중 하나다. 자궁내막증의 유병률은 정확히 파악되기 어렵고, 문헌에 따라 많은 차이를 보이기도 하지만 불임 여성에서의 유병률이 가임력이 입증된 여성들에 비해 6-8배 더 높은 것으로 조사된다. 또한 자궁내막증을 가진 여성들 중 30-50%는 불임이며, 불임여성들 중 25-50%는 자궁내막증을 갖고 있는 것으로 알려져 있다. 정상 부부들의 경우 월경주기 당 생존아 출산에 도달하는 임신을 할 확률 소위 cycle fecundity rate이 15-20%으로 알려져 있다. 자궁내막증을 앓고 있는 여성에서는 특별한 치료를 받지 않는 경우 cycle fecundity rate이 어느 정도일지 정확히 파악하기는 어려우나, 2-10%정도에 머무는 것으로 보고된다.

2. 자궁내막증과 불임

자궁내막증이 가임력을 저하시키는 기전에 대해 명확히 입증된 것은 없지만 가능성있는 몇 가지 기전들이 제시된 바 있다. 미주생식의학회(American Society for Reproductive Medicine, ASRM)에서 제시한 자궁내막증 병기 III-IV기(ASRM Stage III-IV)에 해당하는 진행된 자궁내막증의 경우 골반 내 해부학적 변형 및 유착(pelvic anatomic distortion and adhesion)은 배란기에 난소로부터 난자가 흘러나오는 것 뿐 아니라, 난자의 난관채에 의한 포획 그리고 난자와 수정란의 수송을 방해할 수 있으므로, 가임력저하와 불임을 유발하는 주된 원인인자로 작용할 수 있다. 자궁내막증은 무배란, 비정상적인 난포성장, 조기 황체화호르몬 급상승(premature luteinizing hormone surge), 황체기 결함(luteal phase defect), 고유즙분비호르몬혈증(hyperprolactinemia) 그리고 황체화비파열난포증후군(luteinized unruptured follicle syndrome) 등을 포함한 내분비 이상 및 배란 장애도 초래할 수 있는 것으로 보고된다(Pittaway et al., 1983; Schenken et al., 1984). 이외에도 복강내 환경의 변화 즉 복강 내 interleukin(IL)-1, IL-6, 종양괴사인자(tumor necrosis factor, TNF)α와 같은 염증성 사이토카인(cytokine), 그리고 IL-8, 혈관내피성장인자(vascular endothelial growth factor, VEGF)와 같은 혈관신생(angiogenic) 사이토카인 및 prostaglandin 등의 증가가 난자, 정자, 배아 및 난관 기능에 좋지 않은 영향을 줄 수 있다. 세포매개성면역의 변화 및 자가면역기능 이상도 자궁내막증이 가임력저하를 유발할 수 있는 기전들 중 하나로 제시되고, 자궁내막증 여성에서 자가항체의 존재는 보조생식술 결과에도 좋지 않은 영향을 미칠 수 있는 것으로 보고된 바 있다. 또한 자궁내막증 환자의 자궁내막자체에서의 여러 변화들도 불임의 원인으로 제시되는데, 자궁내막에서의 IgG 항체, IgM 항체, 임파구 등의 증가 그리고 VEGF 수용체와 카뎁신(cathepsin) B 등의 변화, 그리고 배아착상기에 αvβ3 integrin 저하, L-selectin에 대한 자궁내막 리간드(ligand)의 합성에 필요한 효소의 저하 등으로 자궁내막 수용능(receptability)이 저하될 수도 있다. 자궁내막증 여성의 경우 배란되는 난자 자체의 질(quality)이 불량하여 배아상태가 불량하게 되고 결국 자궁내막 수용능이 떨어지게 된다는 이론도 제시된 바 있다.

3. 자궁내막증과 관련된 불임의 치료

1) 치료 전 고려 사항

(1) 환자의 나이, 난소예비력(ovarian reserve), 자궁내막증의 정도, 자궁내막증 치료 과거력, 잠복 악성종양의 가능성, 동반된 다른 불임원인인자 유무 및 종류 그리고 환자의 정신적 상태 등을 포함한 환자 개개인의 특성
(2) 치료 효과
(3) 치료 부작용
(4) 경제적 비용
(5) 치료에 따른 환자의 신체적 고통 및 편리성
(6) 환자의 선호도(preference)
치료를 시작하기 전에 이상의 내용들을 충분히 고려해야 하며, 치료 효과와 부작용 등이 유사하

다면 환자가 어떤 방법을 선호하는지도 고려해서 치료계획을 수립하여야 한다.

2) 치료방법

자궁내막증과 관련된 불임을 치료하기 위해 선택할 수 있는 치료법들에는 기대요법(expectancy), 내과적 치료(약물요법), 외과적 치료(수술요법), 내,외과적 병용치료(combined medical and surgical treatment) 그리고 자궁강내 인공수정(intrauterine insemination, IUI), 과배란유도(controlled ovarian stimulation, COS), 자궁강내 인공수정(intrauterine insemination, IUI), 체외수정시술(in vitro fertilization, IVF)과 같은 보조생식술(assisted reproductive technology, ART) 등이 있다. 자궁내막증 불임여성을 위한 보조생식술은 다음 단원에서 다뤄지므로 이를 제외한 치료방법들에 대해 알아보기로 한다.

(1) 기대요법(expectancy)

특정 치료를 선택하고 그 치료의 효과를 평가하기 전에, 자궁내막증을 가진 여성이 아무런 치료도 받지 않은 상태에서의 임신 가능성을 먼저 평가해봐야만 한다. ASRM Stage III-IV(III-IV기)에 해당하는 진행된 자궁내막증 즉 골반 내 해부학적 변형 및 유착이 동반된 경우에는 아무런 치료없이 자연적으로 임신될 가능성은 매우 제한적이다. 따라서 이들 환자에서는 기대요법은 대부분 효과적이지 않다. 그렇지만 ASRM Stage I-II(I-II기) 자궁내막증을 가진 여성에서는 다른 불임원인인자가 없다면 자연임신을 기대해 볼 수도 있다. 이 경우도 자궁내막증 여성의 난소예비력 등에 따라 가능성이 달라질 수 밖에 없지만, 이들에서의 매달 임신율(monthly fecundity rate, MFR)은 0.14-4.5% 정도로 보고되고 있다. 지금까지의 자료들을 종합해 볼 때, 뚜렷한 해부학적 변형이 동반되지 않은 I-II기 자궁내막증을 가진 환자들의 경우 자연적으로 임신할 가능성은 있지만 자궁내막증이 없는 건강한 여성들에 비해 임신율은 떨어지는 것으로 평가된다. 그렇지만 이 같은 평가는 대조군 선정의 어려움 등으로 일반화하기에 부족한 면이 있다.

결론적으로 뚜렷한 해부학적 변형이 동반되지 않은 I-II기 자궁내막증 환자에서는 다른 불임인자 동반여부와 난소예비력을 우선적으로 평가한 후 다른 동반된 불임인자가 없고 난소예비력이 나쁘지 않다면 35세 이하의 여성에서는 6-12개월간 기대요법을 시행해 볼 수 있다. III-IV기 자궁내막증을 가진 불임여성에서는 원칙적으로 기대요법이 적절하지는 않지만. 환자가 자연임신을 절실히 원하는 경우에는 다른 불임인자가 없고, 적어도 한쪽 난관은 정상 소통되고, 환자의 나이가 35세 이하이면서 난소예비력도 나이에 비해 뚜렷이 더 나쁘지 않다면 3-6개월간 기대요법을 시행해 볼 수도 있다.

(2) 내과적 치료(약물요법)

자궁내막증을 가진 불임여성의 내과적 치료를 위해 사용될 수 있는 약제들로는 progestins, 호르몬제 경구피임약(hormonal oral contraceptives), danazol과 같은 androgen, 방향효소억제제(aromatase inhibitor) 그리고 GnRH analogues 등이 있다(표 23-1).

그런데 난소기능을 억제하는 어떠한 종류의 내과적 치료도 내과적 치료만으로는 자궁내막증 환자에서 가임력을 향상시키는데 효과가 있다는 근거는 아직 없다. 특히 I-II기 자궁내막증의 경우에는 더욱 그러하다. 몇 개의 전향적 무작위 임상연구들은 I-II기 자궁내막증과 관련된 불임여성을 위한 GnRH 효능제(GnRH agonist) 또는 progestin 치료는 가임력향상효과가 없었던 것으로 보고하였다. 또 다른 전향적 무작위 임상연구도 초기 자궁내막증과 관련된 불임여성에서 danazol 또는 medroxyprogesterone acetate(MPA)을 이용한 치료도 이들에서의 임신율 향상에 도움이 되지 않았던 것으로 보고한 바 있다. 무증상의 자궁내막증 불임여성에서 19-nortestosterone 계열의 합성 스테로이드인 ethylnorgestrienone 즉 gestrinone의 치료를 평가한 무작위 임상연구에서도 치료군과 대조군 간에 임신율에 있어 차이를 보이지 않았던 것으로 보고된 바 있다. 따라서 자궁내막증 환자들에게 가임력을 향상시킬 목적으로 호르몬제 경구피임약, progestins, danazol 또는 GnRH analogues 등과 같은 난소기능을 억제시키는 호르몬 치료를 시행하지 않아야 한다. 아직까지 방향효소억제제, 선택적 여성호르몬수용체조절자(selective estrogen receptor modulators, SERMs), 선택적황체호르몬수용체조절자(selective progesterone receptor modulators, SPRMs) 그리고 황체호르몬길항제(progesterone antagonist) 등이 자궁내막증을 가진 불임여성의 가임력 향상에 효능이 있는지에 대한 자료는 불충분한 실정이나 이 약제들도 역시 자궁내막증 여성에서의 가임력 향상에 도움이 된다는 근거는 없다.

그렇지만 2006년 보고된 문헌의 체계적 고찰을 통한 메타분석은 자궁강내 인공수정이나 체외수정시술을 위한 과배란유도 전에 3-6개월간 GnRH 효능제를 투여하여 난소기능을 우선적으로 길게 억제시킨 후 배란유도제를 사용하는 소위 GnRH 효능제 초장기요법(ultralong protocol, ULP)은 자궁내막증을 가진 불임여성에서의 임상적 임신율을 증가시킬 수 있다는 결과를 도출하였다(Sallam et al., 2006). 따라서 이 같은 경우에 GnRH 효능제를 사용하는 것은 임신율 향상에 유익할 수 있다. 또한 Kim 등은 자궁내막증 이외에는 다른 불임원인자가 확인되지 않았던 III-IV기 자궁내막증을 가진 불임여성에서 과배란유도주기에서의 자궁강내 인공수정 시행 시 4주 지속형 서방형 GnRH 효능제를 1회만 투여한 후 4주일 후부터 매일 투여하는 형태의 GnRH 효능제인 Decapeptyl(tryptorelin) 0.1mg을 매일 피하주사하기 시작하여, 이를 2주일 이상 투여한 후 외인성 생식샘자극호르몬을 투여하는 소위 단순화 초장기요법(simplified ULP)(그림 23-1)을 이용한 과배란유도 시에도 장기요법(long protocol, LP)에 비해 유의하게 높은 임상적 임신율을 보였다고 보고한 바 있다.

표 23-1 자궁내막증의 내과적 치료를 위해 사용될 수 있는 약제들

Class	Drugs	Dosage
Progestins	Depo-SC Provera 104 Dienogest Medroxyprogesterone acetate Cyproterone acetate Norethindrone acetate LNG-reeeasing IUD	104 mg/0.65 ml SC every 3mons 2 mg/d PO 30 mg/d PO 10-20 mg/d PO 5 mg(7.5, 10mg)/d PO 1 for 5yr
E-P combination	Combined hormonal contraceptives	Low dose estrogen, continuous
Androgen	Danazol (17α-ethinyl T derivative)	100-400 mg PO bid
Aromatase inhibitor	Letrozole Anastrozole	2.5 mg/d PO 1 mg/d PO
GnRH agonist	Leuprolide depot Goserelin Triptorelin acetate	3.75 mg/mon SC (11.25 mg/3mons) 3.6 mg/mon SC (10.8mg/3 mons) 3.75 mg/mon IM
GnRH antagonist	Cetrorelix	3 mg/wk SC

E-P = estrogen and progestin; SC = subcutaneous; LNG = levonorgestrel; IUD = intrauterine device; IM = intramuscular

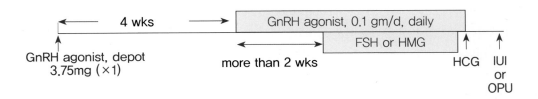

그림 23-1 GnRH 효능제 단순화 초장기요법(simplified ultralong protocol)

(3) 외과적 치료(수술요법)

① I-II기 자궁내막증 불임여성을 위한 수술적 치료

I-II기 자궁내막증과 관련된 불임환자를 대상으로 시행한 자궁내막증 착상조직에 대한 복강경 제거술(laparoscopic ablation) 효과에 대한 전향적 무작위 임상연구에서 치료 후 36주 이내에 임신되어 20주 이상 임신이 지속된 환자가 치료군에서 29%로 치료받지 않은 대조군의 17%에 비해 높은 것으로 나타났다. 결론적으로 I-II기 자궁내막증과 관련된 불임환자에서, 진단복강경(diagnostic laparoscopy)을 시행하게 되는 경우에는 진단복강경만을 하는 것 보다는 자궁내막증 병소의 절제 또는 제거(ablation), 유착박리술 등을 포함한 수술적복강경(operative laparoscopy)을 시행하는 것이 임

신율을 증가시키는데 도움이 된다는 것이다. 그렇지만 진단복강경이 모든 불임환자에서 시행되어야 한다는 의미는 아니며, 진단복강경의 시행이 반드시 필요하다고 평가되는 환자에서 진단복강경시 I-II기 자궁내막증이 발견되는 경우에는 단순히 확인하는 것에 그치지 말고 수술적복강경을 통해 병소를 제거하는 것이 향후 임신율 증가에 도움이 된다는 것이다. 자궁내막증 병소에 대한 복강경 제거술을 시행할 때에는 단극전기응고(monopolar electrocoagulation)에 비해 레이저기화(laser vaporization)를 이용한 자궁내막증 병소의 융해가 향후 뚜렷이 높은 누적 자연임신율을 보이므로 CO_2 레이저의 사용을 고려해야 한다.

② III-IV기 자궁내막증 불임여성을 위한 수술적 치료

III-IV기 자궁내막증을 가진 불임여성들에서, 수술적 치료와 기대요법 후의 임신율을 비교하는 무작위 대조군 연구는 아직 시행된 바 없다. 그렇지만 몇 편의 전향적 코호트연구에서 자궁내막증 이외의 다른 불임인자가 없는 경우 복강경수술 후의 대략의 자연임신율(粗임신율)은 III기 즉 중등도 자궁내막증 환자들의 경우 57-69%, IV기 즉 중증 자궁내막증 환자들의 경우 52-68%로 기대요법 후의 33%(III기 환자)와 0%(IV기 환자)에 비해 뚜렷하게 더 높은 것으로 나타났다. 따라서 III-IV기의 진행된 자궁내막증을 가진 불임여성이 다른 확인된 불임인자를 갖고 있지 않다면 이들에서의 자연임신율을 향상시키기 위해서는 기대요법보다는 수술적복강경 치료를 고려하는 것이 좋다.

Hart 등(2008)은 난소 자궁내막종(endometrioma)을 가진 불임 여성에서의 수술적 치료에 대한 문헌의 체계적 고찰을 통한 메타분석을 시행하였다. 그들은 수술 후 자연임신율을 향상시키기 위해서는 자궁내막증액(endometriotic fluid)을 배액(drainage)하거나 자궁내막종의 벽을 전기응고(electrocoagulation)하는 것보다는 자궁내막종주머니(endometrioma capsule)를 절제하는 것이 효과적이라는 결론을 얻었다.

그렇지만 자궁내막종을 절제할 때에는 정상 난소조직의 손실을 피할 수 없고, 수술 후 난소 기능이 저하될 위험성이 높다. 특히 자궁내막종은 절제에 따른 정상 난소조직의 손실위험성이 매우 높은 난소 양성종양들 중 하나이다. 따라서 수술을 하기 전에 이런 점들에 대해 환자에게 충분한 설명을 하고 환자의 동의를 구하도록 해야 할 것 이다. 더욱이 환자가 과거에 난소수술을 받은 병력이 있는 경우에는 자궁내막종 절제수술 시행여부에 대해 보다 신중히 고려해서 결정하여야 한다. 1996년 Pagidas 등은 자궁내막증을 가진 불임여성에서 첫 번째 수술 후 임신에 실패한 경우 추가적인 수술적 치료는 임신율 향상에 거의 도움이 되지 않았다고 보고한 바 있다. 최근의 후향적 코호트연구에서 III-IV기 자궁내막증으로 일차 보존적 수술(primary conservative surgery)을 받았던 불임환자에서 자궁내막종이 재발한 경우 이차수술(second-line surgery)을 시행한 후 체외수정시술을 받은 환자들과 이차 수술없이 체외수정시술을 받은 환자들에서의 과배란유도(controlled ovarian stimulation, COS)에 대한 난소 반응과 체외수정시술 결과를 비교하였다. 이차수술을 받은 환자군에서 사용된

생식샘자극호르몬의 총용량과 투여기간이 유의하게 더 많았음은 물론 회수된 난자수, 양질의 배아수, 임상적 임신율 그리고 배아착상율 모두 이차수술을 받았던 환자군에서 유의하게 낮게 나타났다. 이러한 연구 결과들은 자궁내막종을 가진 불임여성이 과거 난소수술을 받았던 병력이 있다면 이들에서의 자궁내막종 절제수술은 난소의 기능을 극도로 나쁘게 만들 위험성이 높고 체외수정시술에 대한 결과도 뚜렷이 나쁘게 만들 수 있으므로 매우 신중히 결정하여야 하고, 가능한 수술을 하지 않은 상태에서 보조생식술을 이용하여 임신할 수 있도록 우선적으로 조치하는 것이 바람직하다는 것을 제시한다.

③ 보조생식술(ART) 시행 전 I-II기 자궁내막증에 대한 수술적 치료

Opoien 등(2011)은 후향적 코호트연구를 통해 보조생식술 시행 전에 진단복강경을 시행하게 되는 경우에는 보이는 병소를 외과적으로 가능한 완전히 제거하는 것이 보조생식술의 임신율과 배아착상율을 향상시키는데 도움이 된다고 보고한 바 있다. 그렇지만 I-II기 자궁내막증 환자들에서 보조생식술 전 이같은 치료가 보조생식술 결과에 확실히 도움이 되는지는 아직 규명되지 않았다. 또한 보조생식술을 시행받을 모든 환자들에서 I-II기 자궁내막증의 확인을 위해 진단복강경이 시행되어야 한다는 것은 아니다.

④ 보조생식술(ART) 시행 전 III-IV기 자궁내막증에 대한 수술적 치료

직경이 3cm 이하인 자궁내막종은 보조생식술 전 수술적 절제를 할 필요가 없는 것으로 잘 알려져 있다. 그런데 직경이 3cm가 넘는 자궁내막종의 경우에는 과거에는 보조생식술 시행 전 절제술이 도움이 되는 것으로 생각한 적도 있었지만, 최근의 여러 연구 결과와 2014년의 ESHRE guideline에서는 직경이 3cm가 넘는 자궁내막종을 가진 불임여성의 경우에도 보조생식술 전에 이의 절제가 임신율의 향상에 도움이 된다는 근거가 없을 뿐 아니라 오히려 난소예비력 저하와 같은 좋지 않은 영향을 미칠 수 있기 때문에 임신율을 향상시키기 위한 목적으로 보조생식술 전 수술하는 것을 권하지 않는다. 직경이 3cm가 넘는 자궁내막종을 가진 불임여성에서 자궁내막증과 관련된 통증을 개선시키거나, 난자채취 시 난포로의 접근성을 개선시키기 위한 목적으로 보조생식술 전 자궁내막종 절제술을 고려할 수는 있지만, 수술 후 난소기능의 저하 또는 난소의 소실 가능성에 대해 환자에게 충분히 설명해야 할 것이며, 과거 난소수술을 받은 병력이 있는 환자에서는 수술은 더욱 신중히 고려되어야 할 것이다.

평균직경이 3cm가 넘는 자궁내막종을 가진 불임환자들을 대상으로 체외수정시술 전 자궁내막종 절제 또는 자궁내막종 흡입 및 에탄올경화술(aspiration with ethanol sclerotherapy, AEST)을 받은 경우 또는 아무런 수술적 치료도 받지 않은 세 군의 환자들에서의 체외수정시술 결과를 비교분석한 연구의 결과도 세 군간에 배아착상율이나 임상적 임신율 등에 있어 차이를 보이지 않았던

것으로 나타났을 뿐 아니라, 체외수정시술 전에 자궁내막종 절제를 받았던 환자군에서의 동난포수 (antral follicle count), 회수된 난자수, 성숙난자수, 수정란수가 모두 다른 두 군에 비해 유의하게 작았던 것으로 조사되었다. 이같은 연구결과를 통해서도 자궁내막종을 가진 불임여성의 경우 보조생식술 전에 이의 절제가 임신율의 향상에 도움이 되지 않는다는 점을 확인할 수 있다. 더욱이 자궁내막종의 절제가 난소예비력을 저하시키게 되므로 체외수정시술 전 난자채취 시 난포로의 접근성을 좋게 하기 위해 수술을 하게 되는 경우라도 자궁내막종 절제보다는 자궁내막종 흡입 및 에탄올경화술을 시행하는 것이 유리할 수 있다는 것을 시사한다.

(4) 내,외과적 병용치료(combined medical and surgical treatment)

① 수술 전 호르몬치료

자궁내막증 수술 전에 GnRH 효능제나 progestin제재 등을 이용한 호르몬치료는 골반내 혈관질 (vascularity), 자궁내막증 착상조직(endometriotic implants)의 크기 등을 줄일 수 있고, 수술 시 출혈량 및 절제범위를 감소시킬 수 있는 장점이 있을 수도 있다고 생각되었다. 그렇지만 수술 전 호르몬치료가 수술 후 임신율 향상에 도움이 된다는 근거는 아직까지 찾을 수 없다. 따라서 수술 후 임신율을 향상시킬 목적으로 수술 전에 호르몬치료를 시행하는 것은 추천되지 않는다. 오히려 수술 전의 호르몬치료는 임신가능시기를 불필요하게 지연시킬 수도 있다. 그러나 자궁내막증으로 인한 통증 등의 증상이 뚜렷한 여성에서 수술 전까지 기다리는 기간에 심한 월경통이나 골반통 등과 같은 통증을 치료하기 위한 목적의 호르몬치료를 중단할 필요는 없을 것이다.

② 수술 후 호르몬치료

수술 후의 호르몬치료는 잔류 자궁내막증 착상조직, 잔류 미세 자궁내막증 조직을 제거하기 위한 목적으로 시행되기도 한다. 그렇지만 이 같은 어떠한 종류의 치료도 환자의 가임력을 향상시킨다는 근거가 없을 뿐 아니라 오히려 임신가능시기를 불필요하게 지연시킬 수 있다. 따라서 자궁내막증을 가진 불임여성에게 자연임신율의 향상을 목적으로 수술 후 호르몬치료제가 처방되어서는 안된다(Furness et al., 2004).

(5) 보완,대체의학(complementary and alternative medicine)

어떠한 종류의 기능성 보조식품이나 보완,대체의학의 사용이 자궁내막증을 가진 불임여성의 가임력을 향상시키는데 도움이 된다는 근거는 지금까지 확인된 바 없다. 따라서 2014년 ESHRE Guideline Development Group(GDG)은 이 같은 어떠한 종류의 치료도 추천되지 않는다고 하였다.

(6) 과배란유도주기에서의 자궁강내 인공수정(COS/IUI)

1992년 보고된 I-II기 자궁내막증 불임환자들을 대상으로 3주기의 COS/IUI와 6개월간의 기대요법을 비교한 무작위연구에서 주기당 임신율이 COS/IUI의 경우 15%로 기대요법의 4.5%에 비해 유의하게 높았던 것으로 나타났다. I-II기 자궁내막증 불임환자들을 대상으로 한 또 다른 연구에서도 아무 치료도 하지 않은 것에 비해 생식샘자극호르몬으로 과배란유도한 경우의 임신율이 더 좋았던 것으로 보고된다. Tummon 등(1997)의 연구에서도 I-II기 자궁내막증 불임환자에서 COS/IUI를 시행하는 것이 기대요법에 비해 생존아 출산율을 증가시킬 수 있는 것으로 확인되었으며, COS/IUI를 시행하는 것이 IUI만을 하는 것보다 임신율을 증가시키는 것으로 조사되었다. 따라서 I-II기 자궁내막증 불임환자들에서는 임신율을 향상시키기 위해 COS/IUI가 고려될 수 있다. 또한 I-II기 자궁내막증으로 수술적 치료를 받은 환자에서의 COS/IUI 임신율이 원인불명의 불임여성들에서의 임신율과 유사하므로, I-II기 자궁내막증으로 수술적 치료 후 6개월 내에 자연임신에 실패한다면 COS/IUI의 시행을 고려하는 것이 좋다. 이 같은 연구 결과는 I-II기 자궁내막증을 가진 불임환자에서 다른 불임인자가 없다면 COS/IUI는 체외수정시술에 대한 대안이 될 수 있으며, 체외수정시술에 앞서 시행을 고려해 볼 수 있다는 점을 시사한다.

아직까지 I-II기 자궁내막증 불임여성에서 수술적 치료 후에 COS/IUI를 하는 것이 수술적 치료 없이 바로 COS/IUI를 하거나 I-II기 자궁내막증이 진단복강경으로 진단되지 않은 상태에서 COS/IUI를 시행하는 것보다 유리한지에 대해서는 아직 확실한 근거가 없는 실정이다.

4. 요약 및 결론

모든 불임여성에서 I-II기 자궁내막증의 확인 및 치료를 위해 복강경을 시행할 필요는 없을 것이다. 다른 적응증에 의해 진단복강경을 시행하게 되었을 때 I-II기 자궁내막증이 발견되는 경우에는 단순히 확인하는 것에 그치지 말고 레이저를 이용한 수술적복강경을 통해 병소를 제거하는 것이 환자의 향후 임신에 도움이 될 수 있다. 뚜렷한 해부학적 변형이 동반되지 않은 35세 이하의 I-II기 자궁내막증 환자에서는 다른 동반된 불임인자가 없고 난소예비력이 나쁘지 않다면 6-12개월간 기대요법을 시행하거나, 또는 COS/IUI를 일차치료(first-line treatment)로 고려해 볼 수 있다. 35세 이상의 불임여성에서는 보다 적극적으로 치료를 해야 하며, I-II기 자궁내막증 여성에서는 일차치료로 COS/IUI를 고려할 수 있고, III-IV기 자궁내막증 여성에서는 대개는 체외수정시술을 일차치료로 고려하게 된다. 보조생식술을 위한 과배란유도 전 GnRH 효능제를 투여하는 것을 제외하고는 난소기능을 억제시키는 어떠한 종류의 호르몬치료도 자궁내막증 불임여성에서 임신율 향상에 도움이 되지 않는다. 다른 불임원인인자를 동반하고 있지 않은 III-IV기 자궁내막증 불임환자에서는 기대요법보다는 자궁내막종의 절제가 임신율 증가에 도움이 된다. 그렇지만 자궁내막종의 절제는 난소예비력을 심각히 저하시킬 수 있으며 과배란유도에 대한 난소반응도 나쁘게 만들 수 있다는 점을 명심해야 할 것이며, 더욱이 과거에 난소수술을 받은 병력이 있는 환자에서는 자궁내막종의 반복절제수술을 가능한 피하도록 하는 것이 바람직하다. 자궁내막종을 수술하게 되는 경우 수술 전,후의 어떠한 호르몬치료도 수술 후 임신율 증가에 도움이 되지 않는다. 자궁내막증 이외의 다른 불임인자가 동반되지 않은 여성에서도 자궁내막종의 절제수술 후 6-12개월 간 자연임신에 성공하지 못하거나 자궁내막종이 재발된 경우에는 체외수정시술을 고려해야 한다. 자궁내막증 외의 다른 불임원인 인자가 동반된 경우, 특히 난관폐쇄와 같은 난관인자, 남성인자 등이 동반된 경우와 37세 이상의 고령여성에서는 일차치료로 체외수정시술을 선택해야 한다. 직경이 3cm 이하인 자궁내막종은 물론 3cm가 넘는 자궁내막종을 가진 불임여성에서 체외수정시술 전 이의 수술적 절제가 임신율향상에 도움이 된다는 근거가 없으며, 절제는 오히려 난소기능만을 더 악화시킬 수 있다. 건강보조제나 보완,대체의학의 사용이 자궁내막증을 가진 불임여성의 가임력을 향상에 도움이 된다는 근거는 지금까지 확인된 바 없으며, 더욱이 부작용에 대한 확실한 검증이 이루어지지 않은 것들이 대다수로 자궁내막증 불임여성에서 이같은 치료는 권하지 않는다. 자궁내막증과 관련된 불임환자에서는 가능한 임신을 미루지 않고 바로 시도할 수 있도록 환자에게 설명하고 이해시켜야 하고, 환자개개인의 특성, 치료효과 및 부작용 등을 고려하고 기존의 많은 연구결과에 기반한 근거중심의 효과적인 치료계획을 수립한 후 체계적으로 치료를 시행해 나가야 할 것이다.

참·고·문·헌

1. 김정훈, 조윤경, 목정은. 자궁내막증을 가진 불임환자에서 자가면역기능이상에 관한 연구. 대한산부회지 1996;39:1087-96.

2. 박정열, 김정훈, 홍석호 외. 자궁내막증 환자의 자궁내막 및 이소성 자궁내막조직에서의 혈관내피성장인자 수용체 전령리보핵산의 발현. 대한산부회지 2004;47;515-22.

3. 이수정, 김정훈, 이영진 외. 자궁내막증 환자의 정상위치 자궁내막 및 이소성 자궁내막에서의 카뎁신 B의 전령리보핵산 및 단백질의 발현. 대한산부회지 2006;49;1712-21.

4. American Society for Reproductive Medicine. Revised American Society for Reproductive Medicine classification of endometriosis: 1996. Fertil Steril 1997;67:817-21.

5. Bayer SR, Seibel MM, Saffan DS, et al. Efficacy of danazol treatment for minimal endometriosis in infertile women. A prospective, randomized study. J Reprod Med 1988;33:179–83.

6. Bedaiwy MA, Falcone T, Sharma RK, et al. Prediction of endometriosis with serum and peritoneal fluid markers: a prospective controlled trial. Hum Reprod 2002;17:426–31.

7. Benschop L, Farquhar C, van der Poel N, et al. Interventions for women with endometrioma prior to assisted

reproductive technology. Cochrane Database Syst Rev 2010:CD008571.

8. Bulun SE. Endometriosis. N Engl J Med 2009;360:268–79.

9. Cakmak H, Taylor HS. Molecular mechanisms of treatment resistance in endometriosis: the role of progester-one-hox gene interactions. Semin Reprod Med 2010;28:69–74.

10. Chan E. Quality of efficacy research in complementary and alternative medicine. JAMA 2008;299:2685-6.

11. Chandra A, Mosher WD. The demography of infertility and the use of medical care for infertility. Infertil Reprod Med Clin North Am 1994;5:283–96.

12. Chang FH, Chou HH, Soong YK, et al. Efficacy of isotopic 13CO2 laser laparoscopic evaporation in the treatment of infertile patients with minimal and mild endometriosis: a life table cumulative pregnancy rates study. J Am Assoc Gynecol Laparosc 1997;4:219-23.

13. Dmowski WP, Gebel HM, Braun DP. The role of cell-mediated immunity in pathogenesis of endometriosis. Acta Obstet Gynecol Scand Suppl 1994;159:7–14.

14. Donnez J, Wyns C, Nisolle M. Does ovarian surgery for endometriomas impair the ovarian response to gonadotropin? Fertil Steril 2001;76:662-5.

15. Dunselman GAJ, Vermeulen N, Becker C, et al. ESHRE guideline: management of women with endometriosis. Hum Reprod 2014;29:400-12.

16. Fedele L, Bianchi S, Marchini M, et al. Superovulation with human menopausal gonadotropins in the treatment of infertility associated with minimal or mild endometriosis: a controlled randomized study. Fertil Steril 1992;58:28-31.

17. Fedele L, Parazzini F, Radici E, et al. Buserelin acetate versus expectant management in the treatment of infertility associated with minimal or mild endometriosis: a randomized clinical trial. Am J Obstet Gynecol 1992;166:1345–50.

18. Furness S, Yap C, Farquhar C, Cheong Y. Pre and post-operative medical therapy for endometriosis surgery. Cochrane Database Syst Rev 2004:CD003678.

19. Garrido N, Navarro J, Remohi J, et al. Follicular hormonal environment and embryo quality in women with endometriosis. Hum Reprod Update 2000;6:67–74.

20. Garrido N, Navarro J, Garcia-Velasco J, et al. The endometrium versus embryonic quality in endometriosis-related infertility. Hum Reprod Update 2002;8:95–103.

21. Hart RJ, Hickey M, Maouris P, et al. Excisional surgery versus ablative surgery for ovarian endometriomata. Cochrane Database Syst Rev 2008:CD004992.

22. Hughes EG, Fedorkow DM, Collins JA. A quantitative overview of controlled trials in endometriosis- associated infertility. Fertil Steril 1993;59:963–70.

23. Hughes E, Brown J, Collins JJ, et al. Vandekerckhove P. Ovulation suppression for endometriosis. Cochrane Database Syst Rev 2007:CD000155.

24. Hull ME, Moghissi KS, Magyar DF, et al. Comparison of different treatment modalities of endometriosis in infertile women. Fertil Steril 1987;47:40–4.

25. Jacobson TZ, Duffy JM, Barlow D, et al. Laparoscopic surgery for subfertility associated with endometriosis. Cochrane Database Syst Rev 2010:CD001398.

26. Kemmann E, Ghazi D, Corsan G, Bohrer MK. Does ovulation stimulation improve fertility in women with minimal/mild endometriosis after laser laparoscopy? Int J Fertil Menopausal Stud 1993;38:16-21.

27. Kim C-H, Cho Y-K, Mok J-E. Simplified ultralong protocol of gonadotrophin-releasing hormone agonist for ovulation induction with intrauterine insemination in patients with endometriosis. Hum Reprod 1996;11:398-402.

28. Lebovic DI, Mueller MD, Taylor RN. Immunobiology of endometriosis. Fertil Steril 2001;75:1–10.

29. Lee K-H, Kim C-H, Lee Y-J, et al. Surgical resection or aspiration with ethanol sclerotherapy of endometrioma before in vitro fertilization in infertilie women with endometrioma. Obstet Gynecol Sci 2014;57:297-303.

30. Lessey BA, Castelbaum AJ, Sawin SW, et al. Aberrant integrin expression in the endometrium of women with endometriosis. J Clin Endocrinol Metab 1994;79:643–9.

31. Marcoux S, Maheux R, Berube S. Laparoscopic surgery in infertile women with minimal or mild endometriosis. Canadian Collaborative Group on Endometriosis. N Engl J Med 1997;337:217–22.

32. Marcoux S, Maheux R, Berhle S, et al. Laparoscopic surgery in infertile women with minimal or mild endometriosis. N Engl J Med 1998;377:217-22.

33. Missmer SA, Hankinson SE, Spiegelman D, et al. Incidence of laparoscopically confirmed endometriosis by demographic, anthropometric, and lifestyle factors. Am J Epidemiol 2004;160:784–96.

34. Nezhat C, Crowgey S, Nezhat F. Videolaseroscopy for the treatment of endometriosis associated with infertility. Fertil Steril 1989;51:237-40.

35. Nowroozi K, Chase JS, Check JH, et al. The importance of laparoscopic coagulation of mild endometriosis in infertile women. Int J Fertil 1987;32:442-4.

36. Nulsen JC, Walsh S, Dumez S, et al. A randomized and longitudinal study of human menopausal gonadotropin with intrauterine insemination in the treatment of infertility. Obstet Gynecol 1993;82: 780-6.

37. Olive DL, Stohs GF, Metzger DA, et al. Expectant management and hydrotubations in the treatment of endometriosis associated infertility. Fertil Steril 1985;44:35-40.

38. Opoien HK, Fedorcsak P, Byholm T, et al. Complete surgical removal of minimal and mild endometriosis

improves outcome of subsequent IVF/ICSI treatment. Reprod Biomed Online 2011;23: 389-95.

39. Pagidas K, Falcone T, Hemmings R, et al. Comparison of reoperation for moderate (stage III) and severe (stage IV) endometriosis-related infertility with in vitro fertilization-embryo transfer. Fertil Steril 1996;65:791-5.

40. Park H, Kim C-H, Kim E-Y, et al. Effect of second-line surgery on in vitro fertilization outcome in infertile women with ovarian endometrioma recurrence after primary conservative surgery for moderate to severe endometriosis. Obstet Gynecol Sci 2015;58:481-6.

41. Pittaway DE, Maxson W, Daniell J, et al. Luteal phase defects in infertility patients with endometriosis. Fertil Steril 1983;39:712-3.

42. Sallam HN, Garcia-Velasco JA, Dias S, et al. Long-term pituitary down-regulation before in vitro fertilization (IVF) for women with endometriosis. Cochrane Database Syst Rev 2006:CD004635.

43. Schenken RS, Asch RH, Williams RF, et al. Etiology of infertility in monkeys with endometriosis: luteinized unruptured follicles, luteal phase defects, pelvic adhesions, and spontaneous abortions. Fertil Steril 1984;41:122–30.

44. Taylor PV, Maloney MD, Campbell JM, et al. Autoreactivity in women with endometriosis. Br J Obstet Gynecol 1991;98:680-5.

45. Telimaa S. Danazol and medroxyprogesterone acetate inefficacious in the treatment of infertility in endometriosis. Fertil Steril 1988;50:872–5.

46. Thomas EJ, Cooke ID. Successful treatment of asymptomatic endometriosis: does it benefit infertile women? Br Med J 1987;294:1117–9.

47. Tummon IS, Asher LJ, Martin JS, et al. Randomized controlled trial of superovulation and insemination for infertility associated with minimal or mild endometriosis. Fertil Steril 1997;68:8-12.

48. Vercellini P, Fedele L, Aimi G, et al. Reproductive performance, pain recurrence and disease relapse after conservative surgical treatment for endometriosis: the predictive value of the current classification system. Hum Reprod 2006;21:2679-85.

49. Verkauf BS. Incidence, symptoms, and signs of endometriosis in fertile and infertile women. J Fla Med Assoc 1987;74:671–5.

50. Werbrouck E, Spiessens C, Meuleman C, et al. No difference in cycle pregnancy rate and in cumulative live-birth rate between women with surgically treated minimal to mild endometriosis and women with unexplained infertility after controlled ovarian hyperstimulation and intrauterine insemination. Fertil Steril 2006;86:566-71.

51. Wild R, Hirisave V, Podczaski E, et al. Autoantibodies associated with endometriosis: Can their detection predict presence of the disease? Obstet Gynecol 1991;77:927-32.

52. Wurn BF, Wurn LJ, King CR, et al. Treating fallopian tube occlusion with a manual pelvic physical therapy. Altern Ther Health Med 2008;14:18–23.

53. Xu X, Yin H, Tang D, et al. Application of traditional Chinese medicine in the treatment of infertility. Hum Fertil (Camb) 2003;6:161–168.

54. Zhou J, Qu F. Treating gynaecological disorders with traditional Chinese medicine: a review. Afr J Tradit Complement Altern Med 2009;6:494–517.

보조생식술

Assisted reproduction technology

| 김석현 |

자궁내막증은 가임기 여성에서 흔히 발생하는 만성질환이다. 발병률은 25-29세 여성에서 가장 높으며, 44세 이상 여성에서 가장 낮은 것으로 알려져있다. 불임에 관한 다기관 연구에 의하면, 일차성 불임 여성의 17%에서 자궁내막증이 진단되었으며, 유병률은 문헌에 따라 9%에서 50%까지 다양하게 보고된 바 있다. 자궁내막증을 가진 여성은 무증상일 수도 있으나, 대부분은 골반통증, 불임, 또는 자궁부속기 종괴로 내원하게 된다. 앞서 다른 장에서 살펴본 바와 같이 자궁내막증이 있을 경우 여러 기전에 의해 불임을 초래하게 된다. 자궁내막증으로 인한 불임 여성의 임신율은 난소예비능의 감소, 난자질의 감소, 유산의 증가로 인해 정상여성에 비해 상당히 떨어지게 된다. 자궁내막증으로 인한 불임으로 고통받는 여성은 자궁강내인공수정이나 체외수정시술과 같은 보조생식술(Assisted reproduction)을 통해 통해 도움을 받을 수 있다. 자궁내막증 여성에서 보조생식술을 시행할 경우 불임을 일으키는 원인으로 생각되는 해부학적 이상, 난관기능의 잠재적인 이상, 복막환경의 이상을 극복하여 성공적인 임신이 가능하다. 이 장에서는 자궁내막증으로 인한 불임의 치료를 위해 시행하고 있는 보조생식술에 대해 살펴보고자 한다.

1. 자궁내막증 환자의 자궁강내인공수정

1) 기대요법에 비해 생아출생률이 증가

병기 I/II 자궁내막증을 가진 불임 여성에서 기대요법 대신에 과배란유도후 자궁강내인공수정을 할 경우 생아출생률이 증가한다. 기대요법을 한 경우와 과배란유도후 자궁강내인공수정을 한 경우를 비교하기 위하여 병기 I/II 자궁내막증을 불임의 원인으로 가진 103명의 여성에서 311 주기를 관찰한 무작위연구를 시행하였다. 생아출생률은 과배란유도후 자궁강내인공수정을 했을 때 11%(14/127)였고, 기대요법만을 했을 때는 2%(4/184)였다. 오즈비는 5.6(95% CI 1.18-17.4)으로 생아출생률 측면에서 과배란유도후 자궁강내인공수정이 유리한 것으로 나왔다.

2) 과배란유도 추가시 임신율이 증가

단순히 자궁강내인공수정만을 시행하는 것보다 과배란유도후에 자궁강내인공수정을 하는 경우에 임신율이 더 증가하는 것으로 알려져있다. Nulsen 등은 남성요인불임, 원인불명불임, 자궁내막증으로 인한 불임환자들을 대상으로 무작위배정 후 추적연구를 시행하였다. 모든 환자들은 무작위로 인간폐경성선자극호르몬으로 배란유도 후 인공수정을 한 군과 소변 황체자극호르몬검사로 시기를 맞춰 인공수정 한 군으로 나뉘었다. 추적관찰한 결과 57명의 병기 I/II 자궁내막증 환자에서 인간폐경성선자극호르몬으로 배란유도 후 인공수정을 했을 경우 임신율이 5.1배 (95% CI 1.1–22.5) 높았다.

3) 원인불명불임 환자의 임신율과 비교

원인불명불임과 병기 I/II 자궁내막증으로 인한 불임 환자를 대상으로 난소과자극 이후에 자궁강내인공수정을 시행하여 임신결과를 비교한 전향적 연구가 있었다. 원인불명군은 119쌍이었고, 병기 I/II 자궁내막증군은 49쌍이었으며, 자궁내막증은 진단복강경으로 진단하였으며, 복강경 수술을 통해 자궁내막증을 제거하지는 않았다. 원인불명군과 병기 I/II 자궁내막증군 사이에 기본적인 환자특성, 난소자극에 대한 반응, 정액검사결과의 차이는 없었다. 병기 I/II 자궁내막증으로 인한 불임군과 비교하였을 때 원인불명불임군에서 유의하게 높은 임신율(33.6% 대 16.3%) 및 다태임신을 보였다. 임신결과에 차이가 난 것은 두 군의 발생기전과 병태생리가 서로 다르기 때문으로 생각된다(Omland 1998). 원인불명불임과 최근 6개월내에 수술적 치료를 받은 병기 I/II 자궁내막증 불임 환자를 대상으로 난소과자극 이후에 자궁강내 인공수정을 시행하였을 경우 주기당 임신율은 20% 대 20.5%로 두 군간에 비슷한 결과를 보였다.

4) 과배란유도 방법간의 비교

모든 병기의 자궁내막증 여성 80명을 대상으로 인공수정시술 전 과배란유도를 시행할 때 성선자극호르몬분비호르몬 길항제 장기요법과 초장기요법의 효과를 비교하는 무작위대조연구가 있었다. 주기당 임상적 임신율은 초장기요법군에서 48.7%(19/39)로 장기요법군 26.8%(11/41)에 비해 유의하게 높았다. 병기 I/II 자궁내막증 환자에서 두 군간에 주기당 임신율은 47.4% 대 35.0%로 유의한 차이가 없었다. 병기 III/IV 자궁내막증 환자에서 주기당 임신율은 초장기요법군에서 50.0%(10/20)로 장기요법군 19.0%(4/21)에 비해 유의하게 높았다. 이 연구결과는 초장기요법이 인공수정으로 임신시도를 하는 자궁내막증 환자에서 임신율을 높여줄 수 있고, 특히 진행된 병기의 자궁내막증 환자에서 더 유용함을 시사하고 있다.

2. 자궁내막증 환자의 체외수정시술

1) 체외수정시술의 적응증 및 효과

자궁내막증과 관련된 불임에서는 난관의 기능이 저하되어 있거나 남성 요인의 불임 요소가 동반되는 경우, 또는 다른 치료에 반응을 하지 않는 경우에 체외수정시술의 적응증이 된다. 그러나 자궁내막증 병기에 따라 체외수정시술이 기대요법에 비해 정확히 어느 정도로 효과적인지에 대한 대규모 무작위 연구는 없는 실정이다. 체외수정시술 및 난자세포질내정자주입술을 받은 98명의 자궁내막증 여성을 대상으로 한 관찰 연구가 있었는데, 병기 I/II 자궁내막증에 비해 병기 III/IV 자궁내막증에서 체외수정시술 및 난자세포질내정자주입술 후 낮은 생아출생률을 보였다. 이 연구에서 냉동배아이식을 포함한 총 1-4회의 체외수정시술 이후 생아출생률은 자궁내막증 병기 I/II에서 55.8%, 병기 III/IV에서 40.3%, 대조군인 난관요인불임에서 43.7% 였다고 보고한 바 있다.

2) 자궁내막증이 체외수정시술 결과에 미치는 영향

자궁내막증이 체외수정시술 결과에 미치는 영향에 대한 체계적 문헌고찰이 있었는데, 총 22개의 문헌들이 분석대상에 포함되었다. 난관요인불임환자와 비교하였을 때, 자궁내막증으로 인한 불임환자는 임신가능성이 유의하게 낮았다(오즈비, 0.56; 95% 신뢰구간 0.44-0.70). 교란변수를 보정한 후에도 자궁내막증 환자에서 유의하게 수정률, 착상률, 채취난자수가 낮은 것으로 나왔다. 임신율은 중증 자궁내막증으로 인한 불임에서 경증으로 인한 경우보다 유의하게 낮았다(오즈비 0.60, 95% 신뢰구간 0.42-0.87). 체외수정시술시 자궁내막증으로 인한 불임환자의 임신율은 다른 원인으로 인한 불임환자의 절반 밖에 되지 않는다. 이 결과는 자궁내막증이 단지 자궁내막의 수용성 뿐만 아니라 난자 및 배아의 발달에도 좋지 않은 영향을 미친다는 것을 시사한다.

3) 성선자극호르몬분비호르몬 작용제와 길항제

병기 I/II 자궁내막증 및 자궁내막종 환자에서 성선자극호르몬분비호르몬 작용제, 길항제를 사용하여 체외수정시술 및 난자세포질내정자주입술을 시행한 결과를 알아본 전향적 무작위 연구가 있었다. 246명의 환자를 대상으로 총 246회의 주기는 3군; 병기 I/II 자궁내막증 환자(n=98), 난소수술을 받은 자궁내막종환자(n=81), 난소수술을 받지 않은 자궁내막종환자(n=67)으로 나뉘어졌다. 각 군의 환자는 triptorelin 혹은 cetrorelix를 사용한 군으로 무작위로 배정되어 과배란유도를 시행하였다. 병기 I/II 자궁내막증에서는 성선자극호르몬분비호르몬 작용제, 길항제를 사용한 군간에 임신율은 비슷하였다. 난소수술을 받은 자궁내막종 환자에서는 성선자극호르몬분비호르몬 작용제는 39%, 길항제는 27.5%의 임신율을 보였으나 통계적 유의성은 없었다. 난소수술을 받지 않은 자궁내막종 환자에서는 작용제는 24.2%, 길항제는 20.5%의 임신율을 보였으나 마찬가지로 통계적 유의성은 없었다. 병기 I/II 자궁내막증 및 자궁내막종 환자에서 성선자극호르몬분비호르몬 길항제를 이용한 요법은 작용제를 이용한 경우에 비해 임신율 측면에서 열등하지 않다.

4) 자연주기 체외수정시술

자궁내막증으로 인한 불임 여성에서 체외수정시술을 시행하였을 때 결과과 어떠한지에 대한 연구들이 있었다. 33쌍의 원인불명불임, 30쌍의 병기 I 자궁내막증으로 인한 불임, 24쌍의 난관요인불임 환자를 대상으로 223번의 자연주기 체외수정시술을 시행한 후 결과를 비교한 전향적 코호트 연구가 있었다. 수정률, 주기당 임상적 임신율은 병기 I 자궁내막증 환자에서 각각 80.0%, 10.4%로 난관요인불임환자의 68.6%, 5.8%와 비슷하였으나, 원인불명불임환자의 62.2%, 2.6%에 비해서는 유의하게 높았다. 임상적 관점에서 봤을 때, 자연주기 체외수정시술은 병기 I 자궁내막증으로 인한 불임에서 하나의 치료 방법이 될 수 있다.

5) 체외수정시술과 자궁내막증의 재발

체외수정시술 시에 생리적 농도 이상으로 체내 여성호르몬 농도가 증가하게 되고 이로 인해 자궁내막증의 재발률이 증가하는지에 대한 연구가 진행된 바 있다. 연구마다 재발의 정의, 추적관찰 기간이 다소 상이하였으나, 모든 연구에서 체외수정시술 및 난자세포질내정자주입술을 위한 과배란유도는 자궁내막증 재발률을 증가시키지 않는 것으로 결론짓고 있다.

6) 체외수정시술에 대한 보조요법

(1) 내과적 치료

앞서 언급한대로 체외수정시술 내지 난자세포질내정자주입술을 시행하였을 때 자궁내막증으로 인한 불임 여성은 난관요인불임 여성에 비해 낮은 임신율을 보이는 것으로 알려져 있다. 자궁내막증으로 인한 불임 환자에서 체외수정시술 및 난자세포질내정자주입술 전에 3-6개월동안 성선자극호르몬분비호르몬 작용제를 사용하면 임신율을 증가시킨다는 보고가 있다. 이와 관련하여 165명의 여성을 포함한 3개의 무작위대조연구의 메타분석이 있었다. 생아출생률 (1개 연구, OR 9.19, 95% CI 1.08 to 78.22)과 임상적 임신율 (3개 연구, OR 4.28, 95% CI 2.00 to 9.15) 모두 대조군에 비해 성선자극호르몬분비호르몬 작용제를 투여받은 여성에서 유의하게 높았다. 자궁내막증이 있는 불임 여성의 임신율을 향상시키기 위하여 보조생식술 시행 전 3-6개월 동안 성선자극호르몬분비호르몬 작용제 사용을 고려해 볼 수 있다. 그러나 체외수정시술 내지 난자세포질내정자주입술 전에 3-6개월동안 성선자극호르몬분비호르몬 작용제를 투여하는 것이 다태임신, 자궁외임신, 태아기형 및 다른 합병증에 미치는 영향에 대한 연구결과는 아직 부족한 실정이다.

(2) 수술적 치료

자궁내막증 여성에서 수술적 치료는 자연임신율 향상에 기여할 수 있다. 마찬가지로 보조생식술 전에 자궁내막증의 수술적 치료를 시행하는 것이 도움이 될 것이라고 생각해 볼 수 있다. 실제로 병기 I/II 자궁내막증을 수술로 제거한 후에 자연임신을 시도하거나 인공수정시술을 받을 경우 임신율이 올라가는 것으로 알려져 있다.

① 체외수정시술 전 병기 I/II 자궁내막증의 수술

체외수정시술 전에 병기 I/II 자궁내막증을 수술적으로 제거하는 것이 임신율 향상에 도움이 되는지에 대한 연구가 있었다. 자궁내막증 병변을 수술적으로 완전히 제거한 399명의 여성들은 진단복강경만을 시행한 262명의 여성과 비교하였을 때 착상률(30.9% 대 23.9%, P=0.02), 임신율(40.1% 대 29.4%, P=0.004), 난자채취당 생아출생률(27.7% 대 20.6%, P=0.04)이 증가하였다. 병기 I/II 자궁내막증 병변을 수술적으로 제거하였을 때 임신까지의 기간이 단축되었으며, 누적임신율도 증가하였다. 따라서 병기 I/II의 자궁내막증이 있는 불임 여성에서 보조생식술을 통한 치료를 시작하기 전에 복강경 수술을 시행하는 경우에는, 출생률을 향상시키기 위하여 자궁내막증 병변의 완전한 제거를 고려해야 한다.

② 체외수정시술 전 자궁내막종의 수술

체외수정시술 전 자궁내막종의 수술적 치료, 내과적 치료, 수술적 치료와 내과적 치료의 조합, 혹은 경과관찰 중에 어느 방법이 임신측면에서 유리하고 안전한지에 대한 체계적 문헌고찰이 있었다. 총 312명의 환자들을 대상으로 4개의 무작위대조연구 결과가 분석에 포함되었다. 임상적 임신율의 차이는 없었으나, 성선자극호르몬분비호르몬 작용제를 사용하였을 때 채취된 성숙난자의 수가 증가하였고(Mean Differences, MD -1.60, 95% CI -2.44 to -0.76), 인간융모성선자극호르몬 주사 당일 혈청에서 에스트라디올 농도를 측정하였을 때 난소반응이 증가하였다(MD -456.30, 95% CI -896.06 to -16.54). 수술(낭종흡입술 혹은 낭종절제술)과 기대요법 모두 임상적 임신율을 증가시키지 못하였다. 그러나 낭종흡입술을 시행하였을 때 기대요법에 비해 채취된 성숙난자의 수가 증가하였고(MD 0.50, 95% CI 0.02 to 0.98) 인간융모성선자극호르몬 주사 당일 혈청 에스트라디올 농도로 측정한 난소반응이 증가하였다(MD 685.3, 95% CI 464.50 to 906.10). 낭종절제술을 시행하였을 때 기대요법에 비해 채취된 성숙난자의 수는 차이가 없었으나, 난소과자극에 대한 난소반응은 감소하였다. 결론적으로 크기 3cm 이상의 자궁내막종이 있는 불임 여성에서 보조생식술 시행 전에 낭종절제술을 시행하는 것이 임신율을 향상시킨다는 것에 대한 근거는 없으므로, 크기 3cm 이상의 자궁내막종이 있는 여성에서는 자궁내막증 관련 통증의 경감 또는 난포 채취를 위한 접근성의 향상을 위해서만 보조생식술 시행 전 낭종절제술 시행을 권장한다.

③ 체외수정시술 전 심부 침윤성 자궁내막증병변의 수술

체외수정시술전 심부 침윤성 자궁내막증병변의 수술적 제거가 임신율 향상에 도움이 되는지에 대한 전향적 코호트 연구가 있었다. 105명의 여성은 복강경 수술없이 체외수정시술만 시행하였고, 64명의 여성은 심부 침윤성 자궁내막증 병변에 대해 복강경하 광범위 절제술 후 체외수정시술을 시행하였다. 복강경하 광범위 절제술 후 체외수정시술을 시행한 군에서 유의하게 과배란유도에 사용한 재조합 난포자극호르몬 총용량이 높았고(2380 ± 911 대 2542 ± 1012 IU, p = .01), 채취된 난자수는 적었으나(10 ± 5 대 9 ± 5, p = .04), 이식한 배아수는 차이가 없었다(3 ± 1 대 3 ± 1, p = 1). 또한 임신율은 유의하게 높았으나(24% 대 41%, p = .004) 생아출생율에는 차이가 없었다(87.5% 대 94.4%, p = .41). 결론적으로 자궁내막증에 의한 불임 여성에서 임신결과를 증진시킬 목적으로 보조생식술 시행 전 심부 자궁내막증 병변의 수술적 절제를 권고할 근거는 없다. 그러나 이런 환자들은 대개 통증을 호소하는 경우가 많아 수술적 치료가 필요한 경우가 많다.

참·고·문·헌

1. Barnhart K, Dunsmoor-Su R, Coutifaris C. Effect of endometriosis on in vitro fertilization. Fertil Steril 2002;

77:1148–55.

2. Benaglia L, Somigliana E, Santi G, et al. IVF and endometriosis-related symptom progression: insights from a prospective study. Hum Reprod 2011; 26:2368–72.

3. Benaglia L, Somigliana E, Vercellini P, et al. The impact of IVF procedures on endometriosis recurrence. Eur J Obstet Gynecol Reprod Biol 2010; 148:49–52.

4. Benschop L, Farquhar C, van der Poel et al. Interventions for women with endometrioma prior to assisted reproductive technology. Cochrane Database Syst Rev 2010:CD008571.

5. Bianchi PH, Pereira RM, Zanatta A, et al. Extensive excision of deep infiltrative endometriosis before in vitro fertilization significantly improves pregnancy rates. J Minim Invasive Gynecol 2009; 16:174–80.

6. Coccia ME, Rizzello F, Gianfranco S. Does controlled ovarian hyperstimulation in women with a history of endometriosis influence recurrence rate? J Womens Health 2010; 19:2063–9.

7. Cramer DW, Wilson E, Stillman RJ, et al. The relation of endometriosis to menstrual characteristics, smoking, and exercise. JAMA 1986;255:1904–8.

8. D'Hooghe TM, Denys B, Spiessens C, et al. Is the endometriosis recurrence rate increased after ovarian hyperstimulation? Fertil Steril 2006; 86:283–90.

9. Duignan NM, Jordan JA, Coughlan BM, et al. One thousand consecutive cases of diagnostic laparoscopy. J Obstet Gynecol Br Commonw 1972;79:1016–20.

10. Dunselman GA, Vermeulen N, Becker C, et al. ESHRE guideline: management of women with endometriosis. Hum Reprod. 2014;29:400-12.

11. Guzick DS, Carson SA, Coutifaris C, et al, Canfield RE. Efficacy of superovulation and intrauterine insemination in the treatment of infertility. National Cooperative Reproductive Medicine Network. N Engl J Med. 1999;340:177-83.

12. Kim CH, Cho YK, Mok JE. Simplified ultralong protocol of gonadotrophin-releasing hormone agonist for ovulation induction with intrauterine insemination in patients with endometriosis. Hum Reprod 1996; 11:398– 402.

13. Kuivasaari,P., M.Hippelainen, M. Anttila, et al. Effect of endometriosis on IVF/ICSI outcome: stage III/IV endometriosis worsens cumulative pregnancy and live-born rates. Hum Reprod 2005;20:3130-5

14. Missmer SA, Hankinson SE, Spiegelman D, et al. Incidence of laparoscopically confirmed endometriosis by demographic, anthropometric, and lifestyle factors. Am J Epidemiol. 2004;160:784-96.

15. Nulsen JC, Walsh S, Dumez S, et al. A randomized and longitudinal study of human menopausal gonadotropin with intrauterine insemination in the treatment of infertility. Obstet Gynecol 1993; 82:780–6.

16. Omland AK, Tanbo T, Dale PO, et al. Artificial insemination by husband in unexplained infertility compared

with infertility associated with peritoneal endometriosis. Hum Reprod 1998; 13:2602–5.

17. Omland AK, Fedorcsák P, Storeng R, et al. Natural cycle IVF in unexplained, endometriosis-associated and tubal factor infertility. Hum Reprod 2001; 16:2587–92.

18. Opøien HK, Fedorcsak P, Byholm T et al. Complete surgical removal of minimal and mild endometriosis improves outcome of subsequent IVF/ICSI treatment. Reprod Biomed Online 2011; 23:389–95.

19. Pabuccu R, Onalan G and Kaya C. GnRH agonist and antagonist protocols for stage I-II endometriosis and endometrioma in in vitro fertilization/intracytoplasmic sperm injection cycles. Fertil Steril 2007; 88:832–9.

20. Sallam HN, Garcia-Velasco JA, Dias S, et al. Long-term pituitary down-regulation before in vitro fertilization (IVF) for women with endometriosis. Cochrane Database Syst Rev 2006:CD004635.

21. Tummon IS, Asher LJ, Martin JS et al. Randomized controlled trial of superovulation and insemination for infertility associated with minimal or mild endometriosis. Fertil Steril 1997; 68:8–12.

22. Werbrouck E, Spiessens C, Meuleman C, et al. No difference in cycle pregnancy rate and in cumulative live-birth rate between women with surgically treated minimal to mild endometriosis and women with unexplained infertility after controlled ovarian hyperstimulation and intrauterine insemination. Fertil Steril 2006; 86:566–71.

23. Williams TJ, Pratt JR. Endometriosis in 1000 consecutive celiotomies: incidence and management. Am J Obstet Gynecol 1977;129:245–50.

청소년기 자궁내막증

Treatment of adolescence

| 김수아 |

청소년기 자궁내막증 치료의 목표는 통증을 완화시키고, 자궁내막증의 진행을 예방하여 생식능력을 보존하는 것이다.

1. 경험적 치료(Empiric therapy)

학교생활에 지장을 초래할 만큼 월경통이 심한 청소년에서 자궁내막증에 대한 진단과 치료를 위한 수술을 결정하기 전에 먼저 약물치료를 고려해 볼 수 있다. 통증이 급성 통증의 양상이 아니고 일차성 월경통이나 자궁내막증과 연관된 통증으로 생각될 때, 3개월간 비스테로이드항염증제(Non-steroidal antiinflammatory drugs, NSAIDs)와 복합경구피임약을 사용해 보도록 한다.

만약 3-6개월 동안의 약물치료에도 통증이 지속되는 경우에는 환자의 나이에 따라 다음과 같은 방법을 선택해 볼 수 있다. 환자의 나이가 18세 이상이고 환자가 약물치료에 동의하는 경우에는 난소의 종괴나 다른 종양이 없다면, 성선자극호르몬유리호르몬작용제(Gonadotropin releasing hormone agonist, GnRH agonist)를 경험적으로 투여해 볼 수 있는데, 투여 후 환자의 통증이 호전된다면 자궁내막증으로 진단할 수 있다.

대부분의 여성에서 골량은 18세까지 형성된다. 따라서 GnRH agonist의 부작용인 골밀도의 감소와 골형성 장애에 대한 영향을 고려하여 환자의 나이가 18세 이하이거나, 환자가 GnRH agonist의 사용에 동의하지 않는 경우에는 원인을 알아보기 위한 진단적 복강경검사를 시행하도록 한다.

일반적으로 3-6개월 정도 약물치료 후에 진단복강경이 시행되지만, 이러한 기간이 학교생활에 많은 지장을 준다면, 복강경을 이용한 수술을 더 빨리 시행하는게 필요하다.

2. 수술적 치료(Surgical treatment)

3-6개월 동안 NSAIDs와 호르몬치료를 하였음에도 통증이 지속되는 경우에는 정확한 원인을 알아보기 위한 진단적 복강경검사가 필요하다. 약물 치료에 효과가 없는 만성 골반통을 호소하는 청소년에서 진단 복강경검사를 시행하였을 때 50~70%에서 자궁내막증이 발견되는 것으로 알려져 있다.

수술은 가임력을 보존하는 보존적 수술이 원칙이며, 난소 절제나 자궁절제술이 시행되어서는 안된다. 특히, 청소년기의 자궁내막증은 성인의 복강경검사에서 보여지는 전형적인 병변(typical lesion)보다는 비전형적인 병변(subtle lesion)이 많으므로, 의사는 이에 대한 지식과 수술에 대한 경험이 있어야 한다. 복강경검사를 통한 진단과 자궁내막증에 대한 수술적 치료가 동시에 이루어지도록 하며, 보이는 병변은 모두 제거하도록 하고, 유착도 가능한 한 모두 제거해 주어야 한다. 만약 진단복강경검사에서 보여지는 병변이 없다하더라도 미세한 자궁내막증(microscopic endometriosis)의 가능성이 있으므로, 막힌주머니(cul-de-sac)에서 복막 조직검사(peritoneal biopsy)를 시행해 보도록 한다. 복강경검사에서 이상소견이 없는 경우에도 3%에서 microscopic endometriosis가 발견된다는 보고가 있다.

또한, 청소년기에는 미용적인 부분도 중요하므로, 수술부위 상처를 최소화하기 위해서는 복강경 트로카 삽입 부위를 배꼽에서 세로로 절개하도록 한다. 추가적인 포트 삽입은 치골상방 1-2cm 부위에 대칭적으로 피부 절개를 함으로서 추후 그 부위에 음모가 자라 절개부위를 가려줄 수 있도록 한다.

3. 약물치료(Medical treatment)

자궁내막증은 진행할 수 있는 만성질환이기 때문에, 복강경검사에서 자궁내막증이 확진된 청소년의 경우 수술 후 약물치료가 필요하다. 이러한 약물치료의 목적은 수술 후 잔여조직으로 부터의 통증 완화 및 난임을 초래할 수 있는 질환의 진행을 억제하기 위함으로, 수술 후 약물치료는 환자가 출산을 모두 마칠 때까지 유지하도록 권장하고 있다. 치료의 선택은 환자의 증상과, 질환의 진행 정도, 환자의 순응도에 의해 결정되며, 환자는 내원시마다 통증 정도를(0부터 10까지) 평가 받아야 한다.

수술 후 일차적인 약물 치료법은 지속적 복합호르몬제 복용 또는 GnRH agonist의 사용이다. 자궁내막증이 확진된 16세 이상 청소년에서는 두 가지 치료법이 모두 가능하지만, 16세 이하인 경우에는 GnRH agonist의 부작용인 골밀도 감소와 골형성 장애에 대한 우려로 지속적 복합호르몬제 치료만을 사용하도록 한다.

1) 복합적 에스트로겐 프로게스틴 치료(Combined estrogen and progestin therapy)

지속적인 저용량의 복합성 에스트로겐 프로게스틴 치료는 월경을 억제하고 가임신(pseudopregnancy) 상태를 유도하여 자궁내막증의 진행을 막고 이와 관련된 통증을 호전시키는 효과를 보여준다. 경구피임약, 피임제 패치, 질내고리(vaginal ring)는 모두 에스트로겐과 프로게스틴을 함유하고 있어, 지속적으로 사용하면 유사한 효과를 얻을 수 있다.

2) 프로게스틴(Progestins)

프로게스틴은 자궁내막증 병변을 위축시켜 조직의 성장을 억제함으로서, 치료 받는 환자의 약 80-100%에서 통증이 호전되는 것으로 알려져 있다. 프로게스틴의 종류에는 norethindrone acetate (15 mg daily p.o), medroxyprogesterone acetate (30-50 mg daily p.o), depot MPA (150 mg IM every 1 to 3months)가 있다. 부작용으로는 체중증가, 복부팽창(bloating), 우울증, 불규칙 질출혈 등이 있으나, 대부분의 환자들에서 약물의 순응도는 좋다.

depo MPA 주사제를 사용하기 전에 프로게스틴 경구 제제를 선택하는 게 좋은데, 이는 부작용이 나타나는 경우 이에 대한 대처가 더 쉽고 빠르기 때문이다. 장기간의 depot MPA의 사용은 골밀도를 감소시킬 수 있어, 이러한 위험이 있는 환자에서는 저용량의 에스트로겐을 사용해 볼 수 있으며, 골밀도의 감소는 프로게스틴을 중단하면 가역적으로 회복된다.

3) 성선자극호르몬유리호르몬작용제(GnRH agonists)

GnRH agonist는 최소 16세 이상에서 복강경검사 결과 자궁내막증이 확진된 경우에 사용해 볼 수 있다. 방법으로는 depot leuprolide acetate 3.75 mg을 4주에 한 번 또는 11.25 mg을 12주에 한번 근육주사하는 방법이 있으며, 보충요법(add-back therapy)을 병용하도록 한다. 하루에 두 번 나파렐린(Nafarelin)을 코 점막에 분사하는 방법도 있으나 이는 순응도를 평가하기가 어렵다.

GnRH agonist를 사용하는 경우 90%이상 환자들에서 무월경을 보이고, 열성홍조, 두통, 수면장애, 기분의 두드러진 변화(mood swing), 우울증, 질건조증 등과 같은 에스트로겐 결핍 증상이 나타나게 된다. 따라서 이러한 에스트로겐 결핍 증상을 조절하기 위해서는 보충요법을 병용해야 한다.

일반적으로 GnRH agonist 치료는 6개월 동안 시행한다. 6개월 치료가 끝나면 다른 치료방법을 선택해야 하는데, 지속적 복합호르몬제를 사용하거나 프로게스틴 단독 제제를 사용해 볼 수 있다. 만약 이러한 호르몬제 복용이 힘든 경우에는 보충요법과 함께 GnRH agonist를 장기간 사용해 볼 수 있는데, 이때에는 첫 6-9개월 동안 GnRH agonist를 사용한 후 반드시 골밀도에 대한 평가를 시행해야 한다. 만약 골밀도가 안정적이라면, 치료를 유지하면서 2년마다 골밀도 검사를 시행해 볼 수 있다. 하지만 청소년에서 GnRH agonist와 보충요법의 장기간 사용에 대한 연구는 아직 부족하다.

4) 다나졸(Danazol)

다나졸은 체중증가, 우울증, 여드름, 다모증, 목소리 변화 등과 같은 안드로겐성 부작용으로 인해 청소년의 자궁내막증 치료제로는 거의 사용되지 않는다.

5) 비스테로이드항염증제(NSAIDs)

NSAIDs는 월경통에 주로 사용되는 약제로, 자궁내막증과 관련된 골반통의 치료제로도 효과적인 보조 약제이다. 특히 청소년의 복강경검사에서 비전형적인 자궁내막증 소견인 적색병변(red implants)은 프로스타글란딘의 생성을 많이 하여 심한 월경통을 유발하므로, 호르몬제와 NSAIDs를 병용하여 사용하면 통증완화에 더 좋은 효과를 가져올 수 있다. NSAIDs의 복용은 통증이 심해지기 전에 시작하는게 효과가 더 좋다.

4. 재발된 통증의 치료

자궁내막증은 만성적으로 진행하는 질환으로 치료에도 불구하고 통증이 재발할 수 있다. 16세 이하 청소년에서 지속적 복합호르몬제를 복용하고 있음에도 불구하고 통증이 지속되는 경우에는 보충요법과 함께 GnRH agonist의 사용을 고려해 볼 수 있다. 단, 6-9개월동안 GnRH agonist를 사용한 후 다시 지속적 복합호르몬제 치료로 변경하도록 한다.

만약, 충분한 약물치료에도 통증이 지속되는 경우에는 자궁내막증의 재발, 자궁내막종, 이전 수술로 인한 유착 또는 자궁내막증으로 인한 골반유착의 가능성이 있으므로, 복강경검사를 다시 시행해 보아야 한다.

만성 골반통증에 있어 일부 청소년에서는 보조적 통증치료법, 대체요법, 보완요법 등이 효과적일 수 있다(그림 25-1).

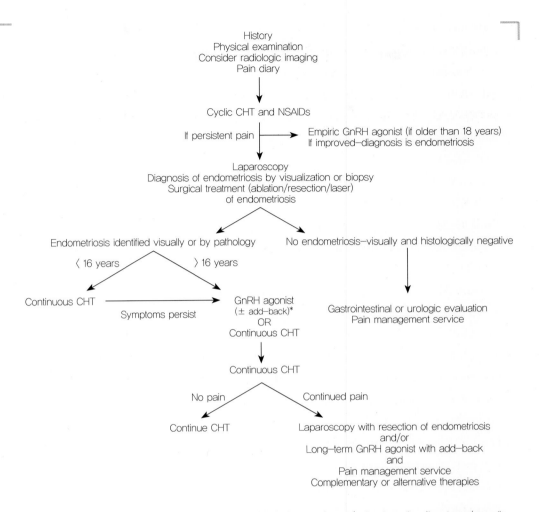

History
Physical examination
Consider radiologic imaging
Pain diary

↓

Cyclic CHT and NSAIDs

If persistent pain ————→ Empiric GnRH agonist (if older than 18 years)
If improved—diagnosis is endometriosis

↓

Laparoscopy
Diagnosis of endometriosis by visualization or biopsy
Surgical treatment (ablation/resection/laser)
of endometriosis

Endometriosis identified visually or by pathology   No endometriosis—visually and histologically negative

〈 16 years   〉 16 years

Continuous CHT ————————→ GnRH agonist   Gastrointestinal or urologic evaluation
            Symptoms persist   (± add—back)*   Pain management service
                                        OR
                                 Continuous CHT

                                 ↓

                              Continuous CHT

              No pain   Continued pain

          Continue CHT   Laparoscopy with resection of endometriosis
                                                and/or
                                 Long—term GnRH agonist with add—back
                                                and
                                      Pain management service
                                 Complementary or alternative therapies

Abbreviations: NSAIDs, nonsteroidal antiinflammatory drugs; CHT, combination hormone therapy (oral contraceptive pills, estrogen/progestin patch, estrogen/progestin vaginal ring, norethindrone acetate, medroxyprogesterone acetate); GnRH, gonadotropin—releasing hormone.
*Add—back indicates use of estrogen and progestin or norethindrone acetate alone

그림 25-1 청소년의 골반통과 자궁내막증에 대한 평가 및 치료방법

참·고·문·헌

1. Abbott J, Hawe J, Hunter D, et al. Laparoscopic excision of endometriosis: a randomized, placebo-controlled trial. Fertil Steril 2004;82:878–84.

2. American College of Obstetricians and Gynecologists. ACOG Committee Opinion. Number 310, April

2005. Endometriosis in adolescents. Obstet Gynecol 2005; 105:921-7.

3. Ballweg ML. Big picture of endometriosis helps provide guidance on approach to teens: comparative historical data show endo starting younger, is more severe. J Pediatr Adolesc Gynecol 2003;16:S21-6.

4. Barbieri RL. Hormone treatment of endometriosis: the estrogen threshold hypothesis. Am J Obstet Gynecol 1992;166:740–5.

5. Burry KA. Nafarelin in the management of endometriosis: quality of life assessment. Am J Obstet Gynecol 1992;166:735-9.

6. Buttram VC Jr, Reiter RC, Ward S. Treatment of endometriosis with danazol: report of a 6-year prospective study. Fertil Steril 1985;43:353-60.

7. Doyle JO, Missmer SA, Laufer MR. The effect of combined surgical-medical intervention on the progression of endometriosis in an adolescent and young adult population. J Pediatr Adolesc Gynecol 2009;22:257-63.

8. Kaser DJ, Missmer SA, Berry KF, et al. Use of norethindrone acetate alone for postoperative suppression of endometriosis symptoms. J Pediatr Adolesc Gynecol 2012;25:105-8.

9. Kyama CM, Mihalyi A, Simsa P, et al. Non-steroidal targets in the diagnosis and treatment of endometriosis. Curr Med Chem 2008;15:1006-17.

10. Laufer MR, Goitein L, Bush M, et al. Prevalence of endometriosis in adolescent girls with chronic pelvic pain not responding to conventional therapy. J Pediatr Adolesc Gynecol 1997;10:199-202.

11. Laufer MR, Sanfilippo J, Rose G. Adolescent endometriosis: diagnosis and treatment approaches. J Pediatr Adolesc Gynecol 2003;16:S3–11.

12. Ling FW. Randomized controlled trial of depot leuprolide in patients with chronic pelvic pain and clinically suspected endometriosis. Pelvic Pain Study Group. Obstet Gynecol 1999;93:51–8.

13. Lubianca JN, Gordon CM, Laufer MR. "Add-back" therapy for endometriosis in adolescents. J Reprod Med 1998;43:164–72.

14. Luciano AA, Turksoy RN, Carleo J. Evaluation of oral medroxyprogesterone acetate in the treatment of endometriosis. Obstet Gynecol 1988;72:323-7.

15. Matkovic V, Jelic T, Wardlaw GM, et al. Timing of peak bone mass in Caucasian females and its implication for the prevention of osteoporosis. Inference from a cross-sectional model. J Clin Invest 1994;93:799-808.

16. Moghissi KS, Boyce CR. Management of endometriosis with oral medroxyprogesterone acetate. Obstet Gynecol 1976;47:265-7.

17. Surrey ES, Hornstein MD. Prolonged GnRH agonist and add-back therapy for symptomatic endometriosis: longterm follow-up. Obstet Gynecol 2002;99:709–19.

18. Sutton CJ, Pooley AS, Ewen SP, et al. Follow-up report on a randomized controlled trial of laser lapa-

roscopy in the treatment of pelvic pain associated with minimal to moderate endometriosis. Fertil Steril 1997;68:1070–4.

19. Unger CA, Laufer MR. Progression of endometriosis in non-medically managed adolescents: a case series. J Pediatr Adolesc Gynecol 2011;24:e21-3.

20. Vercellini P, Cortesi I, Crosignani PG. Progestins for symptomatic endometriosis: a critical analysis of the evidence. Fertil Steril 1997;68:393-401.

21. Vercellini P, De Giorgi O, Oldani S, et al. Depot medroxyprogesterone acetate versus an oral contraceptive combined with very-low-dose danazol for long-term treatment of pelvic pain associated with endometriosis. Am J Obstet Gynecol 1996; 175:396-401.

22. Vercellini P, Frontino G, De Giorgi O, et al. Continuous use of an oral contraceptive for endometriosis-associated recurrent dysmenorrhea that does not respond to a cyclic pill regimen. Fertil Steril 2003;80:560-3.

통증 관리

Pain Control

| 오성택 |

1. 자궁내막증에 의한 통증의 단계별 체계적 관리

1) 제 1 단계 : 자궁내막종에 대한 수술적 치료

환자들을 복강경으로 치료한 결과 생리통이 84.7%에서, 성교통은 80.0%에서 호전이 있었다고 하였다. 서튼 등은 2-18 cm 크기의 자궁내막종이 있었던 환자에서 레이저 복강경 수술 후 74%에서, Daniel 등은 환자의 77%에서 통증이 호전되었다고 하였다.

유착 등이 극심한 제4기 이상의 심한 자궁내막증때 유착 박리는 통증 감소에 상당한 역할을 한다. 유착박리술이 자궁내막증에 어떠한 효과가 있는가는 아직 완전한 결론에 도달하지는 않았지만 대체적으로 상당히 효과적인 것으로 알려져 있다. 따라서 어렵더라도 꼭 완벽한 유착 박리를 통한 정상 해부학적 구조를 회복시켜 주는 것이 좋다. 유착은 특히 자궁내막증 대부분에서 동반되며, 극심한 경우에는 수술이 위험하고 어렵다. 그러나 유착박리는 통증감소에 매우 중요한 역할을 하므로 조심히, 가능한 한 거의 전부 제거하여야 한다.

2) 제 2 단계 : 수술 치료 후 잔존하는 통증이나 자궁내막종이 없는 경우의 약물 치료

수술 치료를 하더라도 수술 후에 약 10-30%정도의 통증이 잔류한다. 따라서 수술로 처음 치료 후 통증이 잔존한다면 수술 후 약물 치료를 시행하여 보는 것이 좋다. 물론 자궁내막종을 형성하지 않은 경우는 수술을 하지 않더라도 통증이 있는 경우는 약물 치료를 시행하여야 한다. 약물 치료 중 가장 많이 이용되는 것은 생식샘자극호르몬방출호르몬작용제(GnRH agonist)와 dienogest 이며 Mirena® 역시 도움이 된다.

3) 제 3 단계 : 수술 후 약물 치료나 통증에 대한 약물 치료 후에도 잔존하는 통증에 대한 치료 : 통증 유발점 주사(Trigger point injection)

수술 후 약물 치료나 통증에 대한 약물 치료 후에도 잔존하는 통증이 있는 경우는 다른 원인에 의한 통증이 아닌지 감별이 필요하다. 즉 이 단계에서는 반드시 근육근막통증(myofascial pain)에 의한 유발점에 의한 통증을 구분하여야 한다는 점이다. 유발점(Trigger point)이란 피하 지방조직 깊이에 이르는 1-2cm 정도의 산재된 통증점으로 나타나는 것을 말하는데 자궁내막증을 호소하는 환자 중 근육근막유발점이 발견되는 경우가 상당히 많으며 그 빈도는 30-93%로 보고가 다양하다. 통증유발점에 대한 치료는 이 단원의 말미에 더 자세히 설명하기로 한다. 필자는 1% 리도카인과 생리식염수를 반반씩 섞어서 통증유발점에 주사하고 있다.

4) 제 4 단계 : 수술과 약물 병합 치료를 했음에도 잔존하여 통증 유발점주사로 근육근막 원인의 통증을 감별한 후에도 잔존하는 통증의 치료 (비스테로이드성 소염제의 장기 치료)

자궁내막증의 통증의 원인은 자궁내막증 병변 자체의 증식에 의한 통증과 주위 염증성 변화에 의한 통증으로 구분하여 생각할 수 있다. 따라서 일반적인 자궁내막증 병변에 대한 치료로 조절되지 않는 통증은 비스테로이드성 소염제의 적절한 사용이 자궁내막증 통증 관리에 이용될 수 있다. 비스테로이드소염제는 자궁내막증과 관련된 골반통의 치료에 있어서 적절한 경험적 치료제로 알려져 있다. 자궁내막증 병변에서 프로스타글란딘이 높은 농도로 생성된다는 보고들은 자궁내막증에서도 소염제가 통증의 치료로 이용될 수 있는 근거가 된다. 그러나 자궁내막증 환자에서의 통증은 프로스타글란딘의 과다 생성에 의해서만 유발되는 것이 아니고 국소적 복막의 염증, 심부 침윤과 조직 손상, 유착의 형성, 섬유성 비후, 자궁내막증 침착물 내의 생리혈 등이 모두 통증의 유발인자가 될 수 있으므로, 처음부터 소염제의 복용만으로는 완전히 증상이 호전되지는 않는 것으로 알려져 있다. 따라서 전술한 앞 단계를 거쳐 이러한 해부학적 원인에 의한 통증을 완전히 치료한 후 남은 통증에 대해서만 소염제 장기 치료를 선택한다. 전통적인 소염제는 COX-2를 억제하는 어떠한 농도에서도 항상성의 유지와 연관된 COX-1을 반드시 억제하게 되어 있으므로 이론적으론 부작용의 발생을 피할 수가 없다. 그러나 최근에는 치료 농도에서도 COX-1을 거의 억제하지 않는 특수 COX-2 억제제가 개발되어 임상에서 사용중이다.

비스테로이드성 소염제 장기 치료의 장점은 앞 단계에서 일차 자궁내막증에 의한 통증은 치료됐다고 생각되는 경우 다른 병합된 밝혀지지 않은 원인에 의한 자궁내막증을 치료할 수 있다는 이점을 가지고 있다. 그러나 비스테로이드성 소염제의 장기 치료의 단점은 특히 위에 대한 부작용이 있으므로 장기 치료 때는 되도록 최소 용량을 하루 두 번 정도 최소의 횟수로 사용하는 것이 좋다.

5) 제 5 단계 : 비스테로이드성 치료 후에도 잔존하는 통증에 대한 치료 : 면역 치료(Immune modulation therapy)

근래에 자궁내막증의 병인론에서 면역학적인 기전이 중요한 역할을 할 것이라는 많은 보고들이 있다. 현재까지 알려진 면역학적 기전으로는 자궁내막증 환자에서 정상 여성에 비하여 복강액의 증가와 복강내 대식세포의 증가, 대식세포의 기능의 변화 및 활성도의 증가를 보이는 것으로 알려져 있다. 그 외에 복강 대식세포는 시토카인 뿐 아니라 여러 가지 성장인자를 생산하는 것으로 알려져 있어 면역학적인 변화가 자궁내막증에 깊이 관련되어 있으므로 면역학적 변화를 주어 치료에 기여할 가능성이 있다.

겨우살이 나무(Mistletoe) 추출물은 인체면역체계의 변화를 가져오는 작용이 있다고 알려져 있다. 겨우살이나무 추출액의 면역작용은 비특이적 면역체계에서는 화학주성(chemotaxis)과 대식세포의 활동성의 증가와 중성 백혈구의 증가, NK 세포의 활성도 증가, C-reactive protein과 세포 독성 보체의 활성도를 증가시키며, 말초혈액의 대식세포와 단핵구의 수를 증가시킴과 동시에 대식세포로부터 각종 시토카인의 분비를 증가시킨다고 알려져 있다. 따라서 자궁내막증에서 겨우살이 추출액의 사용은 이를 사용함으로써 나타나는 염증성 세포의 증가, 즉 대식세포의 증가 및 시토카인의 분비증가와 NK 세포 활성도의 증가 및 세포자멸사(apoptosis) 증가의 두 가지 측면에서 치료 효과를 기대할 수 있을 것으로 생각된다.

2. 통증유발점(Trigger point)의 관리

Trigger pain syndrome 은 자궁내막증 환자에서 드물지 않게 나타나는 소견으로, 통증 유발점(trigger point)이란 피하 지방조직 깊이에 이르는 1-2 cm 정도의 산재된 통증 점으로 나타나는 것을 말한다.

만성 근육근막통증 증후군(Chronic myofacial pain syndrome)이 처음 기술된 것은 1953년부터이며 자궁내막증을 호소하는 환자 중 근육근막 통증 유발점이 발견되는 경우가 상당히 많으며 그 빈도는 30-93%로 보고가 다양하다. Slocumb (1984)의 연구에 의하면 177명의 자궁내막증 환자중 133명 (74%)에서 복벽의 통증 유발점을 발견할 수 있었다고 한다. 그와 함께 약 71% 환자에서 질벽, 특히 Frankenheuser's pluxus 부위 paracerical area에 국소적 통증 유발점이 발견 되었다고 보고하고 있다. 그러나 Cratter (1998)는 자궁내막증 환자 500명중 15%에서 통증 유발점을 발견하였다고 하여 그 빈도에 있어서는 다양한 보고가 있다. Simons 등(1994)에 의하면 20-40세 사이 여성의 30%에서 통증유발점이 발견되고 그중 4%에서는 치료가 필요할 정도로 심하다고 보고하고 있으므로 자궁내막의 다른 확실한 원인이 밝혀져 근본적 치료가 시작된 경우를 제외하고는 반드시 이 통증유발점을 검사하여 이를 치료함으로써 근육근막통증 증후군을 배제하여야 할 것으로 사료된다.

1) 통증유발점의 생리 및 병리

통증 유발점의 주된 이상은 골격근 섬유의 neuromuscular dysfunction이며, 통증 유발점에 의해 발생하는 근육근막 통증은 일종의 neuromuscular disease 라고 할 수 있다. 즉 통증 유발점이란 전기 생리적으로 근 섬유의 일부에서 자연 발생적으로 나타난 전기적 활성화(electrical activity)에 의하여 수축 결절(contraction knot)을 형성되는 것으로 정의될 수 있다. 이러한 현상의 결과 신경전달체 (neurotransmitter)의 과도한 분비가 일어나며 이들이 방사통(refered pain)을 발생시키면서 국소적인 특징적인 통증을 유발한다. 실제로 여러 개의 현미경적인 수축 결절이 통증 유발점을 구성하고 증상을 일으킨다. 실제로 이러한 통증 유발점이 자궁내막증과 관계되는 이유는 spinal cord의 integration과 연관이 있다. 이러한 통증 유발점의 비정상 impulse가 국소 nociceptor를 감작(sensitization)시키고, 이 nociceptor 로부터 올라오는 지속적인 비정상 impulse가 spinal cord의 central sensitization을 일으켜 같은 부위로 올라오는 다른 부위의 인접 neuron에 영향을 미쳐 방사통(refered pain)이 발생한다고 한다.

2) 통증유발점을 지속키는 전신적 인자

근육근막의 비정상 impulse에 의한 통증 유발점은 영양 결핍, 대사 혹은 내분비 장애, 만성 감염, 정신적 스트레스에 의한 효소장애(dysfunction) 인자들에 의하여 지속되어 만성골반통을 일으킨다.

(1) 비타민 결핍 : vitamin B complex (특히 B1, B6, B12, folic acid)
(2) Calium, potassium, zinc, copper, iron, 필수 미네랄 결핍
(3) 갑상선 기능장애, 갑상선 부전
(4) 인슐린내성(고인슐린혈증)
(5) 만성 바이러스, 박테리아, 기생충 감염등

3) 통증유발점의 치료와 관리

통증유발점에 대한 치료 방법은 다음 여러 방법들이 알려져 있다.

(1) Spray 와 stretch

Spray 와 stretch는 간편하고 매우 효과적인, 통증유발점을 비활성화하는 비침습적인 치료법이다. Spray에 이용하는 액체는 vapocoolant로 ethyl chloride와 Fluoro-Methane (Gebauer)등이 사용될 수

있는데 ethyl chloride는 너무 차고 불에 위험하여 세심한 주의가 필요하므로 Fluoro-Methanedl 이 개발되었다고 한다. 근육을 조심스럽게 펴서 가장 긴 길이가 되게한 후 2-3 회 spray를 뿌려주면 효과적이라고 한다. Spray는 한번에 6 초 이상 사용하는 것은 좋지 않다고 한다.

(2) 자발적 수축 및 이완법(Voluntary contraction and release method)

이 방법은 통증유발점이 존재하는 근육을 고의적으로 수축 이완을 반복시킴으로써 근육의 stiffness를 감소시켜 통증유발점의 수축 결절을 이완시키고자 하는 방법이다.

(3) 통증유발점의 pressure release

이 방법은 통증유발점이 존재하는 근육 위를 손가락으로 조심스럽게 압력을 가하여 그 부위 조직의 저항이 나타날 때 까지 압력을 증가시킨 다음 그 조직의 tension이 사라질 때까지 그 압력을 지속시키는 방법이다. 그러나 통증을 느낄 정도로 압력을 주면 안된다고 한다.

(4) 마사지 방법

이 방법은 양손의 두 엄지손가락으로 통증유발점이 존재하는 근육의 중앙에서 양쪽으로 통증유발점의 수축 결절에 의한 소결절형성(nodularity)을 느껴가면서 근육의 끝 쪽으로 마사지하는 방법이다.

(5) 생체되먹임(Biofeedback)

이 방법은 특히 심한 만성 성교통이 있는 경우에 효과적이라고 하며 집에서 biofeedback 도움 하에 골반저(pelvic floor) 근육의 운동을 주기적으로 하는 방법이다.

(6) 온열 요법(Heat)과 냉기요법(cold)

근육의 중앙에 있는 통증유발점은 온열 요법에 더 잘 반응하고, 근육 끝 쪽에 있는 통증유발점는 냉기요법에 더 잘 반응한다고 한다.

(7) Microamperage

초음파 치료, High-votage galvanic stimulation, TENS (Tranascutaneous electrical nerve stimulation), Neuromuscular stimulation 등 통증 유발점이 있는 위쪽에서 이들을 통한 피부 자극을 가하여 치료하는 방법이다.

(8) 통증유발점 주사

복벽이나 골반저(pelvic floor) 근육의 통증유발점에 대한 통증점 주사(trigger point injection)가 근래에 들어서 매우 효과적이고 안전한 치료의 한 방법으로 인정되고 있다. 주로 주사에는 cortico-steroid나 adrenaline은 사용하지 않고 단순히 국소 마취제들만 주사하는 방법이 가장 추천되고 있다. 그러나 dry needling 만으로도 효과를 볼 수 있다는 보고도 있고 경우에 따라서는 botlinum toxin등이 이용되기도 한다. 이러한 국소 마취제 주입이나 dry needling은 통증 유발점의 활성 부위의 비활성화 및 기계적 파괴를 얼마나 시킬 수 있느냐에 따라 그 효과가 결정된다. 그리고 한 통증유발점에 주입하는 국소 마취제의 양은 3 ml를 넘지 않아야 한다.

Slocumb (1984)가 사용한 맨 처음 통증점 주사(trigger point injection)는 22 게이지 1/2 인치의 주사 바늘을 이용하여 0.25% bupivacaine을 2-5ml Camper's fascia까지 삽입하여 근막의 위와 아래에 주사하는 방법을 사용하였다. 그러나 현재는 여러 학자들이 통증점 주사에 다양한 종류의 주사액을 이용하고 있는데 lidocain HCL 1% 9ml 와 Sodium bicarbonate 8.4% 1 ml의 혼합액을 사용하기도 하고, 1% lidocain 만 사용하기도 한다. 이들은 long-acting anesthetics로 short-acting 보다 근독작용(myotoxic)이 덜하므로 더 선호되기도 한다. 그 외 0.5% procaine이 이용되기도 하는데 사고로 2 ml 이하의 약제가 혈관 내에 주입되어도 별 문제가 없어서 선호되기도 한다. 가끔 생리식염수를 사용하여 효과를 보는 수도 있으나 corticosteroid는 크게 도움이 되지 않는다고 한다. 필자는 1% lidocain 과 생리식염수를 반반씩 섞어서 사용하고 있다.

일반적으로 복벽의 통증점 주사에는 22 혹은 23 게이지의 2 인치 일반 바늘을 사용하나 복벽이 두껍지 않은 경우는 25 혹은 27 게이지의 일반 바늘을 사용하면 훨씬 덜 아프게 주사할 수 있다. 그러나 반드시 바늘 끝이 통증 유발점의 수축 결절(contraction knot) 까지 충분히 도달하여야 하며 한번 바늘을 찌른 후 점차 주위로 조금씩 주사액을 확장시키는 방법으로 주입을 한다. 질 중간 부위의 통증점 주사에는 30 게이지의 1 인치의 주사 바늘을 이용하면 충분히 항문올림근(levator ani muscle)에 도달할수 있다고 한다. 그러나 골반 깊숙이 있는 통증 유발점을 위해서는 trumpet guide의 pudendal 혹은 spinal needle이 필요하며 정확한 부위의 주사를 위해서는 pipe-bending tool을 이용하여야 한다. 질 벽의 주사에 의한 불필요한 출혈을 막기 위하여는 25 게이지 이상의 큰 바늘은 피하여야 한다고 한다.

Slocumb (1984)의 보고에 의하면 통증유발점은 환자의 90%에서 복벽에 존재하고, 70%에서는 paracervical-vaginal area에 25%에서는 sacral area에 존재한다고 한다. 이러한 통증점 주사 후에는 통증 유발점을 지속적으로 유지시키는 갑상선 부전, 인슐린 내성, 엽산 및 비타민 B 부족 등 기저 인자들을 교정해주어야 치료 성공률을 높일 수 있다.

3. 자궁내막증 환자에서 겨우살이(Mistletoe) 추출액의 투여 효과

자궁내막증의 원인이 면역 체계와 관련이 있으므로 Viscum album에서 추출한 면역 증강 치료제로 현재 난소 종양 등에 많이 사용 중인 겨우살이 추출액을 투여하여 자궁내막증의 치료에 대한 효과를 관찰하여 볼만 하다.

겨우살이는 전나무, 사과나무, 소나무, 밤나무 등에 기생하는 작은 상록수로, 이 겨우살이 나무 추출액(Mistletoe)의 한 종류인 Viscum album L. 등의 추출물은 인체 면역체계의 변화를 가져오는 작용이 있다고 알려져 있다. 이들 면역 작용은 주로 glycoproteins 인 mistletoe lectins I, II, III 및 Visalb CBA 등에 의하여 일어나고 그 외 polypeptide인 viscotoxins A1-3, 1PS, U-PS 등이나 peptides (peptide 500D), polysaccharides (Arabinogalactane galacturonane), oligosaccharides등도 면역 체계에 변화를 가져온다고 알려져 있다.

이러한 면역 조절효과 때문에 일반적으로 겨우살이 나무 추출액은 보통 복벽이나 대퇴부의 피하 주사 후 면역조절효과를 나타나며 현재 고형성 악성종양의 약물치료, 악성림프종, 다발성 골수종, 백혈병의 일차치료후 재발방지, 전암성병변, 자궁경부상피내 종양, 만성 B형, C형간염, 궤양성 대장염, 장의 용종 치료, 일차성 골수질환 및 치료 후 골수억제환자의 치료, 말기암환자의 약물치료에 쓰이고 있다.

겨우살이 나무 추출액의 면역 작용은 비특이적 면역 체계에서는 chemotaxis와 macrophage의 활동성 증가와 중성 백혈구의 증가, NK cell (natural killer cell)의 활성도 증가, C-reative protein과 세포 독성 보체의 활성도를 증가시키며, 특이적 면역 체계에서는 mistletoe lectin에 대한 항체 (주로 IgG class)를 형성하고 생성하여 mistletoe lectin의 독성을 중화시킨다고 한다. 또한 peripheral macrophage 와 monocyte의 수를 증가시킴과 동시에 macrophage오 부터의 IL-1, IL-2, IL-6, TNF-alpha, GM-CSF, INF-alpha 등 각종 cytokines 의 분비를 증가시킨다고 한다. 특히 mistletoe extract의 여러 성분 중 mistletoe lectins I, II, III 가 암세포에서의 리소좀의 단백질 생산을 억제하며 cytotoxic 작용을 유도하며, 면역 체계에서는 IL-1, IL-2, IL-6, TNF-alpha 의 분비와 NK-cell과 대식작용의 활성도를 증가시키고 세포괴멸사(apoptosis)를 증가시킨다고 한다. 그 외 Viscotoxins A1-3, 1-PS, U-PS는 종양 세포막의 누출을 유발하며 대식 세포와 과립성 백혈구의 대식작용 활성도를 증가시킨다고 한다. 이러한 면역 체계의 변화는 자궁내막증 치료에 이용할 수 있음을 시사해준다. 악성 암 환자에서의 겨우살이 추출액의 사용은 암 진행의 억제뿐 아니라 암에 의한 통증 감소에도 상당한 효과가 있음이 알려져 있으나 통증 감소의 기전은 아직 명확히 밝혀지지 않았다. 고식적인 치료와 NSAID 치료로 조절이 안되는 자궁내막증의 통증의 경우 겨우살이 추출액의 사용이 조심스럽게 시도될 수 있다. 다만 mistletoe extract 사용 후 염증성 세포 및 시토카인들의 증가에 대한 염증성 변화의 억제를 위한 소염치료는 겨우살이 추출액 사용 직전 시행 또는 병행이 좋을 것이라 사료된다.

자궁내막증에 겨우살이 추출액의 사용은 이를 사용함으로써 나타나는 염증성 세포의 증가 즉 macrphage의 증가 및 cytkines의 분비 증가와 NK cell activity의 증가 및 apoptosis의 증가의 두 가지 면에서 고려가 필요할 것으로 생각된다. 겨우살이 추출액의 염증성 세포의 증가 작용은 자궁내막증의 진행을 오히려 돕는 쪽으로 작용할 수 있고 NK cell activity 및 세포자멸사의 증가는 자궁내막증 병변의 진행을 억제하는 쪽으로 작용하기 때문이다. 따라서 자궁내막증 환자에서의 겨우살이 추출액의 사용이 자궁내막증이 진행 쪽으로 작용하는지 아니면 억제 쪽으로 작용하는지는 아직은 좀 더 많은 연구가 필요하다. 이러한 면에서 자궁내막증 환자에서의 mistletoe extract의 일차약으로의 사용은 좀 더 신중해야 하며 보다 정확한 연구 자료가 나온 후에 시도되어야 할 것으로 생각된다.

필자의 경우, 자궁내막증의 고식적 약물 치료 및 수술 치료를 받은 후에도 통증이 지속되는 환자군에서 NSAID 장기 치료 6 개월 후에도 통증이 지속되는 환자 49명 중 15명에서는 겨우살이 추출액 5 mg을 주 2회 자궁천골인대(uterosaral ligaments) 부위 혹은 내진상 압통(tenderness) 부위에 4 주간 주사하였고 (intralesional), 34명에서는 겨우살이 추출액 5 mg을 역시 주 2 회 4 주간 피하 주사하였다(systemic). 국소투여(iIntralesional)로 투여한 15명 중 11명 (70.2%)에서 통증이 거의 호전되었고 , 전신투여(systemic)로 투여한 34명 중 20명 (58.9%)에서 통증이 거의 소실되었다. 국소 투여 15명 중 2명에서만 전신적인 가려움증(itching sensation)이 있었고, 전신 투여 환자 34명 중 28명에서 전신적인 가려움증이 있었으며 2명에서는 전신적인 심한 오한, 무력감, 피곤 등 부작용이 있었다. 이 2명을 제외한 모두에서 항히스타민제 투여로 즉시 부작용은 조절되었다. 따라서 다른 방법으로 조절이 안되는 통증이 있는 자궁내막증 환자에서 시도해 볼만한 치료법으로 사료된다.

참 · 고 · 문 · 헌

1. Boie D, Gutsch, J. Mistletoe on the treatment of cancers of the colon and rectum. Krebsgeschehen 1980;23:65-76

2. Büssing A, Schietzel, M. Apoptosis-inducing properties of viscum album L. extracts from different host trees, correlate with their content of toxic mistletoe lectins. Anticaner Research 1999;19:23-8.

3. Büssing A, Stein GM, Pfüller U, et al. Differential binding of toxic lectins from Viscum album L., ML I and ML III, to human lymphocytes. Anticancer Research 1999;19:5095-100.

4. Büssing A, Stein GM, Stumpf C, et al. Release of interleukin-6 in cultured B-chronic lymphocytic leukaemia cells is associated with both activation and cell death via apoptosis. Anticancer Research 1999;19;3953-60.

5. Büssing A, Suzart K, Bergmann J, et al. Induction of apotosis in human lymphocytes treated with Viscum album L. is mediated by the mistletoe lectins. Cancer Letters 1996;99:59-72.

6. Carter JE. Surgucal treatment for chronic pelvic pain. J Soc Laparoendosc Surg 1998;2:129-34.

7. Dmowski WP, Steele RW, Baker GF. Deficient cellular mmunity in endometriosis. Am J Obstet Gynecol 1981;141;377-81.

8. Doser C. Doser M, Hülsen H, et al. Influence of carbohydrates on the cytotoxicity of an aqueous mistletoe drug and of purified mistletoe lectins tested on human T-leukemia cells. Arzeimittel-forschung/ Drug Research 1989;39;647-51.

9. Feinberg BI, Feinberg RA. Persistent pain after total knee arthroplasty: treatment with mannual therapy and trigger point injections. J Musculoskl Pain. 1998;6:85-89.

10. Fine PG, Milano R, Hare BD. The effects of myofacial trigger point injections are naloxone reversible. Pain. 1988;32:15-19.

11. Garzetti GG, Ciavatini, Provinciali M. Natural killer cell activity in endometriosis: correlation between serum stradol levels and cytotoxicity. Obstet Gynecol , 1993;81:665-70.

12. Halme, White C, Kauma S. Peritoneal macrophages from patients ith endometriosis released growth factor activity in vitro. J Clin Endocrnol Metab 1988;66:1044-51.

13. Hong C-Z. Lidocaine injection versus dry needling to myofacial trigger point: the importance of the local twitch response. Am J Med Rehabil 1994;73:256-63.

14. Howard FM, Perry CP, Carter JE, et al. Pelvic pain: Diagnosis and treatment. Baltimore: Williams and Willkins; 2000;314-8.

15. Hülsen H, Kron R, Mechelke F. Influence of Viscum album preparations on the natural killer cell-mediated cytotoxicity of peripheral blood. Naturwissenschaften 1989;76;530-1

16. Oosterlynck DJ, Cornmillie FJ, Waer M. Women with endometriosis shows a defect in natural killer activity resulting in increased cytotoxicity to autologous endometrium. Fertil Steril 1991;56:45-51.

17. Simons DG, Simons LS. Chronic myofacial pain syndrome. In: Tollison CD, ed. Handbook of pain management, 2nd ed. Baltimore: Williams and Willkins; 1994;556-9.

18. Simons DG, Travell JG, Simons LS. Travell and Simons. Myofascial pain and dysfunction: trigger point mannual, vol I, 2nd ed. Baltimore: Williams and Willkins; 1999;1038-42.

19. Simons DG. Diagnostic criteria of myofascial pain caused by trigger points. J Musculoskel Pain 1999;7:111-15.

20. Slocumb JC. Neurological factors in chronic pelvic pain: trigger point and the abdominal pelvic pain syndrome. Am J Obstet Gynecol 1984;149:536-9.

21. Stein GM, Schetzel M. Bussing A. Mistletoe in immunology and the clinic. Anticancer Reasearch 1998;18:324-8.

22. Stein GM, Berg PA. Modulation of cellular and humoral immune responses during exposure of healthy individuals to an aqueous mistletoe extract. European Journal of Medical Research 1998;4;307-14

23. Stein GM, Pfüller U, Schietzel M. Viscotoxin-free aqueous extracts from European mistletoe (Viscum album L.) stimulate activity of human granulocytes. Anticancer Research 1999;19:2925-8.

24. Stein GM, Schetzel M, Büssing A. Mistletoe in immunology and the clinic (short review). Anticancer Research 1998;18:3247-50.

25. Stettin A, Schultze JL, Stechemesser E, et al. Anti-mistletoe lectin antibodies are produced in patients during therapy with aqueous mistletoe extract derived from viscum album L. and meutralize lectin-induced cytotoxicity in vitro. Klinische Wochenschrift 1990;68:896-900

26. Travell JG, Simons DG. Myofacial pain and dysfunction. The trigger point mannual. vol 2. Baltimore: Williams and Willkins; 1992;607-10.

자궁선근증

Adenomyosis

PART
08

자궁선근증과 자궁내막증의
병인론적 연관성

Pathogenetic relationship between uterine adenomyosis and endometriosis

| 전성욱 |

1. 서론

역사적으로 살펴볼 때, 20세기 초반까지만 하더라도 골반자궁내막증(pelvic endometriosis)과 자궁선근증(uterine adenomyosis)은 동일한 질병 과정을 공유하는 변종 질환(variants of the same disease process)이라고 간주하는 경향이 강했다. 사실 정의상으로 자궁내막증이 자궁내막조직이 자궁 밖에 위치하는 질환이고(defined as the presence of endometrial tissue, glands and stroma, out-side the uterus), 자궁선근증은 자궁내막조직이 자궁근육층내에 존재하는 질환이라고 할 때(defined as the presence of endometrial tissue within myometrium), 두 질환을 자궁밖(extrauterine)과 자궁내(intra-uterine)로 발생 위치만 다른 동일 또는 유사 질환 범주로 간주하는 것은 분명 타당성이 있어 보인다. 자궁내막증의 '월경역류설(retrograde menstruation theory)'을 제창한 Samson 조차도 자궁선근증을 별개의 진단카테고리가 아닌 '일차성자궁내막증(primary endometriosis)' 이라고 언급하고 있다.

그러나 두 질환의 세부적인 병태 생리를 살펴본다면 두 질환을 동일 질환군으로 묶어서 간주하는 것에는 문제가 있을 수 있다. 우선 자궁선근증은 기저자궁내막(basal endometrium)의 샘조직과 기질조직이 기저자궁근육층(underlying myometrium)으로 침습하여 발생하는 질환이다. 일반적으로 자궁선근증 질환 발생을 2단계로 나누어 설명하고 있는데, 첫 번째 단계로 자궁내막과 자궁근육층 간에 존재하는 정상적인 경계가 파괴되어 자궁내막샘 조직이 자궁근육층으로 침습이 일어나며, 이어서 이런 과정을 통하여 존재하게 된 자궁근육층내 이소성자궁내막샘(ectopic intramyometrial glands)이 주변 자궁근육층을 자극하여 자궁근육층의 증식(hyperplasia)과 비대(hyperplasia)가 발생하는 것이 두 번째 단계이다. 반면에 Samson의 가설에 따른다고 할 때 자궁내막증의 경우 월경역류 (retrograde menstruation)에 의하여 난관을 통하여 복강내로 이동한 자궁내막 조직이 복강내에 침습 및 착상 과정을 거쳐서 복강 내에 존재하게 됨으로써 발생하는 질환이라고 할 수 있다. 즉, 이런 관점에서라면 두 질환은 발생 위치뿐만 아니라 발병기전(pathogenesis) 역시 다른 질환이므로 동일한 질환 범주로 간주하기 어렵다고 할 수 있다.

그러나 자궁내막증과 자궁선근증을 별개의 질환으로 분류한다고 하더라도 두 질환의 발생간의 연관성이 매우 높다는 것을 부인할 수 없다. 자궁내막증과 자궁선근증은 함께 발생하는 비율이 매우 높은 질환들로서 Kunz 등(2005)은 160명의 자궁내막증 환자를 대상으로 자궁내막증과 자궁선근증이 함께 발견된 환자를 확인한 결과 총 126명(79%)이었으며, 특히 배우자가 있는 36세 미만의 자궁내막증 여성의 경우 자궁선근증이 함께 발견될 확률은 무려 90%였다고 보고하였다. 그 외의 여러 역학 연구들 역시 대조군과 비교해서 자궁내막증 환자에서 자궁선근증이 함께 발생할 위험도 가 유의하게 높다고 보고하고 있다. 자궁내막증과 자궁선근증은 동반 발생하는 비율이 높으며, 두 질환 모두 불임과 관련되어 있고, 또한 정의상으로는 자궁외질환인 자궁내막증 환자에서 자궁내질 환인 자궁선근증에서 보이는 특징적인 자궁 이상을 공유하는 비율이 정상 대조군 여성에 비하여 높다는 점 등으로부터 두 질환이 병태생리적으로 유의한 연관성을 공유할 가능성이 높을 것임을 시사한다.

본 장에서는 자궁선근증과 자궁내막증 간에 발병기전간 공통적인 병인이 존재하는 지에 대한 최근까지 연구 결과 및 제시 가설들에 대하여 살펴보도록 한다.

2. 자궁내막증과 자궁선근증은 공통된 병인을 가지는가?

1) 자궁내막증 환자에서 관찰되는 자궁 이상

(1) 원시자궁근층(경계구역)의 확장

자궁근(육)층(myometrium)은 일반적으로 3개의 층으로 분류한다(표 27-1). 그 중에서 내측자궁 근층(inner myometrium), 즉 혈관하층(stratum subvascular)은 일반적으로 원(原, 영어로는 primitive 또는 original)이라는 의미를 포함하는 접두어 archi-를 붙여서 원시자궁근층(archimyometrium)이라 고도 불리는데, 이는 자궁근층 중 내측자궁근층 만이 발생학적으로 뮐러관(Müllerian duct) 기원이 기 때문이다. 발생학적으로 상피조직과 기질을 포함한 자궁내막층(epithelial and stromal endometrium)과 내측자궁근층은 뮐러관과 주위간질(surrounding mesenchyme)으로부터 기인한 조직이기 때문에 원시자궁(archimetra)이라고 불린다. 반면, 내측자궁근층을 제외한 나머지 2개 자궁근층인 중간자궁근층(middle myometrium) 또는 혈관층(stratum vasculare)과, 외측자궁근층(outer myometrium) 또는 혈관상층(stratum supravasculare) 2개 층은 뮐러관(Müllerian duct)에서 기원하지 않았으므로 원시자궁근층 또는 원시자궁에 대응하는 개념으로 신생자궁근층(neomyometrium) 또는 신생자궁(neomyometra)이라고 부른다(표 27-1 및 그림 27-1).

표 27-1에서 보여지듯이 원시자궁근층의 경우 특징적으로 근섬유가 주로 원형배열(circular arrangement)하는 양상을 보인다. 영상학적으로 이러한 원시자궁근층은 특히 MRI에서 저신호강도

표 27-1 자궁근육층 분류

근육층	특징
혈관하층 (Stratum subvasculare)	• 내측자궁근층(inner layer of myometrium), 또는 자궁내막밑자궁근층 (subendometrial myometrium) • 원시자궁근층(archimyometrium), • 질경유 초음파상 저음영의 "Halo zone"; MRI 상 저강도의 "Junctional zone"으로 나타남 • 근섬유가 주로 원형 배열(circular arrangement) • 자궁연동파(uterine peristaltic waves)
혈관층 (Stratum vasculare)	• 중간자궁근층(middle layer of myometrium) • 짧은 근육다발이 3차원적으로 그물망을 이룸으로써 자궁근육층의 대부분을 담당(3D mesh of short muscular bundles that constitute the bulk of the human myometrium)
혈관상층 (Stratum supravasculare)	• 외측자궁근층(outer layer of myometrium) • 근섬유가 주로 종적 배열(longitudinal arrangement)

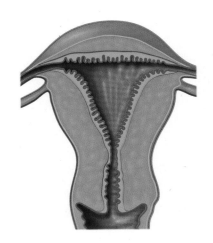

뮐러관(중간신장곁관) 기원

자궁층

• 상피 자궁내막(녹색)
• 자궁내막기질(오렌지)
• 혈관하층(그늘진 orange)
•
• 혈관층(파란색)
• 혈관상층(파란색)

⌐ ⌐ 원시자궁(Archimetra) 또는
endometrial–subendometrial unit

⌐ ⌐ 신생자궁(Neometra)

그림 27-1 자궁층의 해부학적 구조

영역(hypointense area)으로 관찰되며, 이 영역을 경계구역(junctional zone, JZ)이라고 한다. 이러한 원시자궁근층, 즉 JZ의 존재는 여성의 생식에 있어서 중요한 역할을 담당한다. 원시자궁근층은 자궁내막과 함께 착상 과정에서 중요한 역할을 담당하는데, 착상 단계에서 탈락막화(decidualization)와 영양막침윤(trophoblast invasion)이 일어나며, 특히 경계구역나선동맥(JZ spiral arteries)의 착상과정에서의 전환(transformation)이 제대로 일어나지 않을 경우 전자간증과 같은 산과적 합병증이 발생할 수 있다. 또한 자궁연동파(uterine peristaltic wave)는 원시자궁근층에서만 국한되어 발견되며, 이러한 자궁연동은 사정 후 정자가 난관으로 이동하는 핵심 기전으로서, 원시자궁근층의 이상은 이러한 자궁연동의 이상을 초래하여 결과적으로 생식력 저하를 초래하게 된다.

　　자궁선근증은 기본적으로 원시자궁근층의 이상을 동반하는 질환이며, 이러한 JZ의 이상 증가는 자궁선증의 중요한 진단 기준이다. 자궁선근증을 조직학적으로 진단하는 데 있어서는 자궁근육층 내에서 자궁내막 샘조직, 즉 'adeno' 요소를 입증하는 것이 필수이지만, 자궁선근증을 영상학적으로 진단하는데 있어서는 이러한 JZ의 확대, 즉 'myo' 요소를 입증하는 것이 핵심이다. JZ은 질 초음파에서 저에코성 'halo' 형태로 관찰되며, MRI 상으로는 저강도영역(hypointense zone)으로 관찰되는데, 정상 여성의 경우 JZ의 두께가 대략 5-12 mm 이내인 반면, MRI 상에서 JZ의 두께가 12 mm 이상, 또는 전체 근층 대비 JZ의 비율이 40-50% 초과하는 경우 일반적으로 자궁선근증으로 진단한다(그림 27-2).

　　자궁선근증 환자에서 특징적으로 관찰되는 JZ의 확장이 자궁내막증 환자에서도 정상 여성에 비하여 유의하게 증가하는 것으로 관찰되었는데, MRI와 질경유 초음파 모두에서 대조군과 비교하여

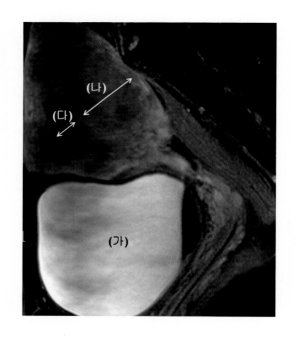

그림 27-2　53세 자궁선근증 여성의 자궁 MRI 소견. T2 영상에서 방광(가) 위로 전체적으로 커져 있는 자궁이 관찰된다. 정상적인 경계구역(junctional zone, JZ)이 소실되어 있고, JZ이 정상 여성에 비하여 전반적으로 두꺼워져 있으며, 특히 후벽 JZ(나)의 두께가 약 3 cm으로 전벽(다)과 비교하여 비대칭적으로 확장되어 있다. 자궁 전벽과 자궁저부에 자궁근종으로 보이는 종괴가 관찰된다.

JZ의 증가가 확인되었다. JZ의 증가가 자궁선근증의 진단 기준에 포함될 만큼 중요한 소견이라고 할 때, 자궁밖 질환으로 간주되는 자궁내막증 환자의 자궁에서도 관찰되는 이러한 변화는 자궁내막증과 자궁선근증이 병태생리적으로 밀접한 연관을 가지고 있다는 것을 간접적으로 시사한다. 또 다른 연구에서도 자궁내막증 환자에서 정상 여성과 비교하여 자궁벽 JZ 직경이 증가하는 것을 관찰할 수 있었는데, 특이한 점은 정상 여성의 경우에서도 34세 이후부터는 JZ 직경이 현저하게 증가하는 것이 확인되었다는 점이며, 이로부터 자궁선근증 발생이 연령 증가와 밀접한 연관이 있음을 알 수 있다.

(2) 자궁연동항진(uterine hyperperistalsis)

일반적인 자궁수축은 주로 신생자궁근층(neomyometrium)에서 발생한다. 황체기말에 신생자궁근층에서는 특히 자궁저부 부위에서 옥시토신 수용체의 숫자가 증가하게 되며, 이렇게 증가된 옥시토신 수용체의 활성화로 자궁수축이 유도되어 월경 잔재를 질로 배출하는 과정을 촉진한다. 반면 전형적으로 리드미컬한 수축 양상을 보이는 자궁연동(uterine peristalsis)의 경우 원시자궁근층에 국한되어서 발생하는 것으로 알려져 있다. 자궁수축은 일반적으로 위치와 방향에 따라 세가지로 나뉘는데, 자궁경부-저부 수축(cervico-fundal contractions, A형), 자궁저부-경부 수축(fundo-cervical contractions, B형), 그리고 난관협부 수축(isthmical contractions, C형)으로 분류한다.

자궁연동은 생식과정 중 특히 정자 이동에 있어서 중요한 역할을 담당한다. 사정된 정자가 자궁경부를 통하여 질로부터 나팔관까지 도달하는 데 걸리는 시간은 수 분 이내로, 빠른 경우에는 1분 만에 난관협부까지 도달할 수 있는 것으로 보고되었다. 일단 기본적인 정자의 운동속도로는 질

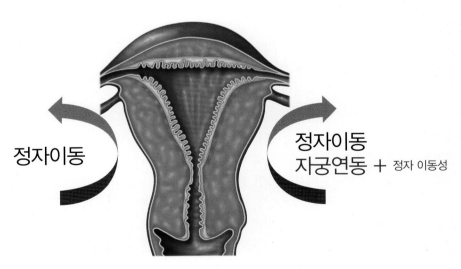

그림 27-3 자궁연동 및 정자이동 모식도

에서부터 나팔관까지 이러한 신속한 정자 이동을 설명할 수 없다는 점에서 자궁연동, 특히 자궁경부-저부 수축이 상술한 정자의 신속자궁이동에 있어서 정자이동성 자체보다 중요한 역할을 담당할 것으로 생각된다(**그림 27-3**). 일반적으로 자궁경부-저부 수축(A형)은 월경 직전 가장 낮으며, 이후 난포기가 진행됨에 따라 서서히 증가하다가 배란전기(preovulatory phase)에 최대빈도(maximum frequency)에 도달하는 것으로 알려져 있다. 반면 자궁저부-경부 수축(B형)은 월경중기(mid-cycle)에는 거의 관찰되지 않으며, C형 수축은 황체기에만 관찰된다. 즉, 배란 주변기(periovulatory phase)에 관찰되는 자궁연동은 거의 전적으로 A형 수축이라고 볼 수 있으며, 이러한 자궁연동 활성이 정자 이동에 있어서 핵심 역할을 수행할 것으로 생각된다. 또한 자궁경부-저부 연동은 월경역류(retrograde menstruation)의 중요 기전으로 생각되고 있다. 월경 중 발생하는 월경역류는 결과적으로 인간에 있어서 체내 철분 보유량을 유지하는 진화상의 이점을 제공하는 것으로 받아들여지는데, Samson의 가설에 의하면 월경역류야말로 골반자궁내막증 발생의 핵심적인 기전으로 간주된다. 월경 역류는 월경 기간 중 자궁근긴장도(uterine tone)의 증가에 의하여 발생하는 것으로 생각되며, 월경 기간 중에 일어나는 자궁경부-저부 연동은 이러한 월경 역류 발생의 중요 기전으로 이해된다.

자궁선근증 환자에서는 원시자궁근층 이상과 함께 특징적으로 자궁연동 빈도의 증가가 관찰된다. 그런데 이러한 특징적인 자궁연동항진(uterine hyperperistalsis)이 자궁내막증 환자에서도 나타나는 것으로 알려져 있다. 자궁내막증이 있는 여성과 그렇지 않은 여성의 자궁연동을 비교한 결과 자궁내막증 여성에서 자궁연동 활성도와 빈도가 증가했다고 보고하였다. 자궁난관섬광조영술(hysterosalpingoscintigraphy)을 이용하여 자궁연동 활성도를 평가한 또 다른 연구에서는 난포기 초기와 중기의 경우에는 대조군과 비교하여 자궁내막증 환자에서 자궁경부로부터 난관 방향으로 유의하게 증가된 자궁연동이 관찰되었는데, 이렇게 증가한 자궁연동이 자궁내막증 환자에서 월경역류를 증가를 유도함으로써 골반 이소성자궁내막조직 발생에 관여하였을 것으로 보여진다. 한편, 난포기 후기에는 오히려 대조군에 비하여 자궁연동이 감소하는 것을 확인할 수 있었는데, 난포기 초·중기의 자궁연동항진(hyperperistalsis)과 난포기 후기의 이상자궁연동(dysperistalsis)은 자궁내막증 환자의 병변 발생 뿐만 아니라, 해당 환자의 가임력 감소와도 연관되어 있을 것으로 생각된다.

자궁연동과 관련하여 난소에서 분비되는 성스테로이드호르몬인 에스트로겐과 프로게스토겐이 중요한 매개자 역할을 담당한다고 알려져 있다. 원시자궁근층은 뮐러관에서 기원한 자궁내층근층으로서 발생단계에서 두 개의 뮐러관은 정중융합하여 자궁저부-자궁각솔기(fundo-cornual raphe)를 형성한다. 따라서 서로 다른 뮐러관에서 기원한 원형의 자궁내막밑자궁근층(subendometrial myometrium), 즉 원시자궁근층은 각각 어느 정도 독립적인 2개의 분획처럼 기능하면서 개별적으로 자궁체부로부터 같은 방향의 나팔관까지 일측성의 연결성을 보인다. 이러한 원시자궁근층의 구조적, 기능적 특징은 사정 후 대부분의 정자이동이 우성난포 방향으로 일측성으로 전개되는 것을 가능하게 한다. 즉, 우성난포에서 분비되는 에스트로겐은 동일 방향에 있는 원시자궁근층의 자궁연동항진을 유발하여 우성난포로의 일측성 정자이동을 유도한다는 것이며, 에스트로겐 농도와 자궁연동빈도와는 어느 정도 용량반응관계(dose-response relationship)가 성립되는 것으로 알려져 있다. 이 과정에서 자궁-난소역류계(utero-ovarian counter-current system)가 관여하여 자궁저부 근육층으로의 관류(perfusion)를 증가시켜서 결과적으로 우성 난포와 동측의 자궁저부~자궁각 영역의 국소 에스트로겐 농도를 상승시킴으로써 동일 방향으로 일측성 자궁연동항진을 유도하는 것으로 보인다.

자궁내막증 환자의 경우 자궁선근증 환자와 마찬가지로 월경혈내 에스트라디올 농도가 그렇지 않은 여성에 비하여 증가되는 것이 확인되었다. 뿐만 아니라 P450 방향화효소의 발현과 고에스트로겐-의존성 유전자로 알려진 *Cyr61* 유전자 역시 자궁내막증 환자에서 발현이 증가되는 것으로 알려져 있는데, 이러한 연구 결과들로부터 자궁선근증과 자궁내막증 모두 원시자궁근층의 국소적인 에스트로겐 상승으로 인하여 자궁연동항진이 발생하는 것이라고 생각할 수 있다. 실제로 과배란 유도 기간 중 관찰되는 자궁연동활성도의 증가가 자궁내막증 환자에서 관찰되는 자궁연동항진 양상과 유사한 것을 확인할 수 있는데, 이러한 결과 역시 자궁내막증 환자에서 관찰되는 자궁연동항진이 에스트로겐과 밀접한 관련이 있음을 시사한다.

에스트로겐 외에 옥시토신 역시 이러한 자궁수축에 있어서 중요한 역할을 담당하는 것으로 알려져 있는데, 혈중 에스트로겐의 증가와 함께 외부에서 옥시투신을 주입할 경우에도 자궁연동 빈도가 증가하는 것으로 보고되었다. 단, 자궁연동 빈도 증가에 관여하는 내인성 옥시토신은 시상하부 기원이 아니라 국소적으로 자궁내막세포에서 생성되는 것으로 여겨진다.

2) 전위된 기저자궁내막증후군(Syndrome of Dislocated Basal Endometrium, SDBE)

앞에서 기술한 바와 같이 자궁내막증과 자궁선근증은 여러 측면에서 자궁 이상을 공유하는 것으로 알려져 있다. 그러나 이것만으로는 두 질환이 발병기전 상으로 공통적인 병인을 공유한다고 주장하기 어렵다. 따라서 두 질환간의 공통된 병인을 설명하기 위해서는 새로운 개념이 필요하게 되었는데, 이것이 바로 'Syndrome of Dislocated Basal Endometrium (SDBE)'이다.

이 개념을 이해하기 위해서는 우선적으로 자궁내막을 구성하는 두 개의 층인 기능층(zona functionalis, decidua functionalis, or stratum functionalis)과 기저층(zona basalis, decidua basalis, or stratum basalis)에 대한 이해가 필요하다. 자궁내막은 형태적으로 상부 2/3의 기능층과 하부 1/3의 기저층으로 나뉘는데, 우선 기능층은 수정된 배아의 착상을 준비하는 곳으로서 이 곳에서 자궁내막의 증식, 분비, 그리고 탈락이 일어난다. 결국 월경이란 자궁내막 기능층이 탈락되어 피와 함께 배출되는 과정이라고 할 수 있다. 한편 기저층은 월경으로 인한 기능층의 탈락 후 새로운 자궁내막의 재생장소를 제공하는 역할을 수행하며, 이 곳으로부터 매달 탈락된 기능층의 대치가 일어나게 된다.

기존의 질환 발병 개념은 자궁내막증의 경우 탈락된 자궁내막, 즉 기능층의 세포가 복강내로 이식되어 착상 및 증식을 하는 질환이고, 자궁선근증의 경우 자궁내막 기저층이 자궁내막과 자궁근육층간 경계가 손상된 부위를 통하여 자궁근육층으로 침습하여 발생하는 질환이라고 설명하고 있었다. 이러한 기존의 개념은 두 질환의 기원이 크게는 자궁내막으로 동일하지만 세부적으로 자궁내막증의 경우 기능층, 자궁선근증의 경우 기저층으로 다르다는 점에서 두 질환의 병인을 포괄하는 개념을 정립하기에는 어려움이 있었다.

최근 Leyendecker 등(2006)은 두 질환의 공통적인 발병기전을 설명할 수 있는 새로운 개념인 'SDBE'의 가설을 제시하였다. 간단히 개념을 설명하자면, 자궁선근증 뿐 만 아니라 자궁내막증 역시 자궁내막 기능층이 아닌 기저층의 탈락과 전위(dislocation)에 의하여 발생한다는 것이다. 면역조직화학(immunohistochemical, IHC) 연구 결과에서 자궁내막증 및 자궁선근증 병변에서 에스트로겐 수용체(ER), 프로게스테론 수용체(PR)의 주기적인 발현을 확인하였으며 이러한 수용체 발현 양상이 원시자궁근층과 자궁내막 심부기저층에서 관찰되는 수용체 발현 향상과 유사함을 확인하였다. 반면 이러한 환자들의 원 자궁의 자궁내막 기능층과 상부 기저층에서는 IHC 연구 결과 이러한 호르몬 수용체의 발현이 확인되지 않았다. 이러한 사실은 자궁선근증과 자궁내막증 변변 모두 자궁내막 심부기저층에서 유래하였다는 사실을 시사한다. 또한 자궁내막증 환자의 생리혈을 IHC 분석한 결과 ER, PR 및 P450 aromatase(P450A)의 발현이 관찰될 확률이 80%이었고, 반면에 정상 대조군 여성의 경우에서는 10%에서만 관찰되었는데, 이로부터 자궁내막증 여성에서 정상 여성에 비하여 자궁내막 기저층의 탈락 발생이 유의하게 높다는 사실을 알 수 있으며, 자궁내막증 환자에서 증가된 탈락 기저층이 월경역류를 통하여 복강내로 전위되어 자궁내막증 병변이 발생한다라는 사실을 설명할 수 있다. 복강 자궁내막증 병변을 조직학적으로 분석한 결과 자궁내막의 샘조직과 기질조직, 그리고 기질주변근육조직(peristromal muscular tissue)이 모두 존재하며, 특히 기질주변근육조직에서 관찰되는 ER과 PR 수용체 발현의 IHC 양상이 마치 원시자궁내막과 유사하여 마치 '이소성 소형원시자궁(ectopic microarchimetra)' 형태로 나타난다는 것을 확인하였다. 자궁내막증 및 자궁선근증의 이소성 자궁내막병변에서 원시자궁의 구성 요소가 모두 포함되어 있었다는 사실로부터 전위된 기저자궁내막에 줄기세포잠재력(stem-cell potential)이 존재하여 새롭게 원시자궁의 구성요소 발생을 유도하였을 것이라는 가정이 가능하다.

3) 조직손상과 복구(Tissue Injury And Repair, TIAR)

앞 장에서 서술한 SDBE 개념은 자궁내막증과 자궁선근증 간의 공통된 발병기전에 대한 매우 유력한 가설이긴 하지만, 이 가설이 받아들여지기 위해서는 왜 기저자궁층의 탈락이 두 질환에서 정상 여성에 비하여 증가하는지에 대한 설명이 선행되어야 한다. 현재로서 가장 유력한 가설은 국소 에스트로겐 상승으로 인한 자궁연동항진 상태가 지속됨에 따라 자궁내막기저층의 탈락 및 전위가 증가한다는 것이다. 자궁내막증 여성의 정상 자궁 및 이소성 자궁내막증 병변 모두에서 국소적으로 에스트로겐 생성이 증가한다는 사실을 본 질환의 발병기전의 핵심이다. 다만 이러한 국소에스트로겐 상승을 설명하기 위해서는 유전적인 요인 외에 다른 분자생물학인 개념의 추가적인 도움이 필요한데, 이를 충족시키기 위하여 Leyendecker(2009)이 추가로 제시한 가설이 바로 'Tissue Injury And Repair (TIAR)' 가설이다.

동물실험을 포함한 기존의 많은 전임상연구들(preclinical studies)로부터 조직손상으로 인한 염증반응이 조직내 에스트로겐 생성을 증가한다는 사실이 보고되고 있는다. 에스트라디올의 존재는 특히 조직 손상후 치유 과정에서 중요한데, 기존의 여러 전임상연구들로부터 연골, 섬유모세포 등 결체조직세포 실험 결과 조직손상 및 염증과 이어지는 조직 치유 과정에서 에스트로겐이 혈관신생과 증식을 촉진함으로써 핵심 매개자로서의 역할을 수행한다고 알려져 있다. 조직 염증 과정에서 IL-1에 의하여 cyclooxygenase-2 (COX-2)의 활성이 증가하면 프로스타글란딘 E2(PGE2) 생성이 촉진되는데, PGE2는 다시 STAR단백(steroidogenic acute regulatory protein)과 P450 방향화효소의 활성을 증가시켜서 결과적으로 에스트로겐 생성을 촉진한다(그림 27-4). 조직손상으로 인한 국소적인 에스트로겐의 상승이야말로 TIAR이 자궁내막증과 자궁선근증 발생에 관여한다는 것을 입증하는 데에 있어서 핵심적인 요소이다.

TIAR 개념을 도입하여 질환 발생을 간략히 요약하면 (표 27-2)와 같다. 우선 원시자궁근층, 즉

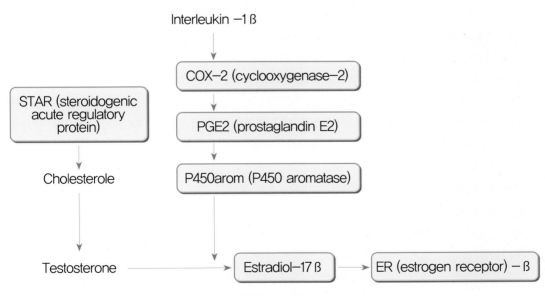

그림 27-4 Tissue injury and repair (TIAR): 분자생물학적 기본 개념

표 27-2 자궁선근증과 자궁내막증 병태생리 요약: Tissue Injury And Repair(TIPR)

- 만성적인 자궁연동항진상태 유지
- 자궁내막-자궁근층 경계부위 미세손상(TIAR)
- 국소적인 에스트로겐 생성 증가
- 에스트로겐에 의한 지속적인 자궁연동항진 상태
- 자궁에 대한 현성자가손상(overt auto-traumatization)
- 기저자궁내막 조직 탈락
- 질환 발생

⇨ 자궁내막증 : 탈락된 기저자궁내막조직의 복강내 전위
⇨ 자궁선근증 : 탈락된 기저자궁내막조직의 자궁근육층 침윤

자궁내막밑자궁근층에서 에스트라디올에 의한 자궁연동항진으로 인하여 특히 자궁저부-자궁각솔기(fundo-cornual raphe)에 위치한 세포들의 초생리적기계적긴장(supraphysiological mechanical strain)을 유발하여 초기 손상을 유도한다. 이러한 긴장 상태가 자궁연동항진이 계속됨에 따라 장기화되게 되면, 해당 부위 세포에 대한 손상회복이 더 이상 되지 못하고 결국 만성적인 손상과 증식, 염증 반응이 지속된다. 결국 TIAR 반응의 계속적인 활성화 상태로 인하여 마치 해당 부위가 국소 내분비 기관 마냥 에스트로겐을 지속적으로 분비하는 상태에 이르게 된다. 이렇게 분비된 에스트로겐은 또다시 주변분비작용(paracrine action)을 통하여 더 이상의 자궁-난소역류계를 통한 주기적인 자궁연동조절 기능을 상실한 채 자궁연동항진만을 계속 유도하게 됨으로써 자궁조직의 자가손상(auto-traumatization)을 초래하게 된다. 결국 이로 인하여 손상된 기저자궁내막이 탈락하여 난관을 통하여 복강내로 전위되거나(자궁내막증), 또는 자궁근육층으로 침윤함으로써(자궁선근증) 질병이 발생하게 된다는 것이 핵심 개념이다. 특히 월경기간 중에는 자궁내막 기능층이 탈락되어 기저층이 최대로 노출되므로 이러한 자가손상이 가속화되어 질병 발생을 촉진하는 것으로 여겨진다. 자궁내막증 여성의 경우 기존의 자궁내막 기저층이 정상 여성에 비하여 두 배 가량 두꺼운 것으로 알려져 있는데, 이러한 사실 역시 자궁내막증 환자에서 자궁내막의 기저층 탈락이 증가한다는 사실과 연관되어 있을 것으로 생각된다.

TIAR 개념을 포함하여 SDBE 개념을 전체적으로 설명한 것이 (**그림 27-5**)이다. 결국 자궁의 내인성 요인에 의하여 자궁내막 기저층의 손상이 초래되어 자궁내막증과 자궁선근증이 발생한다는 것이다. 단, 해당 개념도에서 자궁내막생검이나 소파술 같은 자궁의 의인성손상(iatrogenic injury)이 자궁내막증 발생을 증가시키는지 여부와 관련해서 일부 연구자들이 기존의 개념과 상반되는 연구 결과들을 보고한 바 있어서 아직은 명확한 결론을 내리기 어렵다.

앞에서 기술한 TIAR을 통한 자궁내막증과 자궁선근증의 병태생리 모델의 경우 심부침윤자궁내

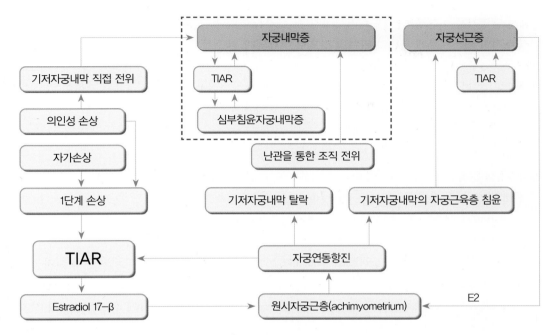

그림 27-5　자궁내막증과 자궁선근증의 병태생리 모델 개요

막증(DIE) 발생을 설명하는 것에는 한계가 있을 수 있다. 다만, 가능한 유력한 설명으로는 심부침윤 자궁내막증 역시 우선적으로 발생한 복강 자궁내막증의 이차적인 침윤에 의해서 발생하며, 원래 있던 표면의 병변이 저절로 치유가 된 이후에도 심부 병변은 치유 되지 않고 계속 해당 부위에 진행성으로 남아있게 되었다는 것이다. DIE가 발생하는 지역이 직장자궁오목이나 자궁천골인대, 방광, 또는 자궁-질중격과 같이 만성적인 기계적 자극에 지속적으로 노출이 증가되어 있는 부위라는 점에서 이러한 지속적인 기계적 자극과 미세손상으로 인한 염증반응과 그로 인한 TIAR 반응 활성화가 심부자궁내막증 병변 발생에 관여하였다는 것은 매우 설득력이 있는 설명으로 생각된다.

3. 결론

자궁내막증과 자궁선근증은 질환 양상에 있어서 유사점이 많고, 동반 발병 비율도 높아 그 연관성에 대해선 계속해서 연구가 진행되고 있으나 연구자에 따라서 상반된 주장들이 존재하여 아직까진 논란의 여지가 있다. 기존의 여러 연구 가설 중 자궁내막증과 자궁선근증 모두 자궁내막기저층 세포의 전위로 발생한다는 'Syndrome of Dislocated Basal Endometrium (SDBE)' 가설은 두 질환의 공통된 발병기전을 설명하는 매우 매력적인 개념이다. 이러한 기저자궁내막의 탈락 및 전위과정에는 국소적인 에스트로겐 분비가 관여할 것으로 생각되며, 에스트로겐의 국소적인 농도 상승과 그로 인한 자궁연동항진에 기인한 자궁의 자가손상과정이야말로 질환 발병에 있어서 주요한 기전으로 생각된다. 다만, 이러한 가설은 심부침윤자궁내막증 같은 상황을 설명하는 것에는 제한이 있으며, 향후 이러한 가설을 입증하기 위한 추가적인 연구가 필요할 것으로 보인다.

참·고·문·헌

1. 이병익. 자궁내막주기. In: 대한산부인과내분비학회. 부인과내분비학. 군자출판사; 35-44.

2. Benagiano G, Habiba M, Brosens I. The pathophysiology of uterine adenomyosis: an update. Fertil Steril 2012; 98: 572-9.

3. Bulun SE. Endometriosis. N Engl J Med 2009; 360: 268–79.

4. Burney RO, Giudice LC. Pathogenesis and pathophysiology of endometriosis. Fertil Steril 2012; 98: 511-9.

5. Counseller VS, Crenshaw JL Jr. A clinical and surgical review of endometriosis. Am J Obstet Gynecol 1951; 62: 930-42.

6. Curtis KM, Hillis SD, Marchbanks PA, et al. Am J Obstet Gynecol 2002; 187: 543-4.

7. D'Hooghe TM. Endometriosis. In: Berek JS, eds. Berek & Novak's gynecology. 15th ed. Philadelphia: Lippincott Williams & Wilkins; 2012: 505-56.

8. Exacoustos C, Brienza L, Di Giovanni A, et al. Adenomyosis: three-dimensional sonographic findings of the junctional zone and correlation with histology. Ultrasound Obstet Gynecol 2011; 37: 471-9.

9. Ferenczy A. Pathophysiology of adenomyosis. Hum Reprod Update 1998; 4: 312-22.

10. Gonzales M, de Matos LA, da Costa Gonçalves MO, et al. Patients with adenomyosis are more likely to have deep endometriosis. Gynecol Surg 2012; 9: 259–64.

11. Kitawaki J, Noguchi T, Amatsu T, et al. Expression of aromatase cytochrome P450 protein and messenger ribonucleic acid in human endometriotic and adenomyotic tissues but not in normal endometrium. Biol Reprod 1997; 57: 514–9.

12. Kunz G, Beil D, Deininger H, et al. The dynamics of rapid sperm transport through the female genital tract. Evidence from vaginal sonography of uterine peristalsis (VSUP) and hysterosalpingoscintigraphy (HSSG). Hum Reprod 1996; 11: 627–32.

13. Kunz G, Beil D, Huppert P, et al. Adenomyosis in endometriosis--prevalence and impact on fertility. Evidence from magnetic resonance imaging. Hum Reprod 2005; 20: 2309-16.

14. Kunz G, Beil D, Huppert P, et al. Structural abnormalities of the uterine wall in women with endometriosis

and infertility visualized by vaginal sonography and magnetic resonance imaging. Hum Reprod 2000; 15: 76–82.

15. Kunz G, Herbertz M, Beil D, et al. Adenomyosis as a disorder of the early and late human reproductive period. Reprod Biomed Online 2007; 15: 681–5.

16. Kunz G, Herbertz M, Noe M, et al. Sonographic evidence for the involvement of the utero-ovarian countercurrent system in the ovarian control of directed uterine sperm transport. Hum Reprod Update 1998; 4: 667-72.

17. Kunz G, Noe M, Herbertz M, et al. Uterine peristalsis during the follicular phase of the menstrual cycle. Effects of oestrogen, antioestrogen and oxytocin. Hum Reprod Update 1998; 4:647–54.

18. Larsen SB, Lundorf E, Forman A, et al. Adenomyosis and junctional zone changes in patients with endometriosis. Eur J Obstet Gynecol Reprod Biol 2011; 157: 206-11.

19. Levy G, Dehaene A, Laurent N, et al. An update on adenomyosis. Diagn Interv Imaging 2013; 94: 3-25.

20. Leyendecker G. Endometriosis is an entity with extreme pleiomorphism. Hum Reprod 2000; 15 : 4–7.

21. Leyendecker G, Herbertz M, Kunz G, et al. Endometriosis results from the dislocation of basal endometrium. Hum Reprod 2002: 17: 2725–36.

22. Leyendecker G, Kunz G, Herbertz M, et al. Uterine peristaltic activity and the development of endometriosis. Ann NY Acad Sci 2004; 1034: 338–55.

23. Leyendecker G, Kunz G, Kissler S, et al. Adenomyosis and reproduction. Best Pract Res Clin Obstet Gynaecol 2006; 20: 523–46.

24. Leyendecker G, Kunz G, Noe M, et al. Endometriosis: a dysfunction and disease of the archimetra. Hum Reprod Update 1998; 4: 752-62.

25. Leyendecker G, Kunz G, Wildt L, et al. Uterine hyperperistalsis and dysperistalsis as dysfunctions of the mechanism of rapid sperm transport in patients with endometriosis and infertility. Hum Reprod 1996; 11:1542–51.

26. Leyendecker G, Wildt L, Mall G. The pathophysiology of endometriosis and adenomyosis: tissue injury and repair. Arch Gynecol Obstet 2009; 280: 529-38.

27. Nisolle M, Donnez J. Peritoneal endometriosis, ovarian endometriosis, and adenomyotic nodules of the rectovaginal septum are three different entities. Fertil Steril 1997; 68: 585-96.

28. Noe M, Kunz G, Herbertz M, et al. The cyclic pattern of the immunocytochemical expression of oestrogen and progesterone receptors in human myometrial and endometrial layers: characterisation of the endometrial-subendometrial unit. Hum Reprod 1999; 14: 101–10.

29. Parkar W. Adenomyosis following endometrial resection-a retrospective study J Obstet Gynecol 1998; 18:

564-5.

30. Sampson JA. Peritoneal endometriosis due to the menstrual dissemination of endometrial tissue into the peritoneal cavity. Am J Obstet Gynecol 1927; 14: 422-9.

31. Takahashi K, Nagata H, Kitao M. Clinical usefulness of determination of estradiol levels in the menstrual blood for patients with endometriosis. Acta Obstet Gynecol Jpn 1989; 41:1849–50.

32. Vercellini P, Aimi G, Panazza S, et al. Deep endometriosis conundrum: evidence in favor of a peritoneal origin. Fertil Steril 2000; 73: 1043-6.

33. Vercellini P, Viganò P, Somigliana E, et al. Adenomyosis: epidemiological factors. Best Pract Res Clin Obstet Gynaecol 2006; 20: 465-77.

34. Wildt L, Kissler S, Licht P, et al. Sperm transport in the human female genital tract and its modulation by oxitocin as assessed by hystrosalpingography, hysterotonography, electrohysterography and Doppler sonography. Hum Reprod Update 1998; 4: 655–66.

임상양상과 진단

Clinical presentation and diagnosis

| 김흥열, 최훈 |

자궁선근증은 이소성 자궁내막선과 기질이 자궁근층에 위치하여 비후되고 증식되면서 전체적으로 자궁이 커지게 되는 질환이다. 자궁선근증의 발생률은 영상학적, 병리학적 진단의 제한점으로 인해 문헌에 따라 1-70% 까지 다양하게 보고되고 있으며, 자궁적출술을 시행한 경우 20-30% 정도의 빈도를 보인다. 높은 출산력, 빠른 초경, 짧은 월경주기 등 에스트로겐 노출이 증가된 상황들이 선근증의 위험인자가 될 수 있다.

1. 임상 양상(Clinical presentation)

1) 증상(symptoms)

자궁선근증으로 인한 증상은 월경과다와 생리통이 가장 흔하다. 환자의 약 65%에서 증상이 나타나며 주로 40세에서 50세 사이의 환자에서 증상을 호소한다.

월경과다는 자궁선근증 환자의 약 40%~60% 에서 나타난다. 이 증상은 커진 자궁의 자궁내막 면적의 증가로 인한 것이거나 자궁내막층의 혈관신생이 증가되어 생기는 것으로 보고되고 있다. 다른 원인으로는 월경 중 부적절한 자궁수축과 과도한 프로스타그란딘 및 에스트로겐 형성으로 인한 것이라는 가설이 있다.

생리통은 약 15%~30%의 환자에서 발생한다. 생리통의 경우 생리가 시작되기 2주 전부터 나타나서 생리가 끝난 이후에도 통증이 지속되는 경우가 흔하다. 이 증상은 자궁근층 내 자궁내막조직의 출혈과 부종으로 발생하거나 선근증 조직에서의 프로스타글란딘 형성이 증가되어 생기는 이차적 반응으로 생각된다.

그 외에 7-10%의 환자에서는 성교통을, 70% 이상에서는 만성골반통을 보이기도 한다.

2) 징후

골반내진검사에서 공모양의 커져있는 자궁이 확인되며 대개의 경우 자궁 크기는 임신 12주 크기를 넘지 않는다. 자궁의 압통이 있는 경우도 있으며 자궁근종이나 자궁내막증, 자궁내막 용종이 동반되는 경우도 흔하다. 선근증 환자의 11%~12%에서 불임증이 나타난다.

2. 진단

선근증은 조직학적으로 확진하지만, 영상검사가 감별진단에 도움이 될 수 있다. 가장 흔히 사용되는 영상검사로 질초음파)와 자기공명영상(MRI)이 있다. 영상검사의 표준화된 진단기준은 아직 없으나, 여기에서는 일반적으로 많이 사용하고 있는 기준에 대해 기술하고자 한다.

1) 질초음파(transvaginal ultrasound)

2차원 질초음파에서 자궁근층이 비균질한 에코로 보이고 자궁근층에 낭과 샘 조직이 보이거나, 또는 한쪽 벽만 비대칭적으로 두꺼워진 소견이 보인다(**그림 28-1**). 3차원 질초음파는 2차원 질초음파

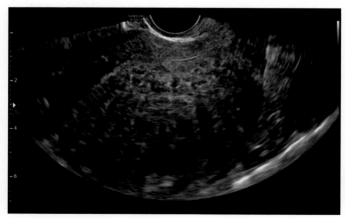

그림 28-1 자궁선근증의 초음파 소견. 비균질한 에코 및 다수의 후방감쇄가 확인됨.

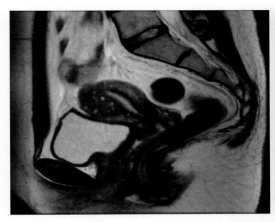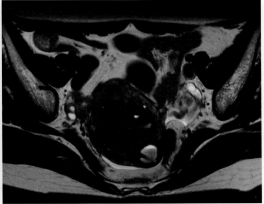

그림 28-2 자궁선근증의 MRI 소견. T2 강조영상에서 비정상적 저신호강도를 보이는 자궁근층의 비후와 다발성의 작은 고신호강도 부위가 확인됨.

보다 경계부위(junctional zone)를 더 명확하게 보여주기 때문에 선근증의 감별에 있어 더 유리하다.

검사의 정확도는 보고된 문헌마다 차이가 있으나 대략 50%~87% 정도이며, 2차원 질초음파에서는 민감도 75%, 특이도 90%로 보고되고 있으며 3차원 질초음파에서는 민감도 91%, 특이도 88%로 보고되고 있다.

2) 자기공명영상(MRI)

MRI 검사의 정확도는 문헌마다 차이가 있으나 높은 민감도(86-93%)와 특이도(86-100%)를 보여 자궁선근증 진단에 가장 정확한 영상진단방법이다. 자기공명영상에서 선근증의 소견은 크고 규칙적이며 비대칭적인 자궁과 비정상적인 자궁근층의 신호강도 및 경계부위의 미만성 또는 국소적 비후, T1 강조영상에서 자궁근층 내에 높은 신호강도를 보이는 에코발생부위, T2 강조영상에서 비정상적 저신호강도를 보이는 자궁근층 내에 다발성의 작은 고신호강도 부위들이 보인다(그림 28-2).

3) 조직검사

자궁근층에서 증식한 이소성 자궁내막 조직때문에 평활근 세포의 증식과 비대가 발생하고, 이로 인해 육안적으로 공모양으로 커진 자궁을 관찰할 수 있다(그림 28-3). 현미경적 소견으로는 자궁근층내 자궁내막조직이 관찰된다(그림 28-4). 선근증 진단의 조직학적 기준은 명확히 확립되지 않았으나, 대부분의 연구에서 자궁근층을 침범한 자궁내막선과 기질이 자궁근층의 최소 1/3 이상의 깊

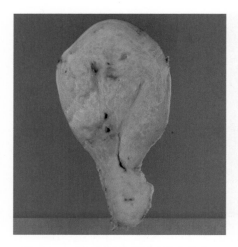

그림 28-3 자궁선근증의 육안적 병리 사진.
자궁후벽이 두꺼워져있으며 변색된 작은 낭종들
이 관찰됨.

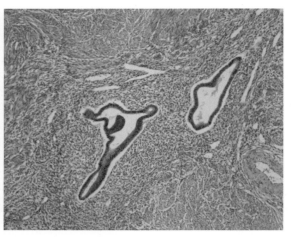

그림 28-4 자궁선근증의 현미경적 병리사진(x40).
자궁근층내에 자궁내막 기질에 둘러싸인 자궁내막선이 관찰됨.

이에 존재하거나, 자궁내막과 자궁근층의 경계면에서 최소 1-4mm 이하에 존재하는 경우로 정의하고 있다.

참·고·문·헌

1. Berek JS. Berek & Novak's gynecology. 15th ed. California: Lippincott Williams & Wilkins. p 484, 2012.

2. Lazzeri L, Di Giovanni A, Exacoustos C, et al. Preoperative and postoperative clinical and transvaginal ultrasound findings of adenomyosis in patients with deep infiltrating endometriosis. Reprod. Sci 2014;8:1027-33.

3. Katz VL. Comprehensive gynecology. 5th ed. Philadelphia PA: Mosby Elsevier. 2007

4. Brosens, I., Gordts S, Habiba M, et al., Uterine Cystic Adenomyosis: A Disease of Younger Women. J Pediatr Adolesc Gynecol 2015;6:420-6.

5. Vercellini P, Parazzini F, Oldani S, et al. Adenomyosis at hysterectomy: a study on frequency distribution and patient characteristics. Hum Reprod 1995;10:1160-2.

6. Lee NC, Dikcer RC, Rubin GL, et al. Confirmation of the preoperative diagnoses for hysterectomy. Am J Obstet Gynecol 1984:150:283-7.

7. Templeman C, Marshall SF, Ursin G, et al. Adenomyosis and endometriosis in the California Teachers Study. Fertil Steril 2008;90:415.

8. Struble J, Reid S, Bedaiwy MA. Adenomyosis: A clinical review of a challenging gynecologic condition. J Minim Invasive Gynecol 2016;23:164-85.

9. Huang FJ, Kung FT, Chang SY, et al. Effects of short-course buserelin therapy on adenomyosis: a report of two cases. J Reprod Med Obstet Gynecol 1999;44:741-4.

10. Azziz R. Adenomyosis: current perspectives. Obstet Gynecol Clin North Am 1989;16:221-35.

11. Parker JD, Leondires M, Sinaii N, et al. Persistence of dysmenorrhea and nonmenstrual pain after optimal endometriosis surgery may indicate adenomyosis. Fertil Steril 2006;86:711-5.

12. Levgur M. Diagnosis of adenomyosis: a review. J Reprod Med 2007;52:177-93.

13. McElin TW, Bird CC. Adenomyosis of the uterus. Obstet Gynecol Annu 1974;3:425–41.

14. Garcia L, Isaacson K. Adenomyosis: review of the literature. J Minim Invasive Gynecol 2011;18:428-37.

15. Bazot M, Cortez A, Darai E, et al. Ultrasonography compared with magnetic resonance imaging for the diagnosis of adenomyosis: correlation with histopathology. Hum Reprod 2001;16:2427-33.

16. Exacoustos C, Manganaro L, Zupi E. Imaging for the evaluation of endometriosis and adenomyosis. Best Pract Res Clin Obstet Gynaecol 2014;28:655–81.

17. Exacoustos C, Brienza L, Di Giovanni A, et al. Adenomyosis: threedimensional sonographic findings of the junctional zone and correlation with histology. Ultrasound Obstet Gynecol 2011;37:471-9.

18. Levgur M. Diagnosis of adenomyosis: a review. J Reprod Med 2007;52:177–93.

19. Bragheto AM, Caserta N, Bahamondes L, et al. Effectiveness of the levonorgestrel-releasing intrauterine system in the treatment of adenomyosis diagnosed and monitored by magnetic resonance imaging. Contraception 2007;76:195-9.

20. Reinhold C, Tafazoli F, Mehio A, et al. Uterine adenomyosis: endovaginal US and MR imaging features with histopathologic correlation. Radiographics 1999;19:147-60.

21. 15. Bergholt T, Eriksen L, Ferendt N, et al. Prevalence and risk factors of adenomyosis at hysterectomy. Hum Reprod 2001;16:2418-21.

22. Farquhar C, Brosens I. Medical and surgical management of adenomyosis. Best Pract Res Clin Obstet Gynaecol 2006;20:603-26.

23. Uduwela A, Perra M, Aiquig L, et al. Endometrial-myometrial interface: relationship to adenomyosis and changes in pregnancy. Obstet Gynecol Surv 2000;55:390-400.

치료

Treatment of adenomyosis

| 이기환 |

자궁선근증의 치료 방법은 환자의 나이와 증상의 정도, 향후 임신을 원하는지의 여부 등에 따라 선택하게 된다(**표 29-1**). 증상이 심하지 않은 경우에는 비스테로이드소염제나 지혈제, 호르몬 제제 등으로 증상을 완화시키는 약물 치료를 시행한다. 그러나 약물치료는 장기적인 유지가 어렵기 때문에 대부분 단기적인 치료방법으로 인식되고 있으며, 수술 전 보조요법 또는 보존적 수술 후 재발을 막기 위한 수단으로 이용되고 있다.

월경통, 월경과다의 증상이 매우 심한 경우로서 약물치료로 증상이 조절되지 않는 경우, 이들 증상으로 인하여 일상생활이 곤란한 경우, 더 이상 임신을 원하지 않는 경우 등에서는 자궁절제술이 고려된다. 그러나 미혼이거나, 향후 임신을 원하는 여성, 또는 자궁절제를 원하지 않는 여성에서는 보존적 치료가 시행되어야 한다.

1. 내과적 치료

자궁선근증의 내과적 치료 방법은 자궁내막증의 치료와 매우 유사하며, 내인적 에스트로겐의 생산을 억제하거나 프로게스틴을 투여하여 자궁내막조직의 성장을 억제하는 방법이 이용된다. 이들에 사용되는 약물은 경구피임제, 프로게스틴, levonorgestrel-releasing intrauterine system (LNG-IUS), 생식샘자극호르몬방출호르몬작용제(gonadotropin-releasing hormone agonist, GnRH agonist), 다나졸 등이 있으며, 최근에는 선택적 에스트로겐 수용체 조정자(selective estrogen receptor modulators, SERMs), 선택적 프로게스테론 수용체 조정자(selective progesterone receptor modulators, SPRMs), aromatase inhibitor 등도 시도되고 있다.

경구피임제는 자궁선근증의 증상완화에 상당한 효과가 있는 것으로 알려져 있으며, LNG-IUS에 비하여 효과가 비슷하거나 약간 떨어지는 것으로 보고되고 있다. Shaaban 등(2015)은 증상을 호소하는 자궁선근증 환자에 대하여 경구용 피임약과 LNG-IUS를 6개월 사용하고 통증완화의 정도를 비교하였는데 통증완화와 출혈량에 있어서 LNG-IUS가 경구용 피임약에 비하여 더 우수한 것으로 보고하였다.

자궁선근증에 대한 LNG-IUS는 효과가 좋은 것으로 알려져 있으며, 지속기간이 5년 정도이므로 장기적인 사용에도 적합한 방법으로 여겨지고 있다. 그러나 자궁의 용적이 큰 경우에는 증상의 완화가 제한적이고 자연적인 빠짐 현상이 더 심하게 나타날 수 있다. Yoo 등(2012)은 월경과다와 월경통을 호소하는 192명의 40세 이상의 여성에서 LNG-IUS를 삽입하고 2년간의 추적검사를 한 결과 26명(13.5%)에서 치료실패를 하여 자궁절제술을 시행받았으며, 이들은 LNG-IUS 삽입부터 자궁절제까지 평균 8.9개월의 기간이 소요되었던 것으로 나타났다. 또한 24개월 동안의 추적검사에서 LNG-IUS를 계속 유지하는 환자는 155명(80.7%)인 것으로 나타났다. Lee 등(2016)은 증상이 있는 자궁선근증 환자에서 LNG-IUS의 유지 및 치료 확률은 자궁의 용적이 관여된다고 하였다. 이들은 자궁선근증 환자 171명에 대한 2년간의 추적 연구에서 37명(21.6%)에서 LNG-IUS를 제거하거나

표 29-1 Treatment methods for adenomyosis

Medical treatment
Oral contraceptives Levonorgestrel–releasing intrauterine system (LNG–IUS) Progestins GnRH agonist Selective estrogen receptor modulators (SERMs) Selective pro gesterone receptor modulators (SPRMs) Aromatase inhibitors Danazol
Surgical treatment

Hysterectomy
Adenomyomectomy
    Wedge resection
    Doubl e flap method
    Triple flap method
Endometrial ablation and resection

Interventional treatment
Uterine artery embloization (UAE) High–intensity focused ultrasound (HIFU), Magnetic Resonance–guided Focused Ultrasound Surgery (MRgFUS)

빠짐이 발생하였으며, 이렇게 실패한 경우에서는 자궁용적이 더 큰 것으로(178±14 vs 141±7 mL) 보고하였다.

기타 GnRH agonists, 다나졸, 프로게스틴, SERMs, SPRMs, aromatase inhibitor 등에 대한 장기적인 연구는 아직 미흡한 편이다.

2. 수술적 치료

자궁선근증에 있어서 수술 치료의 목적은 월경통과 월경량을 감소시키며, 임신을 원하는 경우 향후 임신을 할 수 있게 하는 것이다. 증상이 있는 자궁선근증에서 보존적 수술방법은 임신력을 유지시키며, 삶의 질에도 좋은 영향을 미치는 것으로 알려져 있다. 그럼에도 불구하고 보존적 수술방법이 아직은 자궁선근증의 표준치료로 자리잡지 못하고 있는 가장 큰 이유는 침습된 자궁선조직과 정상적인 자궁근층과의 경계가 불분명하기 때문에 정확한 절제선을 판단하기가 매우 어렵기 때문이다. 따라서 자궁을 보존하면서 자궁선근증 조직을 완전히 제거한다는 것은 매우 어려우며, 수술 후에도 자궁선근증 조직이 잔존하여 증상이 지속될 수 있다. 또한 자궁선근증 조직 절제 후 자궁의 결함을 온전히 회복시키는 것이 어렵다. 따라서, 자궁벽이 약해짐으로써 향후 임신 중 자궁파열의 위험도 존재한다. 또한 자궁선근증은 자궁근종이나 자궁내막증 등과 같은 에스트로겐 의존성 질환으로서 수술 후 월경주기가 지속되면서 수술 받은 곳에서 재발이 되거나, 수술 받지 않은 다른 곳에 병이 진행되는 경우도 많다.

자궁선근증의 보존적 치료에 있어서 임신능력을 유지하려면 다음과 같은 세 가지 원칙을 지켜야 한다. 첫째, 자궁 내막강은 수정란이 착상이 잘 이루어질 수 있도록 온전한 모양과 기능을 유지해야 하며, 뒤틀리거나 좁아지거나 손상을 받지 않아야 한다. 둘째, 난관이 손상 받거나 뒤틀리지 않도록 주의해야 하며, 소통성이 유지되어야 한다. 셋째, 자궁벽이 태아의 임신과 유지를 위하여 파열되지 않고 잘 견딜 수 있도록 재건되어야 한다.

보존적인 수술 방법으로써 1952년 Hyama에 의하여 자궁선근종 절제술이 처음 소개되었는데, 이러한 초기의 수술 방법은 자궁벽을 쐐기 모양으로 절제한 후 봉합하는 방법으로, 재발이 흔하고 임신 중 자궁파열의 위험이 높다. 이후 재발과 합병증을 줄이기 위하여 여러 수술 방법들이 소개되었으나, 자궁선근증의 재발과 임신 중 자궁파열의 위험성은 여전히 남아있어 더 근본적이고 안전한 절제 방법이 요구된다. 최근 소개된 방법으로는 이중 피판 방법(double flap method), 삼중 피판 방법(triple flap method) 등이 있으며 이들 방법은 개복수술, 복강경 수술 또는 로봇 수술 등의 방법으로도 가능하다.

1) 피판을 이용한 방법

피판을 이용한 자궁선근증 절제는 쐐기절제에 비하여 더 광범위하고 근본적인 절제가 가능하다는 장점이 있다. 따라서 월경통과 월경량의 감소에 효과적이며 재발의 위험도 감소한다. 또한 광범위한 절제 후에 피판을 덮어서 봉합함으로서 자궁벽을 보강하여 임신 중 자궁파열의 위험도 감소시킬수 있다. 임신을 원하는 경우에는 자궁벽이 완전히 회복되기 위하여 적어도 6개월 이상이 지난 다음 시도하는 것이 좋다.

복강경 또는 로봇수술로 시도될 수 있으나 피판을 이용한 자궁선근증 절제술은 Osada 등(2010)의 연구에서도 보고된 것처럼 미니개복을 했음에도 불구하고 평균 수술시간이 182분이고 실혈양이 370 mL으로서 많은 출혈을 동반할 수 있으며, 광범위한 봉합과 정교한 술기가 필요한 수술인 만큼 복강경으로 하는 경우 더 많은 시간이 소요될 것으로 예상된다. 또한 불완전한 절제는 재발의 위험이 증가하고, 불완전한 봉합은 자궁파열의 위험이 더 증가하게 될 가능성이 있으므로, 숙련된 의사에 의하여 잘 선택된 환자에게 적용되어야 할 것이다.

(1) 이중 피판 방법

자궁선근증이 전면 또는 후면 중 한쪽 벽에만 주로 발생한 경우에 선택될 있다. 자궁벽의 모든 선근증 조직을 제거할 수는 없지만 쐐기절제술에 비하여 수술 후 거의 정상적인 모양과 크기로 복원할 수 있다. Kim 등(2014)은 복강경 보조하 이중피판법에 의한 자궁선근종 절제술을 소개하였으며, 11명을 수술하고 평균 31.8개월 추적검사한 결과 모든 환자에서 월경통과 월경양의 호전이 나타났으며 1명의 환자에서는 수술 반대편의 자궁벽에 재발하여 결국 자궁절제술을 시행하였다고 보고하였다.

수술 방법을 보면 우선 복강경으로 자궁의 크기와 모양을 확인하고, 자궁주위의 유착이나 자궁내막증 등 동반된 질환이 없는지 확인하며, 이때 유착 등 복강경으로 미리 처치가 필요한 병변이 있으면 이에 대한 치료를 먼저 한다. 수술 전 복강경의 목적은 동반된 질환의 유무를 확인하고 그에 대한 처치 및 절개범위의 확정을 위한 것이다. 복강경으로 미리 자궁의 크기를 가늠하여 하복부를 수평으로 최소한의 크기로 절개하되 절개의 크기는 자궁의 크기에 따라 달라질 수 있다. 자궁선근증이 있는 부분의 자궁벽을 자궁저부로부터 저궁경부의 상단까지 세로로 절개하며, 자궁내막까지 절개하여 자궁벽의 전층이 모두 드러나도록 노출시킨다(**그림 29-1**). 양쪽의 자궁벽에 있는 선근증 조직을 가위, 칼 또는 단극성 소작기를 이용하여 절제한다. 자궁내막 쪽의 벽을 약 0.5-1 cm 두께로 남기고 절제하며, 이때 자궁 내막 속에 손가락을 넣어 절제되고 남는 부분의 두께를 가늠하면서 진행해야 한다. 장막 쪽의 벽도 0.5-1 cm 정도 두께만 남기고 선근증 조직을 절제한다(**그림 29-2**). 이때 조직을 절제하는 동안 난관이 손상 받지 않도록 주의하여야 한다. 노출된 자궁내막강을 2/0 바이크

릴로 봉합한 다음, 자궁벽의 한쪽 피판을 덮어 봉합한다(그림 29–3)(그림 29–4). 이때 피판과 자궁내막 쪽의 자궁 벽 사이에 빈 공간이나 혈종이 발생하지 않도록 주의해야 한다. 한쪽 피판을 봉합한 후에는 나머지 한쪽의 피판을 덮어서 봉합한다. 이때 한쪽 피판 위에 다른 쪽 피판을 덮어주기 전에 반드시 먼저 봉합된 피판의 장막을 얇게 제거하여 조직이 서로 잘 붙을 수 있게 해 주어야 한다(그림 29–5, 31–6). 만일 장막을 제거하지 않고 봉합하는 경우 조직이 잘 붙지 않아 임신 중 자궁파열의 위

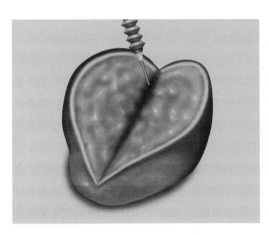

그림 29–1 Uterine wall incision from fundus to upper cervical margin : endometrial cavity should be exposed.

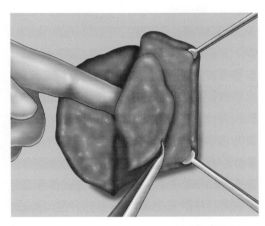

그림 29–2 Removal of adenomyotic tissue using scalpel, metzenbaum or monopolor cutting : myometrial tissue should be preserved 0.5–1.0 cm in thickness above the endometrial cavity and below the serosal layer.

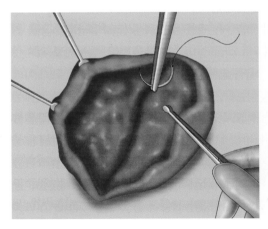

그림 29–3 Repair of endometrial cavity using 2–0 vicryl interrupted suture.

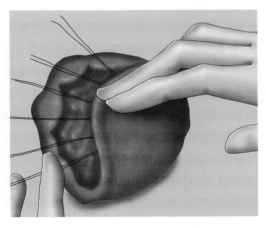

그림 29–4 Covering the first flap using one side serosal layer by 2–0 vicryl int upted suture : careful suture is needed to prevent dead space or hematoma between the tissues.

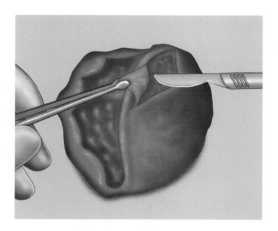

그림 29-5 Serosal layer of the first flap must be re-moved before covering the second flap.

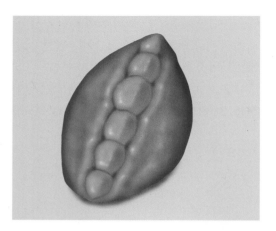

그림 29-6 Covering the second flap using the other side serosal layer by 2-0 vicryl interrupted suture

험이 증가할 가능성이 있다. 유착의 가능성을 최소화하기 위한 조치를 한 다음 수술을 마친다.

(2) 삼중 피판법

Osada 등(2010)은 삼중 피판 방법을 소개하였는데 자궁 앞면과 후면을 포함하여 전체적으로 선근증이 발생한 경우 선택할 수 있다. 먼저 자궁을 자궁저부로부터 세로로 중앙을 분리하여 자르면서 자궁내막까지 노출시킨 다음(그림 29-7A) 양 쪽의 자궁선근증 조직을 절제한다(그림 29-7B,31-7C). 절제 후 자궁내막강을 바이크릴을 이용하여 봉합한다(그림 29-7D). 장막 쪽에 발생된 두 개의 피판 중 한쪽은 적당한 크기로 쐐기모양 절제한 다음 자궁내강 쪽을 덮어 봉합한다(그림 29-7E). 그 후 한 쪽의 남은 피판은 다시 그 위에 덮어서 봉합을 한다(그림 29-7F). 이 경우에도 장막쪽 피판을 겹쳐서 봉합하기 전에 파묻히는 쪽 피판의 장막을 얇게 제거해야 한다. 이 방법을 이용하면 봉합 선이 일치하는 것이 아니라 서로 덮어주는 양상이 되어 자궁벽이 겹을 이루어 보강된다. Osada 등은 이 방법을 이용하여 104명의 환자에게 수술을 하였는데 월경양과 월경통이 극적으로 좋아졌으며 임신을 원했던 26명중 16명(53.8%)에서 임신이 되었다고 하였다. 또한 104명 중 단지 4명에서 재발하였다고 하였다.

수술 단독보다는 수술 후에도 내과적 치료를 겸하는 것이 증상의 완화에 더 도움이 되는 것으로 보고되고 있다. 따라서 당분간 임신을 원하지 않는 경우에는 LNG-IUS 또는 경구피임제 등으로 재발 방지를 위한 보존적 치료를 하는 것이 좋다. 수술적 치료를 시행하고 증상의 호전과 자궁 크기의 감소라는 좋은 결과를 얻었음에도 불구하고, 내과적 치료를 병행하지 않은 경우에는 병의 진행 확률이 높으므로 수술 후에 내과적 치료의 필요성을 환자에게 적극 설명하여야 한다. 그리고 만일 환

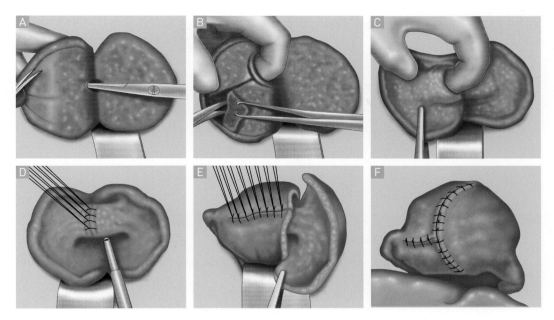

그림 29-7 Diagrammatic depiction of the stages of the stages of the triple-flap method.

자가 내과적 치료를 거부하거나, 자연임신을 원하여 내과적 치료가 보류된 경우에는 지속적인 외래 추적 및 검사를 시행하고 병의 재발여부를 꾸준히 확인해야 한다.

3. 중재적시술

자궁선근증의 중재적시술의 방법으로 자궁동맥색전술(uterine artery embolization, UAE)이 시도되고 있으나 장기적인 효과와 안전성은 아직 확립되지 않은 상태이다. Popovi 등(2011)은 자궁선근증의 UAE의 치료 효과에 대한 보고에서 단기적인 효과는 83.3%라고 하였으며 장기적인 치료 효과는 64.9%라고 보고하였다. UAE는 장기적인 관찰에서는 더 많은 재발이 발생되는 것으로 논쟁화되고 있으며 Pelage 등(2005)은 2년간의 추적검사에서 수술 후 6개월에는 95%에서 증상의 호전이 있었지만 2년 후에는 단지 55% 만이 증상의 재발이 없었다고 보고하였다. 또한 Bratby와 Walker는 UAE에 의한 자궁선근증의 치료에 있어서 월경과다의 효과가 시술후 1년에는 79%였지만 2년 후에는 단지 45.5% 만이 효과가 지속되는 것으로 보고하였다.

최근에 자궁선근증에 대한 high-intensity focused ultrasound (HIFU) 및 magnetic resonanceguided focused ultrasound surgery (MRgFUS) 등이 시도되고 있으나 아직은 충분한 연구가 미흡한 실정이다.

이상을 요약하면 자궁선근증은 여러 가지 치료 방법이 있는데 개개인에 따라 내과적 치료를 할지 수술적 치료를 할지 잘 선택하는 것이 매우 중요하다. 만일 자궁을 보존하는 수술을 하는 경우 쐐기절제술 보다는 피판을 이용한 방법이 추천된다. 수술 후에도 환자의 상황을 고려하여 내과적 치료를 병행하는 것도 재발 방지를 위하여 도움이 될 것으로 사료된다.

참·고·문·헌

1. Shaaban OM, Ali MK, Sabra AM, et al. Levonorgestrel-releasing intrauterine system versus a low-dose combined oral contraceptive for treatment of adenomyotic uteri: a randomized clinical trial. Contraception. 2015 Oct;92(4):301-7.

2. Radzinsky VE, Khamoshina MB, Nosenko EN, et al. Treatment strategies for pelvic pain associated with adenomyosis. Gynecol Endocrinol. 201 6;32(suu pp2)2:1)g-:212.

3. Sheng J1, Zhang WY, Zhang JP, et al. The LNG-IUS study on adenomyosis: a 3-year follow-up study on the efficacy and side effects of the use of levonorgestrel intrauterine system for the treatment of dysmenorrhea associated with adenomyosis. Contraception. 2009;79(3):189-93.

4. Yoo HJ, Lee MA, Ko YB, et al. The efficacy of the levonorgestrel-releasing intrauterine system in perimenopausal women with menorrhagia or dysmenorrhea. Arch Gynecol Obstet. 2012;285(1):161-6.

5. Lee KH, Kim JK, Lee MA, et al. Relationship between uterine volume and discontinuation of treatment with levonorgestrel-releasing intrauterine devices in patients with adenomyosis. Arch Gynecol Obstet. 2016;294(3):561-6.

6. Fedele L1, Bianchi S, Frontino G. Hormonal treatments for adenomyosis. Best Pract Res Clin Obstet Gynaecol. 2008;22(2):333-9.

7. Badawy AM, Elnashar AM, Mosbah AA. Aromatase inhibitors or gonadotropin-releasing hormone agonists for the management of uterine adenomyosis: a randomized controlled trial. Acta Obstet Gynecol Scand. 2012;91(4):489-95.

8. Osada H, Silber S, Kakinuma T, et al Surgical procedure to conserve the uterus for future pregnancy in patients suffering from massive adenomyosis. Reprod Biomed Online. 2010;22(1):94-9.

9. Otsubo Y, Nishida M, Arai Y, et al Association of uterine wall thickness with pregnancy outcome following uterine-sparing surgery for diffuse uterine adenomyosis. Aust N Z J Obstet Gynaecol. 2016;56(1):88-91.

10. Yazawa H, Endo S, Hayashi S, et al. Spontaneous uterine rupture in the 33rd week of IVF pregnancy after laparoscopically assisted enucleation of uterine adenomatoid tumor. J Obstet Gynaecol Res 37(5):452-7.

11. Hyams LL. Adenomyosis, its conservative surgical treatment (hysteroplasty) in young women. NY State J Med 1952;52:2778–84.

12. Kim JK, Shin CS, Ko YB, et al. Laparoscopic assisted adenomyomectomy using double flap method. Obstet Gynecol Sci. 2014;57(2):128-35.

13. Chong GO, Lee YH, Hong DG, et al Long-Term Efficacy of Laparoscopic or Robotic Adenomyomectomy with or without Medical Treatment for Severely Symptomatic Adenomyosis. Gynecol Obstet Invest. 2016;81(4):346-52.

14. Wada S, Kudo M, Minakami H. Spontaneous uterine rupture of a twin pregnancy after a laparoscopic adenomyomectomy: a case report. J Minim Invasiv Gyncol 13:166-8.

15. Morimatsu Y, Matsubara S, Higashiyama N et al. Uterine rupture during pregnancy soon after a laparoscopic adenomyomectomy. Reprod Med Biol 6:175-7.

16. Wang PH1, Liu WM, Fuh JL, Cheng MH, Chao HT. Comparison of surgery alone and combined surgical-medical treatment in the management of symptomatic uterine adenomyoma. Fertil Steril. 2009;92(3):876-85.

17. Popovic M, Puchner S, Berzaczy D, et al .Uterine artery embolization for the treatment of adenomyosis: a review.J Vasc Interv Radiol. 2011;22(7):901-9.

18. Pelage J P, Jacob D, Fazel A, et al. Midterm results of uterine artery embolization for symptomatic adenomyosis: initial experience. Radiology. 2005;234:948–953.

19. Bratby MJ, Walker WJ. Uterine artery embolisation for symptomatic adenomyosis--mid-term results.Eur J Radiol. 2009 Apr;70(1):128-32.

20. Zhou M, Chen JY, Tang LD, et al. Ultrasound-guided high-intensity focused ultrasound ablation for adenomyosis: the clinical experience of a single center. Fertil Steril. 2011;95(3):900-5.

21. Fan TY, Zhang L, Chen W, et al Feasibility of MRI-guided high intensity focused ultrasound treatment for adenomyosis. Eur J Radiol. 2012;81(11):3624-30.

Index

Endometriosis | 자궁내막증

2017 자궁내막증 진료지침

대한자궁내막증학회

편찬 위원회

편찬 위원장

김 미 란　카톨릭대학교 의과대학 산부인과

집필진 (가나다 순)

김 미 란　아주대학교 의과대학 산부인과

김 　 훈　서울대학교 의과대학 산부인과

박 현 태　고려대학교 의과대학 산부인과

송 재 연　카톨릭대학교 의과대학 산부인과

이 동 윤　성균관대학교 의과대학 산부인과

이 사 라　이화여자대학교 의과대학 산부인과

이 은 주　중앙대학교 의과대학 산부인과

정 윤 지　카톨릭대학교 의과대학 산부인과

조 시 현　연세대학교 의과대학 산부인과

목 차

근거수준	정의
A	권고도출의 근거가 명백한 경우 1개 이상의 무작위임상연구(RCT) 혹은 메타분석(Meta-analysis) 혹은 체계적 문헌고찰(SR)
B	권고도출의 근거가 신뢰할 만한 경우 1개 이상의 잘 수행된 환자 대조군 연구 혹은 코호트 연구와 같은 비 무작위임상연구(Non-RCT)
C	권고도출의 근거가 있으나 신뢰할 수는 없는 경우 관찰연구, 증례보고와 같은 낮은 수준의 관련근거
D	권고도출의 근거가 임상경험과 전문성을 기반으로 한 전문가 의견(expert opinion)인 경우

(대한의학회 임상진료지침위원회 기준사용)

배경

1. 유병률(Prevalence)

자궁내막증의 대략적인 유병률은 가임기 연령층에서 약 10%, 불임 여성에서 약 20-30%, 만성 골반통 여성에서 40-82%로 보고되고 있다. 한국 여성을 대상으로 한 연구에서는 부인과 수술을 받은 환자 중 1.03-6.7%, 골반통으로 수술 받은 환자 중 2.5-8.5%, 불임으로 수술 받은 환자 중 2.5-45.4%의 빈도를 보여 연구자들에 따라 유병률은 다양하게 보고되고 있다. (근거수준 C)

2. 위험 인자(Risk factors)

(1) 임상적 연관 인자 (근거수준 B)

- Risk factors for Endometriosis
- 미산부
- 짧은 월경 주기
- 긴 월경기간, 월경과다
- 이른 초경
- 자궁내막증 가족력
- 폐쇄성 자궁기형
- 낮은 체질량 지수

- 아시아 여성
- 자궁 내 DES 노출

(2) 유전적 연관 인자 (근거수준 C)

자궁내막증은 상당한 유전적 소인을 가지는 것으로 알려져 있다. 그러나 자궁내막증의 유전은 멘델리안 유전 법칙을 따르지 않으며 다유전자성으로 여러 가지 유전자 자리 (genetic foci)와 연관되어 있는 것으로 보고되고 있다.

(3) 환경적 연관 인자 (근거수준 C)

최근 내분비 교란 인자 (endocrine disrupting chemicals) 추정 물질들에 대한 과도 노출과 자궁내막증과의 연관성이 보고된 바 있으나 관련 기전이 명확하지 않아 추후 관련 연구가 더 필요하다.

(4) 식이관련 (근거수준 C)

알코올 섭취, 카페인 섭취, 지방 및 적색육류 섭취, 햄 섭취는 자궁내막증의 위험도를 높이고, 녹색 채소와 신선한 과일 섭취 및 흡연은 자궁내막증의 위험도를 낮추는 것으로 보고되고 있다.

진단

증상

- 월경통, 비주기적 골반통, 성교통, 불임, 그리고 상기 증상들과 동반한 피로감이 있거나, 가임기 여성에서 주기적인 배변통, 배뇨통, 혈뇨, 직장출혈, 어깨통증이 있는 경우 자궁내막증을 의심할 수 있다. (근거수준 D)

자궁내막증을 진단할 수 있는 특이적 증상은 없으나, 골반통, 월경통, 월경과다, 불임증, 성교통, 성교후 질출혈 등의 증상과 난소낭종, 과민성대장증후군 혹은 골반염의 과거력이 자궁내막증을 시사할 수 있다.

진찰

- 자궁내막증이 의심되는 경우에는 항상 골반진찰, 복부 시진 및 촉진을 해야 한다. 단 성경험이 없는 경우, 직장수지검사가 진단에 도움이 된다. (근거수준 D)
- 골반진찰에서 직장-질벽의 통증을 수반하는 경화성 병변 혹은 결절, 질후원개의 질결절이 확인된 경우 심부 자궁내막증을 의심할 수 있다. (근거수준 C)
- 골반진찰에서 난소의 종괴가 만져지는 경우 난소 자궁내막종을 의심할 수 있다. (근거수준 C) 골반진찰에서 이상소견이 없어도 자궁내막증을 배제할 수 없다. (근거수준 C)

자궁내막증의 진단은 과거력, 증상과 징후에 기반하여 진찰소견 및 영상검사의 도움을 받아 최종적으로 복강경을 통해 얻은 조직에서 자궁내막 선과 기질의 존재를 병리학적으로 입증하여 내려진다. 다수의 경우에서 복강내에 전형적인 자궁내막증 병변이 관찰되면 자궁내막증에 대한 증거로 간주된다. 복강경 수술에 수반되는 위험성이 존재하므로 모든 환자에서 치료 전 복강경 수술이 필수적인 것은 아니며 자궁내막증이 의심되는 경우, 통증 완화 약물의 처방이 가능하다.

복강경 검사

- 자궁내막증은 복강경 소견으로 진단하며, 조직학적 진단이 있으면 자궁내막증을 확진할 수 있다. 단 조직학적으로 입증되지 않은 경우라도 자궁내막증의 진단을 배제할 수는 없다 (근거수준 D)
- 자궁내막종이나 심부 자궁내막증의 경우에는 악성을 배제하기 위한 조직생검이 권고된다. (근거수준 D)

자궁내막증의 진단에서 복강경 소견만으로 생검조직의 조직학적 입증과 비교할 만한 진단적 정확도를 지니는 지에 대한 근거자료는 부족하나 복강경을 정확하게 시행하였고 수술전 진단적 검사가 적절한 경우에 한해서 조직검사 없이 복강경에서 자궁내막증 소견만 있는 것으로는 진단적 가치가 낮다. 복강경 검사시 자궁내막증 병기(r-ASRM, 2007)를 설정할 수 있는데, 증상의 중증도, 생식능력, 재발 등과 자궁내막증 병기가 연관되어 있다는 증거는 없으나 향후 진료에 도움이 될 수 있다.

초음파 검사

- 난소 자궁내막종을 진단 혹은 배제하기 위해서는 질초음파가 추천된다. (근거수준 A)
- 폐경 전 여성에서 난소 자궁내막종의 초음파 소견은 유리질막 에코성을 띄는 한 개 혹은 여러 개의 구획으로 나눠진, 유두상 구조가 없는, 혈류가 관찰되는 종괴이다. (근거수준 D)
- 직장 자궁내막증의 증상 및 징후가 있는 경우, 질초음파의 시행이 직장 자궁내막증의 확인 혹은 배제에 도움이 된다. (근거수준 A)

그러나 직장 자궁내막증을 질초음파로 진단하는 것은 질초음파에 매우 숙련된 검사자가 시행하지 않으면 진단율이 낮으므로 일반적으로 직장 자궁내막증을 질초음파로 진단하는 것은 추천되지 않는다.

자기공명영상 검사

- 요관, 방광, 장을 침범한 심부 자궁내막증을 의심할 만한 과거력이나 진찰소견이 있는 경우, 자기공명영상을 포함한 추가적 영상진단법을 시행하여 다음 처치를 결정한다. (근거수준 D)

심부 자궁내막증이 의심되는 경우 방광경, 대장경, 바륨조영술, 직장초음파, 자기공명영상 등의 추가적 진단법이 필요하다.

- 복막 자궁내막증의 진단에서 자기공명영상 검사의 진단적 효용성은 명확히 입증되지는 않았다. (근거수준 D)

생화학적표지자

- 자궁내막증의 진단을 위해 자궁내막 조직과 월경혈, 자궁 분비물에서의 생화학적표지자를 사용하거나 혈장, 소변, 혈청에서 CA 125를 포함한 면역학적 생화학적표지자를 사용하는 것의 임상적 효용성은 입증되지 않았다. (근거수준 A)

현재까지 다양한 생화학적표지자들이 자궁내막증의 진단을 위해 연구되었으나 임상적 사용이 제한되나, 향후 진단적 효용성이 입증된다면 덜 침습적인 방법으로 정확하게 자궁내막증을 진단할 가능성이 있다.

불임

- 불임증이 있으면서 복강경에서 발견된 최소 또는 경중 자궁내막증의 경우 (ASRM 병기 I, II기) 자궁내막증 병변을 제거하거나 소작하면서 주위의 유착을 제거해주는 것이 자연 임신율을 향상시킨다. (근거수준 A)

최소 또는 경중 자궁내막증의 경우 지금까지의 연구 결과들을 토대로 볼 때 수술적 복강경 시술이 단순한 진단적 복강경 시술에 비해 임신율을 향상시킨다. 수술적 방법에 따른 임신 성적에 대한 연구는 아직 미미한 실정이나 최소 또는 경중 자궁내막증의 경우, 병변에 대한 CO2 레이저 기화 (laser vaporization)가 단극성 전기소작술에 비해 임신율을 증가시킨다는 보고도 있다.

- 중증 자궁내막증 (ASRM 병기 III, IV기)을 가진 불임여성은 기대요법보다 복강경수술을 통하여 자연 임신율을 향상시킬 수 있다. (근거수준 A)

아직까지 중증 자궁내막증에 대한 수술적 요법과 기대요법을 비교한 연구 결과는 미미하나 비맹검연구 결과들에서 복강경 또는 개복 수술 이후 임신율이 45%~69%로 기대요법 (3기 33%, 4기 0%)에 비해 훨씬 더 높았다. 단 수술적 요법 시행 시 정상 난소 조직의 손상에 유의하여야 한다.

- 난소 자궁내막종에 대한 수술 시에 낭종절제술이 배액/전기응고술보다 자연 임신율이 높다. (근거수준 A)
- 난소 자궁내막종 수술 후 난소기능이 감소할 수 있다. (근거수준 D)

3-4cm 이상의 난소 자궁내막종에 대한 수술 시 낭종절제술이 배액/전기응고술에 비해 자연 임신율을 높인다는 연구 결과가 있으며, 이 때 수술 후 난소 기능의 감소 가능성에 대한 충분한 논의를 거쳐야 한다. 특히 첫 수술 이후 추가적인 재수술의 경우 임신율에 대한 영향은 미미할 것으로 생각된다.

- 수술 후 즉각적인 자연 임신을 원하는 경우 호르몬 치료는 임신율 향상에 도움이 되지 않는다. (근거수준 A)
- 가임력을 향상시킬 목적으로 자궁내막증이 있는 불임 여성에게 난소기능을 억제하는 호르몬 치료를 하지 않는다 (근거수준 A).

수술 후 약물적 치료는 수술 후 남아있는 자궁내막병변의 제거를 도모하기 위함이나 이러한 방법이 임신율을 향상시킨다는 근거는 없으며 자궁내막증이 있는 불임 여성에게 경구피임약, progestin, GnRH agonist, danazol 등을 통한 난소기능의 억제는 가임력 향상에 도움이 되지 않는다.

- 자궁내막증이 있으면서 자궁관 기능이 비정상이거나 남성원인이 있거나 다른 불임치료에 실패하였다면 보조생식술을 시행한다. (근거수준 D)
- 불임증이 동반된 최소 또는 경증 자궁내막증의 경우 (ASRM 병기 I, II기) 임신율 향상을 위하여 과배란 유도 후 인공수정(intrauterine insemination)을 고려할 수 있다. (근거수준 C)
- 불임증이 동반된 중증 자궁내막증에서 (ASRM 병기 III, IV기) 수술 후 임신이 되지 않거나 고령인 경우 체외수정 및 배아이식(IVF-ET)이 효과적인 대안일 수 있다. (근거수준 C)

맹검 연구 결과에 따르면 최소 또는 경증 자궁내막증 환자에서 과배란 유도 후 인공수정(intrauterine insemination) 시행 시 경과 관찰을 시행한 경우보다 임신율을 약 5배정도 증가시키는 것으로 알려졌다. 또한 인공수정(intrauterine insemination) 과배란 유도 후 인공수정(intrauterine insemination)을 시행 할 경우 더 높은 임신율이 보고되고 있다.

- 불임증이 동반된 자궁내막증의 경우 보조 생식술 이전 3-6개월 동안의 GnRH agonist 사용이 임신율을 증가시킬 수 있다. (근거수준 B)

코크란 리뷰에 따르면 보조생식술 이전 3-6개월 동안의 GnRH agonist 처치가 임신율을 약 4배 정도 증가시키는 것으로 보고되었으나 이러한 효과가 경증과 중증 자궁내막증에 동일하게 적용되는지 여부와 정확한 기전에 대한 이해는 부족한 상태이다.

- 불임증이 동반된 3cm 이상 난소 자궁내막종의 경우 보조생식술 전 자궁내막종 절제술이 임신율을 증가시킨다는 증거는 없다. (근거수준 A)

여러 연구에서 보조생식술 시행 전 자궁내막종 절제술이 임신에 미치는 영향에 대하여 평가하였으나 아직까지 통일된 연구 결과를 보이지 않고 있으며, 자궁내막종 절제술 시행 시 수술 후 난소의 기능 감소 가능성에 대하여 항상 염두에 두어야 한다.

- 자궁내막증이 있는 불임여성에게 가임력을 향상시킬 목적으로 특정 영양소나 대체의학을 권유하는 것은 명확한 근거가 없다. 다만 일부 여성은 이러한 치료가 본인에게 도움이 된다고 느낄 수 있다 (근거수준 D).
- 임신 중 자궁내막증이 있는 경우 자연유산, 조산, 전치태반 발생율이 증가할 수 있다. (근거수준 B)

자궁내막증이 있는 경우 임신과 동반된 합병증이 증가되는 것으로 알려져 있으며 조산의 위험성은 1.37배, 전치태반의 위험성은 1.13배, 산후 출혈 및 태반관련 합병증은 1.76배, 제왕절개분만은 약 1.47배 증가되는 것으로 보고되었다. 그러나 저체중아 및 사산의 위험성은 증가되지 않았다.

통증의 약물 치료

- 수술적으로 확인된 자궁내막증 관련 통증 치료에 한 제제가 다른 제제에 비하여 확실히 우월하다는 뚜렷한 증거는 없다. (근거수준 A)

약물의 선택은 부작용, 순응도, 비용 등 환자에 따라 개별화 하는 것이 필요하다.

자궁내막증의 통증에 사용되는 약제로는 복합경구피임제, GnRH agonist, progestagens, danazol, anti-progestagens, levonorgestrel intrauterine system (LNG-IUS), aromatase inhibitor, NSAIDs 등이 있으며 미국 FDA에 허가된 제제는 GnRH agonist, depot medroxyprogesterone acetate, norethindrone acetate, danazol 등이 있으며 우리나라에서는 추가적으로 dienogest가 허가되어 사용되고 있다.

자궁내막증 관련 통증치료를 목적으로 시행된 대부분의 무작위대조군 임상연구에서는 수술적으로 확인된 환자를 대상으로 시행되었고 (진단만을 시행하였는지 치료까지 시행되었는지에 대한 언급이 불확실한 경우가 있고) 대부분 6개월 이상의 장기치료에 대한 효과를 검증하지 않았으며 약제간의 비교에 대한 연구는 거의 없다(는 점에 주의하여야 하겠다.) 따라서 수술적 확진 없이 사용되는 경우나 자궁내막증의 수술적 치료 후 사용하는 경우에 있어서 이러한 무작위 대조군 임상연구의 결과를 그대로 적용하는 데에는 한계점이 있다. 따라서 어느 한 약물이 다른 약물에 비하여 통증을 줄이는데 또는 통증의 재발을 낮추는데 유의하게 효과적이라는 근거는 아직 없으며 약물의 선택에 있어서 부작용, 순응도, 비용 등을 고려하여 환자에 따라 개별화하는 것이 필요하다.

경험적인 치료(empirical treatment)

복강경이 자궁내막증의 진단에 중요한 방법이나 자궁내막종(endometrioma) 및 심부 자궁내막증(deep endometriosis)의 진단에 영상의 정확성이 인정되고 있다. 따라서 임상 및 영상검사로 자궁내막증이 의심되는 경우 진단만을 위한 복강경은 더 이상 추천되지 않는다. 자궁내막증으로 의심되는 경우 수술적 확진 없이 약물치료를 시작해 볼 수 있고 약제의 선택에 있어서는 위에 기술된 내용과 같다.

복합경구피임제

자궁내막증 관련 통증에 대한 복합경구피임제의 효과를 실제로 입증한 무작위대조 연구는 거의 없다. 또한 어떠한 경구피임제가 더 효과적인지에 대하여도 자료가 부족하다. 그럼에도 불구하고 많은 관찰연구 및 대부분의 가이드라인에서 1차 약제로 권고하고 있다. 복합경구피임제는 일반적인 금기증이 없는 한 우선적으로 생각할 수 있는 약제이다. 주기적인 용법에서 생기는 소퇴성 출혈시 약 20-30%에서 통증을 경험한다는 점과 지속적인 투여 방법의 안전성 및 재발에 대한 효과는 주기적 사용과 차이가 없으면서 주기적 사용시 통증을 호소하였던 여성에서 지속적 투여로 바꾸었을 경우 약 50%에서 만족스러운 결과를 보였다는 점을 고려할 필요가 있다. 그러나 지속적 투여는 예기치 못한 출혈이 있을 수 있다는 단점이 있는데 이러한 단점을 보완하기 위해 4-7 주기의 지속적 투여 후 4-7일 정도의 휴약기를 갖는 방법(pre-planned extended regimen)이 추천되기도 한다. 여러 가지 방법 중 환자의 복약 순응도를 가장 높일 수 있는 방법으로 개별화 하는 것이 중요하다.

- 자궁내막증 관련 통증의 치료로 복합경구피임제를 사용해 볼 수 있다. (권고수준 B)
- 복합경구피임제의 지속적인 투여방법이 주기적 요법에 비하여 통증에 유리한 점이 있다. (권고수준 C)

Progestins

다양한 progestins가 시도되었으나 가장 흔히 사용되는 약물로는 norethisterone acetate (NETA), dienogest, medroxyprogesterone acetate (MPA), LNG-IUS 등이 있다. 약제들간의 직접적인 효과의 차이를 입증한 연구는 드물다. 따라서 약물의 부작용, 가격, 순응도 등을 고려하여 개별화하는 것이 필요하다. NETA나 dienogest는 모두 19-nortestosterone 유도체로 NETA는 androgenic한 반면 dienogest는 anti-androgenic한 특징이 있다. NETA는 (부분적으로 estrogen으로 대사되어 이론적으로는 장기간 사용시 골소실의 예방에는 장점이 있을 것으로 생각되나) 국내에서는 판매되지 않는다. Dienogest는 부작용이 NETA보다 적어 복약순응도가 높은 장점이 있으나 장기간 사용시 골밀도에 대한 영향이 아직 확실하지 않다. MPA는 경구로도 사용되나 주로 3개월 제형인 depot형태로 사용되며 근육주사로 사용되어 왔으나 최근 피하주사로 사용되는 제형이 개발되었다. 효과는 GnRH agonist와 유사하며 일시적인 골밀도의 감소를 보고하였으나 중지 후 다시 회복되는 양상을 보이나 (미국 FDA에서는 box warning을 통하여) 2년 이상의 depot MPA 사용시 골밀도감소에 주의하여야 하며 특히 청소년에 사용은 피해야 한다. (LNG-IUS는 허가된 제제는 아니다.) 소규모의 연구에서 GnRH agonist와 동등한 통증 감소효과를 보였다. 경구제제에 대한 부작용 이나 복약 순응도가 낮은 환자에서 좋은 선택이 될 수 있다.

- 자궁내막증 관련 통증의 치료로 medroxyprogesterone acetate, dienogest, norethisterone acetate 등과 같은 progestin을 사용할 수 있다. (권고수준 A)
- 자궁내막증 관련 통증의 치료로 LNG-IUS를 고려할 수 있다. (권고수준 B)

GnRH agonist

GnRH agonist는 자궁내막증 관련 통증 조절에 가장 많은 연구가 되어 있다. 위약에 비하여 효과적이나 복합경구피임제 보다 나은 결과를 보이지는 못하였다. 저에스트로겐에 의한 증상 및 골밀도 소실을 방지하기 위하여 add-back을 추천한다. Add-back으로 사용되는 제제는 progestin, estrogen, tibolone 등 다양하며 어떠한 add-back 방법이 가장 효과적인지는 잘 알려져 있지 않다. add-back에 의하여 통증에 대한 효과가 영향 받지는 않는다. 저에스트로겐증에 의한 부작용이 우려되는 점이며 얼마나 오래 사용하여도 될지에 대한 자료가 부족하다. 대부분 18세이상에서 6개월내의 사용이 권장된다.

- 자궁내막증 관련 통증의 치료로 GnRH agonist를 사용할 수 있다. (권고수준 A)
- GnRH agonist 투여와 함께 저에스트로겐증의 부작용을 최소화하기 위해 add-back을 권장한다. (권고수준 A)
- Add-back 의 제제로는 progestin, estrogen, estrogen+progestin, tibolone 등 다양하게 사용될 수 있고 어떠한 제제가 가장 적합한지에 대한 연구는 부족하다. (권고수준 C)

기타약제

Danazol은 자궁내막증에 처음으로 FDA에서 승인된 약제이다. 강력한 anti-estrogen효능과 약간의 androgenic효과로 배란을 억제한다. 그러나 혈관운동증상, 간기능장애, 이상지질혈증 등의 부작용이 많아서 최근에는 사용이 제한적이다. GnRH antagonist는 이론적으로 효과가 있을 것으로 생각되고 몇몇 증례에서 사용된 경우가 있으나 아직 사용에는 매우 제한적이다. Aromatase inhibitor에 대한 연구에서 goserelin 단독사용군에 비하여 anastrozole 병합군에서 통증 재발을 늦추었다. 다른 치료에 반응이 없는 자궁내막증 환자에게 letrozole 2.5mg와 norethindrone acetate 2.5mg을 병합하여 좋은 결과를 보고한바 있다. 다른 치료에 효과가 없는 경우 다른 약제와 병합하여 aromatase inhibitor를 사용해볼 수 있다. (Gestrinone)?

- Danazol은 자궁내막증 관련 통증치료에 효과적이나 부작용에 주의하여야 한다. (권고수준 C)
- GnRH antagonist는 아직 일반적인 사용에는 적합하지 않다. (권고수준 C)
- Aromatase inhibitor는 통상적인 치료에 만족스럽지 않은 경우 복합경구피임제, progestin, GnRH agonist등과 병합하여 사용해볼 수 있다. (권고수준 B)

통증의 수술적 치료

1. 자궁내막증의 수술적 치료 대상

자궁내막증이 있는 환자 중, 골반통 환자이거나 난소의 자궁내막종이 있는 환자에서 수술적 치료를 요한다. 수술이 필요한 대상은 골반통이 있는 환자 중, 약물치료에 반응하지 않거나 줄지 않거나 금기사항이 있을 경우, 급성 자궁부속기 질환(부속기 염전 또는 난소낭종 파열)이 있는 경우, 장, 방광, 요로나 골반신경 등을 침범한 심한 정도의 자궁내막증을 보이는 경우에 국한된다. 또한 난소의 자궁내막종이 있는 환자 중, 만성 골반통증이 있으나 진단이 불확실하고 치료가 필요한 환자 및 불임 및 관련 요인 (예를 들어, 통증 또는 골반 덩이)을 가지고 있는 환자가 수술적 치료의 대상이 된다.

- 수술 당시 자궁내막증이 우연히 발견 된 무증상 환자는 약물적 또는 수술적 치료가 필요하지 않다. (권고수준 D)
- 자궁 내막증과 관련된 통증이 있는 여성의 수술 치료는 약물 치료가 실패한 여성에게 시도되어야 한다. (권고수준 D)

2. 수술 전 평가

- 통증이 있고 자궁 내막증이 의심되는 여성의 수술 결정은 임상평가, 영상 및 약물치료의 효과에 근거해야 한다. 진단적 복강경 검사는 제한되어야 한다. (권고수준 D)
- 영상학적 검사는 신체검진을 통한 임상증상 및 결과에 근거해야 한다. (권고수준 D)
- 자궁 내막증의 수술전검사 중 혈청 CA-125 검사의 가치는 제한적이다. 따라서 수술 전에는 통상적으로 검사하지 않는 것이 좋지만 진단되지 않은 부속기 덩이에 대한 평가의 일환으로 실시 할 수 있다. (권고수준 D)

신체 검진에서 부속기 덩이가 의심되는 경우 골반 초음파 검사, 특히 경질초음파 검사가 권장된다. 경직장 초음파 검사, 대장 내시경 검사, 바륨 관장 방사선 검사, MRI는 배변장애가 있거나 검사상 결절성이 있는 심한 성교 통증이 있는 환자에게서 장 및 직장 중막의 침윤성 자궁 내막증을 발견하는데 유용 할 수 있다. 또한 혈뇨와 같은 주기적인 방광 증상이 있는 경우 방광경 검사를 실시해야 한다. 수술과 관련된 위험은 환자와 철저히 논의되어야 하며, 충분한 정보를 통한 동의를 얻어 문서화해야 한다.

3. 수술 접근

자궁내막증이 있는 여성에서 염증을 완화시키고 병변으로 가는 혈류를 줄이고 유착을 줄여주기 위해 GnRH agonist를 사용하기도 하지만, 이와 같은 호르몬제재 등을 수술 전에 사용하는 경우, 수술단독 요법에 비해 통증이 더 감소한다거나 재발을 줄이지는 못했다. 따라서 자궁내막증이 있는 여성에게 통증의 정도나 재발률을 개선하기 위한 목적으로 수술 전 호르몬 치료는 권고되지 않는다.

수술 후에 호르몬을 사용하는 것은 두가지 목표가 있다. 단기적으로 수술 후 6개월 이내 사용함으로써 수술이 통증을 경감시키는데 부차적인 도움을 줄 수 있으며, 장기적으로 수술 후 6개월 이상 사용함으로써 재발을 감소시킬 수 있다. 수술 후 호르몬치료를 하고 12개월 후에 통증의 정도를 비교하면 감소되는 추세를 보인다. 하지만 통증의 재발을 1,2년 후에 비교하였을 경우 각각 1년 risk ratio 0.76 (95% CI 0.52-1.1), 2년 risk ratio 0.70 (95% CI 0.47-1.03)으로, 수술 후 호르몬 차이를 보이지 않았다. 1,2년 후 복강경수술이나 영상검사를 통한 자궁내막병변의 재발을 비교한 경우도, 수술 후 호르몬을 사용했다 하더라도 차이를 보이지 않아, 수술 후 자궁내막증과 관련된 통증이 있는 여성에게, 통증을 조절하기 위한 목적으로만 부가적인 단기 호르몬 요법을 시행하는 것은 권고되지 않는다.

- 자궁내막증이 있는 여성에게 통증을 개선하기 위해 수술 전 호르몬 치료는 권고되지 않는다. (권고수준 A)
- 수술 후 부가적인 단기호르몬 치료(6개월 미만) 과 장기적 치료 (6개월 이상)으로 구분할 수 있는데 후자는 재발 방지를 목표로 한다. (권고수준 D)
- 수술 후 자궁내막증과 관련된 통증이 있는 여성에게, 통증을 조절하기 위한 목적으로 부가적인 단기 호르몬 요법이 권고되지 않는다. 단기 호르몬치료가 수술 후 통증과 관련된 결과에 추가적인 이점을 주지 않기 때문이다. (권고수준 A)
- 수술적 치료를 받은 자궁내막증 환자에서 재발과 통증 발생을 예방하기 위한 치료의 선택기준은 환자의 선호도, 비용, 유용성 및 부작용의 정도에 따라 결정된다. (권고수준 D)

4. 수술 결과

진단목적의 복강경을 시행하였을 때 자궁내막증이 발견된 경우, 수술적 제거 6개월 후 80%에서 증상이 개선되었지만, 제거하지 않은 경우 증상의 개선 정도는 32%로 낮았다. Cochrane review에 의하면, 병변을 제거한 경우는 진단복강경만 시행한 경우보다 6개월 후에는 6.5배, 12개월 후에는 10배의 통증완화를 보고하고 있다. 자궁내막증을 절제하거나 소작하는 것이 통증을 감소시키는데, 자궁내막종이 있을 때 배액 및 소작술에 비하여 수술적으로 절제하는 것이 생리통, 성교통, 생리기간 외의 골반통에 더 효과적이며, 자궁내막종의 재발과 그로 인한 추가수술 가능성을 줄이고, gonadotropin에 의한 난소난포의 반응정도를 증가시킨다. 하지만 낭종절제술을 시행한 경우, 난소의 손상을 가져오고, 난소의 기능을 저하시키는 부작용도 있다. 자궁내막종의 단순 배액으로는 6개월 내 80-100%가 재발되기 때문에 적합한 수술방법이 아니다.

전자궁 절제술와 양쪽 부속기 절제술을 시행하면, 잔존 자궁내막증 병변이 퇴행되며, 통증의 재발률이 6배 감소하고 그로 인한 재수술을 8.1배 감소시킬 수 있다. 전자궁 절제술을 할 때 양측 부속기를 같이 절제해 준 경우, 전자궁 절제술만 시행할 때보다 증상이 효과적으로 호전되고 재발이 줄고, 재수술률이 감소한다. 다만 자궁과 양측 난소를 동시에 절제한 경우 수술적 폐경상태가 되므로 여성호르몬의 보충이 필요하다. 에스트로겐-프로게스토겐 복합 제재를 사용한 경우, 보충을 안 한 군이나 에스트로겐 단독 사용 군보다 자궁내막증의 재발이 줄기 때문에 에스트로겐-프로게스토겐 복합 제재의 사용이 권고된다.

자궁 내막증이 있지 않은 환자들에 대해서 수술 시 사용하는 유착방지제 (ex. polytetrafluoroethylene surgical membrane, hyaluronic acid products)가 유착을 방지하는데 효과적이다. 자궁내막증 환자에서 복강경 수술을 시행할 때, oxidized regenerated cellulose를 사용할 수 있으며, icodextrin의 경우 아직 이득이 입증되지 않았다.

- 복강경에서 자궁내막증이 확인되면, 수술적으로 제거하는 것이 통증을 줄일 수 있다. (권고수준 A).
- 자궁내막증을 절제하거나 소작하는 것이 통증을 감소시키며, 자궁내막종을 수술적으로 절제하는 것이 증상, 통증의 재발과 관련하여 배액 및 소작보다 더 효과적이다. (권고수준 A)
- 더 이상 출산계획이 없으며 보존적인 치료에 반응하지 않는 경우 전자궁 절제술와 양쪽 부속기 및 육안적으로 확인되는 자궁내막증을 절제할 수 한다. 하지만 자궁절제술이 자궁내막증의 증상을 치료하는데 필수적인 것은 아니라고 설명해야 한다. (권고수준 D)
- 자궁내막증을 치료하기 위해 전자궁 및 양쪽 부속기 절제술을 시행한 경우, 폐경 증상 호전을 위해 지속적 복합 에스트로겐-프로게스토겐 제재나 티볼론을 사용하는 것이 권장된다. (권고수준 C)
- 자궁 내막증 수술 시 개복 수술보다는 복강경 수술이 선호된다. (권고수준 D)
- 자궁내막증 환자에서 복강경 수술을 시행할 때, 유착방지제의 사용을 고려할 수 있다. (권고수준 B)

자궁내막증이 재발되어 재수술 후에도 통증은 20-40%에서 재발하여, 초기 수술 후의 통증 재발률과 비슷하다. 첫 수술 후 통증이 완화되는 경우는 83%이지만 재수술에서는 53%만이 증상 완화를 보이므로, 재수술은 신중하게 고려되어야 한다.

난포기에 수술을 시행하는 경우가 좋은데, 황체기에 수술할 경우 출혈성 황체낭종을 자궁내막증으로 오인하여 불필요한 수술로 인하여 난소기능을 떨어뜨리는 위험성이 있으며, 곧 진행되는 생리로 인해 자궁내막조직이 역행하여 재착상할 수 있기 때문이다.

- 자궁 내막증이 재발되어 재수술한 경우에도 통증은 20-40%에서 재발하며, 이는 처음 자궁내막증 수술 후의 통증 재발률과 비슷하다. (권고수준 A)
- 재수술 후 통증이 완화되는 빈도가 첫 수술 때보다 점점 낮아지기 때문에, 재수술은 신중하게 고려되어야 한다. (권고수준 C)
- 자궁내막증 수술 시 적합한 생리주기에 대해서는 명확한 근거가 부족하나, 난포기 때의 수술이 유리할 수 있다. (권고수준 D)

5. 심부 침윤성 자궁 내막증

심부 침윤성 자궁 내막증에 대한 수술적 치료 시에는 다방면적 접근과 전문적인 경험이 뒷받침되어야 한다. 심부 침윤성 자궁 내막증이 의심되거나 진단받은 환자에게 가능한 모든 다양한 분야의 전문적인 치료를 제공해야 하고, 증상을 완화하기 위해 생식기관외 자궁내막증의 수술적 제거를 고려해야 한다. 수술로 제거하면 통증을 줄이고, 삶의 질이 향상된다.

6. 난소 자궁내막종

3cm 이상의 자궁내막증으로 수술한 여성에서, 배액이나 소작술군과 비교하여, 낭종을 절제한 여성이 생리통, 성교통, 생리와 관련없는 골반통이 재발되는 경우가 적었다.

자궁 내막증에 대한 수술을 받았던 여성의 경우, 6-24개월 동안의 복합 경구 피임제를 수술 후에 복용했을 경우, 생리통의 재발률이 적게 보고되었으나 성교통, 월경과 관련 없는 골반통은 감소하지 않았다. 또한 수술 후 6개월 이내 복합 경구 피임제를 복용한 경우에도 통증을 감소시켜 주지 못했다. 호르몬 복용 중 주기요법과 지속요법 모두 비슷한 효과를 보였기 때문에 환자의 선호도, 비용, 유용성 및 부작용의 정도에 따라 약제를 선택할 수 있으며, 복용기간이 길수록 통증 재발방지가 지속된다. 또한 임신을 원하지 않는 여성에서 난소 자궁내막종 수술 후 복합 경구 피임약을 규칙적으로 복용한 경우 초음파로 진단된 자궁내막종 병변의 재발이 적게 나타났다.

중등도 이상의 생리통이 있고 자궁내막증을 이전에 수술받은 여성이 LNG-IUS를 사용한 경우, 생리통의 재발이 감소되었으며, 수술 후 GnRH agonist, danazol, MPA, pentoxifylline을 사용한 경우에는 통증의 재발 감소에 추가적인 이점을 보이지 않았다.

- 난소의 자궁내막종을 치료함에 있어서, 치료 수준을 결정할 때에는 환자의 출산 계획에 대한 고려가 우선시되어야 한다. (권고수준 D)
- 난소의 자궁내막종은 보다 광범위한 자궁 내막증을 시사하는 소견 중 하나이다. (권고수준 D)
- 자궁내막종을 가진 여성의 경우, 배액이나 이산화탄소 레이저 소작술 (CO2 laser vaporization) 보다는 낭종 절제술을 시행하는 것이 좋다. 낭종 절제술은 통증을 완화시키고 재발률을 낮추며, 조직학적 진단을 가능하게 해준다. (권고수준 A).
- 3cm이상의 자궁내막종이 있으면서 골반 통증을 보이는 환자는 가능한 한 자궁내막종을 절제해야 한다. (권고수준 A)

- 임신을 원치 않는 환자들에서 난소내막종의 수술적 치료 후에 호르몬요법의 치료는 고려되어야 한다. (권고수준 A)
- 자궁 내막증에 대한 수술을 받는 여성의 경우 자궁 내막증 관련 월경통 (월경과 관련 없는 골반통이나 성교통은 해당 안됨) 재발방지를 위해 적어도 18-24 개월 동안의 LNG-IUS 또는 복합 경구 피임약, 프로게스틴 제재를 수술 후에 사용할 것을 권장한다. (권고수준 A)

7. 추가적 수술

자궁내막증에서 기존의 수술만 시행한 경우와 비교하여 볼 때, 복강경 자궁천골 신경 절제술 (Laparoscopic uterosacral nerve ablation, LUNA)을 추가로 시행한 경우, 6개월, 12개월 후에도 증상이 개선정도는 비슷하였으나 자궁탈출증과 요관절단의 위험성은 더 높아졌다. 반면에 천골전 신경 절제 (presacral neurectomy, PSN)를 시행한 경우, midline pain을 줄이는데 효과적이다. 다만 천골전 신경절제 시 출혈, 변비, 요저류, 절박뇨, 분만진통 1기에서 통증을 못 느끼는 등의 부작용 위험성이 증가하므로, 숙련된 사람이 주의하여 수술을 진행해야 한다.

- 자궁 내막증과 관련된 통증을 줄이기 위한 보존적 수술의 추가 절차로 복강경 자궁천골 신경 절제술 (LUNA)는 권고되지 않는다. (권고수준 A)
- 자궁 내막증과 관련된 중앙부 통증을 줄이기 위한 보존적 수술의 추가 절차로 천골전 신경절제 (presacral neurectomy, PSN)가 효과적이지만 고도의 기술이 필요하며 잠재된 위험성이 있다. (권고수준 A)

재발한 자궁내막증의 관리

재발한 자궁내막증에 대한 이차 보존적 수술이 가임력에 미치는 영향

- 임신을 원하는 여성에서 일차 수술 후 재발한 자궁내막증의 경우 이차 보존적 수술은 가급적 피해야 한다. (근거수준B)

재발한 자궁내막증 환자에서 체외수정시술 후 임신율은 이차 보존적 수술 후 임신율과 비교하여 열등하지 않았으나 일차 수술 후와 비교하였을 때 재발한 자궁내막증에 대해 이차 보존적 수술 후 임신 가능성은 감소한다. 일차 수술에 비해 재발한 자궁내막종에 대한 이차 수술은 더 많은 난소 조직이 소실되고 난소예비능이 더욱 악화되었다.

따라서 임신을 원하는 여성에서 일차 수술 후 재발한 자궁내막증의 경우 이차 보존적 수술은 가급적 피해야 한다. 임신을 원하는 여성에서 일차 수술적 치료 후 재발한 통증에 대해 체외수정시술 사이 기간동안 경험적인 약물 치료를 시도해 볼 수 있다.

재발한 자궁내막증에 대한 이차 수술이 통증 재발 억제에 미치는 영향

- 일차 수술 후 재발한 통증에 대해 내과적 치료를 먼저 시작해 볼 수 있다. (근거수준D)

재발한 자궁내막증에 대해 이차 보존적 수술을 할 경우 통증 경감 측면에서 효과적인지에 대한 연구는 많지 않으나, 통증 재발률은 17-44%이며, 삼차 수술이 필요한 경우는 14-19%였다. 자궁절제술을 시행하더라도 약 15%에서는 증상이 지속되고, 3-5%에서는 증상이 악화된다.

따라서 일차 수술 후 재발한 통증에 대해 우선적으로 내과적 치료를 시도할 수 있다. 양측난소절제술을 같이 시행할 경우 재발성 골반통으로 인하여 재수술을 할 위험은 6배 줄어든다. 그러나 젊은 여성에서 적어도 한쪽 난소는 보존하는 것이 일반적이다.

- 재발한 자궁내막증에 대한 이차 보존적 수술은 통증 재발 억제 측면에서 일차 수술만큼 효과적이다. (근거수준C)
- 자궁내막증으로 인한 재발성 통증 치료를 위해 전자궁절제술 및 양측난소절제술, 자궁내막증 병변의 제거를 고려할 수 있다. (근거수준C)

난소 자궁내막종이 재발한 불임여성에서 초음파 유도하 반복적인 경질 흡인 시술

- 재발한 난소 자궁내막종 환자에서 자궁내막종의 반복적인 흡인을 고려해볼 수 있다. (근거수준C)

난소 자궁내막종이 재발한 129명의 불임 여성을 대상으로 한달에 한번 반복적으로 자궁내막종의 경질흡인을 시행한 후 24개월간 추적관찰 하였다. 흡인 횟수가 증가함에 따라 난소 낭종의 재발율은 첫번째 흡인 후 91.5%에서, 여섯번째 흡인 후 5.4%로 점차적인 감소가 있었으며, 24개월 추적관찰 기간 이후 최종적으로 27.9%에서 난소 낭종이 재발되었다.

무증상 자궁내막증

무증상 자궁내막증은 통증이나 불임의 문제가 없이 복막, 난소 또는 심부 자궁내막증이 우연히 발견되는 경우로 정의할 수 있다. 정확한 유병률을 알기는 어렵지만 복강경 난관결찰술을 시행하는 여성의 3-45%에서 자궁내막증이 확인되었다.

우연히 발견된 무증상 자궁내막증을 치료하는 것이 유익하다는 것을 뒷받침하는 임상연구 결과는 없다. 또한 무증상 자궁내막증을 추적관찰 했을 때, 향후 증상이 발현되는 경우도 흔하지 않다. 이에 따라 무증상 자궁내막증에 대한 수술적 치료는 권장되지 않는다.

한편, 자궁내막증이 일부 난소암의 발생과 연관되어 있다는 연구 결과를 근거로, 무증상 난소 자궁내막종에서 암 발생의 위험을 고려하여 크기에 따른 절제가 권유되기도 한다. 하지만 난소암의 발생 위험 자체가 낮고 연관성 이외에 인과관계에 대한 명확한 근거가 없는 상황이므로, 난소암의 위험만을 고려하여 무증상 난소 자궁내막종을 반드시 수술적으로 제거할 필요는 없다.

- 우연히 발견된 복막, 난소, 또는 심부 자궁내막증은 반드시 수술적으로 제거할 필요는 없다 (근거수준 D)

청소년기 자궁내막증

청소년기 자궁내막증의 약물 및 수술 치료 효과에 대한 연구가 매우 제한되어 있으므로, 청소년기 자궁내막증의 치료 방침은 주로 성인에서 시행된 연구 결과를 근거로 한다.

청소년기 자궁내막증이 의심되면 약물 치료를 우선적으로 시행하며, 나이와 치료의 부작용을 세심하게 고려해야 한다. 비스테로이드성항염증약물(NSAID)은 월경통에 대한 일차 약제이다. 복합경구피임제 역시 흔하게 사용되며, 특히 NSAID에 반응이 없는 경우 사용이 추천된다. 다양한 황체호르몬이 통증 감소 효과가 있어 복합경구피임제의 대체 약물로 사용될 수 있지만, 아직까지 청소년기에서 효과에 대한 근거 자료가 부족하고 장기 사용시 골소실에 대한 우려가 있어 주의 깊게 사용되어야 한다. GnRH agonist는 수술을 원하지 않는 경우 통증 감소를 위해 사용될 수 있다. 다만, 골소실에 대한 우려로 일반적으로 18세 이상에서 투여하며, 16세 미만에서는 권고되지 않는다. GnRH agonist 사용 시에는 호르몬 add-back 요법, 칼슘과 비타민 D의 적절한 섭취 및 골밀도의 확인이 권고된다.

청소년기 자궁내막증은 성인과 비교하여 수술이 신중하게 결정된다. 수술이 필요한 경우에는 자궁내막증의 병변이 성인과는 다른 양상으로 나타날 수 있는 점을 감안하여 청소년기 자궁내막증 수술의 경험이 많은 전문가에 의해 수술이 시행되어야 한다. 청소년기 자궁내막증의 수술 효과에 대한 연구는 아직 부족하지만, 통증이 효과적으로 감소된다. 수술 후에도 증상 재발의 위험이 높기 때문에 재발 억제를 위한 장기적 약물 치료가 고려되지만, 모든 청소년기 자궁내막증에서 수술 후 약물 치료가 반드시 필요한지, 그리고 약물 치료가 질환의 진행이나 불임과 같은 장기적 문제를 예방할 수 있는지에 대한 명확한 결론은 아직 없다.

- 청소년기 자궁내막증의 치료에 대해서는 아직 연구 자료가 부족하여 일반적으로 성인의 치료법을 따른다. (근거수준 D)
- 청소년기 자궁내막증의 GnRH agonist 치료는 최대골량형성을 저해할 수 있으므로 주의가 필요하다. (근거수준 D)

폐경 여성의 자궁내막증

- 자궁내막증은 자연폐경 혹은 수술적 폐경 이후에도 존재할 수 있다. 그러나 대부분의 경우 폐경 이후 증상이 소실된다. (근거수준 C)

자궁내막증의 과거력이 있었던 여성이라도 폐경 증상을 호소하는 경우 호르몬 치료를 시행할 수 있다. (근거수준 D)

- 호르몬 치료를 시행하는 경우 지속적 복합 호르몬 치료 (continuous combined estrogen-progestin therapy) 또는 티볼론 치료를 시행한다. (근거수준 C)

이전 수술에서 자궁내막증이 충분히 제거되지 못한 경우 호르몬 치료 후 재발할 수 있으므로, 증상에 대한 면밀한 모니터링이 필요하다. (근거수준 A)

자궁내막증과 난소암

- 자궁내막증이 있는 여성은 없는 여성보다 난소암의 위험도가 높다. (근거수준 A)
1. 자궁내막증 수술을 할 경우 반드시 조직검사로 확인해야 한다.
2. 난소암의 발생 빈도가 매우 낮기 때문에 자궁내막증 환자에게 난소암에 대한 추가적 검사를 시행할 필요는 없다.

환자 대조군 연구의 메타 분석 결과, 자궁내막증 과거력이 있는 여성은 없는 여성에 비해 clear cell (OR: 3.05), low-grade serous (OR: 2.11), endometrioid invasive ovarian cancer (OR: 2.04)가 의미 있게 증가하였다. (근거수준 A)

하지만 난소 암의 전체위험도(overall risk)가 워낙 낮다는 점을 고려하여야 한다.

자궁내막증과 난소암의 직접적인 인과관계는 증명되지 않았다.

참고문헌

Chapter 1 ░ 배경

1. 김정구, 강순범, 이진용 외 자궁내막증에 관한 임상적 고찰. 대한산부인과학회지 1984;27:1551-60.

2. 김동호, 이재찬, 배도환. 진단 및 수술적 골반경하에서 자궁내막증의 빈도와 임상적 고찰. 대한산부인과학회지 1996;39:2089-95.

3. 박종설, 황일천, 문형 외. 자궁내막증에 임상적 고찰. 대한산부인과학회지 1984;27:1237-42.

4. 이정호, 이태성, 이탁 외 자궁내막증의 임상적 고찰. 대한산부인과학회지 1990;33:770-5.

5. 정혜원, 김승철. 자궁내막증의 임상적 고찰. 대한산부인과학회지 1995;38: 1201-10.

6. 조주연, 최동희, 송찬호 외 자궁내막증에 관한 임상적 고찰. 대한산부인과학회지 1984;27:1802-11.

7. 김미연, 최민혜, 배진영 외 "자궁절제술" 환자의 자궁내막증 유병률. 대한산부인과학회지 2008;51: 1121-7.

8. Prevalence and anatomical distribution of endometriosis in women with selected gynaecological conditions: results from a multicentric Italian study. Gruppo italiano per lo studio dell'endometriosi. Hum Reprod 1994;9:1158-62.

9. Chiaffarino F, Bravi F, Cipriani S, et al. Coffee and caffeine intake and risk of endometriosis: a meta-analysis. Eur J Nutr 2014;53:1573-9.

10. Eskenazi B, Warner ML. Epidemiology of endometriosis. Obstet Gynecol Clin North Am 1997;24:235-58.

11. Fauconnier A, Chapron C. Endometriosis and pelvic pain: epidemiological evidence of the relationship and implications. Hum Reprod Update 2005;11:595-606.

12. Halpern G, Schor E, Kopelman A. Nutritional aspects related to endometriosis. Rev Assoc Med Bras (1992) 2015;61:519-23.

13. Hansen SO, Knudsen UB. Endometriosis, dysmenorrhoea and diet. Eur J Obstet Gynecol Reprod Biol 2013;169:162-71.

14. Jacoby VL, Fujimoto VY, Giudice LC, et al. Racial and ethnic disparities in benign gynecologic conditions and associated surgeries. Am J Obstet Gynecol 2010;202:514-21.

15. Malinak LR, Buttram VC, Jr., Elias S, et al. Heritage aspects of endometriosis. II. Clinical characteristics of familial endometriosis. Am J Obstet Gynecol 1980;137:332-7.

16. Missmer SA, Hankinson SE, Spiegelman D, et al. In utero exposures and the incidence of endometriosis. Fertil Steril 2004;82:1501-8.

17. Parazzini F, Vigano P, Candiani M, et al. Diet and endometriosis risk: a literature review. Reprod Biomed Online 2013;26:323-36.

18. Rawson JM. Prevalence of endometriosis in asymptomatic women. J Reprod Med 1991;36:513-5.

19. Sanfilippo JS, Wakim NG, Schikler KN, et al. Endometriosis in association with uterine anomaly. Am J Obstet Gynecol 1986;154:39-43.

20. Smarr MM, Kannan K, Buck Louis GM. Endocrine disrupting chemicals and endometriosis. Fertil Steril 2016;106:959-66.

21. Treloar SA, O'Connor DT, O'Connor VM, et al. Genetic influences on endometriosis in an Australian twin sample. sueT@qimr.edu.au. Fertil Steril 1999;71:701-10.

22. Upson K, Sathyanarayana S, Scholes D, et al. Early-life factors and endometriosis risk. Fertil Steril 2015;104:964-71.e5.

23. Vigano P, Parazzini F, Somigliana E, et al. Endometriosis: epidemiology and aetiological factors. Best Pract Res Clin Obstet Gynaecol 2004;18:177-200.

24. Vitonis AF, Baer HJ, Hankinson SE, et al. A prospective study of body size during childhood and early adulthood and the incidence of endometriosis. Hum Reprod 2010;25:1325-34.

25. Waller KG, Lindsay P, Curtis P, et al. The prevalence of endometriosis in women with infertile partners. Eur J Obstet Gynecol Reprod Biol 1993;48:135-9.

26. Yasui T, Hayashi K, Nagai K, et al. Risk profiles for endometriosis in Japanese women: results from a repeated survey of self-reports. J Epidemiol 2015;25:194-203.

27. Parazzini F, Chiaffarino F, Surace M, et al. Selected food intake and risk of endometriosis. Hum Reprod 2004;19:1755-9.

Chapter 2 ∷ 진단

1. Davis GD, et al. Clinical characteristics of adolescent endometriosis. J Adolesc Health 1993;14:362–8.

2. Forman RG, et al. Patient history as a simple predictor of pelvic pathology in subfertile women. Hum Reprod 1993; 8:53–5.

3. Lemaire GS. More than just menstrual cramps: symptoms and uncertainty among women with endometriosis. J Obstet Gynecol Neonatal Nurs 2004; 33:71–9.

4. Thomassin I, et al. Symptoms before and after surgical removal of colorectal endometriosis that are assessed by magnetic resonance imaging and rectal endoscopic sonography. Am J Obstet Gynecol 2004;190:1264–71.

5. Seracchioli R, et al. Dyschezia and posterior deep infiltrating endometriosis: analysis of 360 cases. J Minim Invasive Gynecol 2008;15:695–9.

6. Luscombe GM, et al. Abdominal bloating: an under-recognized endometriosis symptom. J Obstet Gynaecol Can 2009;31:1159–71.

7. Bellelis P, et al. Epidemiological and clinical aspects of pelvic endometriosis-a case series. Rev Assoc Med Bras 2010;56:467–71.

8. Ballard KD, et al. Can symptomatology help in the diagnosis of endometriosis? Findings from a national case-control study—Part BJOG 2008;115:1382–91.

9. Bazot M, et al. Diagnostic accuracy of physical examination, transvaginal sonography, rectal endoscopic sonography, and magnetic resonance imaging to diagnose deep infiltrating endometriosis. Fertil Steril 2009;92:1825–33.

10. Ripps BA, et al. Correlation of focal pelvic tenderness with implant dimension and stage of endometriosis. J Reprod Med 1992;37:620–4.

11. Koninckx PR, et al. Diagnosis of deep endometriosis by clinical examination during menstruation and plasma CA-125 concentration. Fertil Steril 1996;65:280–7.

12. Eskenazi B, et al. Validation study of nonsurgical diagnosis of endometriosis. Fertil Steril 2001;76:929–5.

13. Condous G, et al. What is the value of preoperative bimanual pelvic examination in women undergoing laparoscopic total hysterectomy? JMinimInvasive Gynecol 2007;14:334–8.

14. Bazot M, et al. Diagnostic accuracy of physical examination, transvaginal sonography, rectal endoscopic sonography, and magnetic resonance imaging to diagnose deep infiltrating endometriosis. Fertil Steril 2009;92:1825–33.

15. Chapron C, et al. Routine clinical examination is not sufficient for diagnosing and locating deeply infiltrating endometriosis. J Am Assoc Gynecol Laparosc 2002;9:115–9.

16. Wykes CB, et al. Accuracy of laparoscopy in the diagnosis of endometriosis: a systematic quantitative review.

BJOG 2004;111:1204–12.

17. Hudelist G, et al. Diagnostic accuracy of transvaginal ultrasound for non-invasive diagnosis of bowel endometriosis: systematic review and meta-analysis. Ultrasound Obstet Gynecol 2011;37:257–3.

18. Moore J, et al. A systematic review of the accuracy of ultrasound in the diagnosis of endometriosis. Ultrasound Obstet Gynecol 2002;20:630–4.

19. Van Holsbeke C, et al. Endometriomas: their ultrasound characteristics. Ultrasound Obstet Gynecol 2010;35:730–40.

20. Pascual MA, et al. Diagnosis of endometriosis of the rectovaginal septum using introital three-dimensional ultrasonography. Fertil Steril 2010; 94:2761–5.

21. Stratton P, et al. Diagnostic accuracy of laparoscopy, magnetic resonance imaging, and histopathologic examination for the detection of endometriosis. Fertil Steril 2003;79:1078–85.

22. May KE, et al. Endometrial alterations in endometriosis: a systematic review of putative biomarkers. Hum Reprod Update 2011;17:637–53.

23. MolBW, et al. The performance of CA-125 measurement in the detection of endometriosis: a meta-analysis. Fertil Steril 1998;70:1101–8.

Chapter 3 ⠛ 불임

1. Nowroozi, K., et al., The importance of laparoscopic coagulation of mild endometriosis in infertile women. Int J Fertil, 1987. 32(6): p. 442-4.

2. Jacobson, T.Z., et al., Laparoscopic surgery for subfertility associated with endometriosis. Cochrane Database Syst Rev, 2010(1): p. Cd001398.

3. Nezhat, C., S. Crowgey, and F. Nezhat, Videolaseroscopy for the treatment of endometriosis associated with infertility. Fertil Steril, 1989. 51(2): p. 237-40.

4. Vercellini, P., et al., Reproductive performance, pain recurrence and disease relapse after conservative surgical treatment for endometriosis: the predictive value of the current classification system. Hum Reprod, 2006. 21(10): p. 2679-85.

5. Hart, R.J., et al., Excisional surgery versus ablative surgery for ovarian endometriomata. Cochrane Database Syst Rev, 2008(2): p. Cd004992.

6. Yap, C., S. Furness, and C. Farquhar, Pre and post operative medical therapy for endometriosis surgery. Cochrane Database Syst Rev, 2004(3): p. Cd003678.

7. Hughes, E., et al., Ovulation suppression for endometriosis. Cochrane Database Syst Rev, 2007(3): p.

Cd000155.

8. Leone Roberti Maggiore, U., et al., A systematic review on endometriosis during pregnancy: diagnosis, misdiagnosis, complications and outcomes. Hum Reprod Update, 2016. 22(1): p. 70-103.

Chapter 4 ▪ 통증의 약물 치료

1. Estrogen-progestins and progestins for the management of endometriosis. Vercellini P, Buggio L, Berlanda N, Barbara G, Somigliana E, Bosari S. Fertil Steril. 2016 Dec;106(7):1552-71.

2. Consensus on current management of endometriosis. Johnson NP, Hummelshoj L; World Endometriosis Society Montpellier Consortium.. Hum Reprod. 2013 Jun;28(6):1552-68.

3. On-label and off-label drug use in the treatment of endometriosis. Quaas AM, Weedin EA, Hansen KR. Fertil Steril. 2015 Mar;103(3):612-25.

4. Treatment of pelvic pain associated with endometriosis: a committee opinion. Practice Committee of the American Society for Reproductive Medicine. Fertil Steril. 2014 Apr;101(4):927-35.

5. Management of women with endometriosis. Guideline of the European Society of Human Reproduction and Embryology. ESHRE Endometriosis Guideline Development Group September 2013

6. Pharmacologic therapies in endometriosis: a systematic review. Soares SR, Martínez-Varea A, Hidalgo-Mora JJ, Pellicer A. Fertil Steril. 2012 Sep;98(3):529-55.

7. Clinical management of endometriosis. Falcone T, Lebovic DI. Obstet Gynecol. 2011 Sep;118(3):691-705.

Chapter 5 ▪ 통증의 수술적 치료

1. Leyland N,Casper R,Laberge P et al. SOGC. Endometriosis: diagnosis and management. J Obstet Gynaecol Can. 2010 Jul;32(7 Suppl 2):S1-32.

2. Duffy JM, Arambage K, Correa FJ, et al. Laparoscopic surgery for endometriosis. Cochrane Database Syst Rev. 2014 Apr 3;(4):CD011031.

3. Hart R, Hickey M, Maouris P, et al. Excisional surgery versus ablative surgery for ovarian endometriomata: a Cochrane Review. Hum Reprod. 2005 Nov;20(11):3000-7. Review.

4. Dunselman GA, Vermeulen N, Becker C, et al. European Society of Human Reproduction and Embryology. ESHRE guideline: management of women with endometriosis. Hum Reprod. 2014 Mar;29(3):400-12.

5. Johnson NP, Hummelshoj L, Adamson GD, et al. for the World Endometriosis Society Sao Paulo Consortium. World Endometriosis Society consensus on the classification of endometriosis. Hum Reprod. 2016 Dec 5

6. Johnson NP, Hummelshoj L; World Endometriosis Society Montpellier Consortium.. Consensus on current management of endometriosis. Hum Reprod. 2013 Jun;28(6):1552-68.

7. Laparoscopic uterine nerve ablation (LUNA) for chronic pelvic pain. National Institute for Health and Care Excellence guideline IPG234, 2007

8. Brown J, Farquhar C. Endometriosis: an overview of Cochrane Reviews. Cochrane Database Syst Rev. 2014 Mar 10;(3):CD009590.

9. Lefebvre G, Pinsonneault O, Antao V, et al. SOGC. Primary dysmenorrhea consensus guideline. J Obstet Gynaecol Can. 2005 Dec;27(12):1117-46.

Chapter 6 **재발한 자궁내막증의 관리**

1. Vercellini P, Somigliana E, Viganò P, et al. The effect of second-line surgery on reproductive performance of women with recurrent endometriosis: a systematic review. Acta Obstet Gynecol Scand 2009;88:1074-82.

2. Muzii L, Achilli C, Lecce F, et al. Second surgery for recurrent endometriomas is more harmful to healthy ovarian tissue and ovarian reserve than first surgery. Fertil Steril 2015;103:738-43.

3. Vercellini P, Barbara G, Abbiati A, et al. Repetitive surgery for recurrent symptomatic endometriosis: What to do? Eur J Obstet Gynecol Reprod Biol 2009; 146:15–21.

4. Zhu W, Tan Z, Fu Z et al. Repeat transvaginal ultrasound-guided aspiration of ovarian endometrioma in infertile women with endometriosis. Am J Obstet Gynecol 2011;204:61.e1-6.

Chapter 7 **무증상 자궁내막증**

1. Rawson JM. Prevalence of endometriosis in asymptomatic women. The Journal of reproductive medicine. 1991 Jul;36(7):513-5.

2. Gylfason JT, Kristjansson KA, Sverrisdottir G, et al. Pelvic endometriosis diagnosed in an entire nation over 20 years. American journal of epidemiology. 2010 Aug 1;172(3):237-43.

3. Moen MH, Stokstad T. A long-term follow-up study of women with asymptomatic endometriosis diagnosed incidentally at sterilization. Fertility and sterility. 2002 Oct;78(4):773-6.

4. Dunselman GA, Vermeulen N, Becker C, et al. ESHRE guideline: management of women with endometriosis. Human reproduction (Oxford, England). 2014 Mar;29(3):400-12.

5. Pearce CL, Templeman C, Rossing MA, et al. Association between endometriosis and risk of histological subtypes of ovarian cancer: a pooled analysis of case-control studies. The Lancet Oncology. 2012 Apr;13(4):385-94.

6. Sayasneh A, Tsivos D, Crawford R. Endometriosis and ovarian cancer: a systematic review. ISRN obstetrics and gynecology. 2011;2011:140310.

7. Johnson NP, Hummelshoj L. Consensus on current management of endometriosis. Human reproduction (Oxford, England). 2013 Jun;28(6):1552-68.

Chapter 8 ▪▪ 청소년기 자궁내막증

1. Leyland N, Casper R, Laberge P, et al. Endometriosis: diagnosis and management. Journal of obstetrics and gynaecology Canada : JOGC = Journal d'obstetrique et gynecologie du Canada : JOGC. 2010 Jul;32(7 Suppl 2):S1-32.

2. ACOG Committee Opinion. Number 310, April 2005. Endometriosis in adolescents. Obstetrics and gynecology. 2005 Apr;105(4):921-7.

3. Templeman C. Adolescent endometriosis. Obstetrics and gynecology clinics of North America. 2009 Mar;36(1):177-85.

4. Divasta AD, Laufer MR, Gordon CM. Bone density in adolescents treated with a GnRH agonist and add-back therapy for endometriosis. Journal of pediatric and adolescent gynecology. 2007 Oct;20(5):293-7.

5. Laufer MR. Current approaches to optimizing the treatment of endometriosis in adolescents. Gynecologic and obstetric investigation. 2008;66 Suppl 1:19-27.

6. Davis GD, Thillet E, Lindemann J. Clinical characteristics of adolescent endometriosis. The Journal of adolescent health : official publication of the Society for Adolescent Medicine. 1993 Jul;14(5):362-8.

7. Stavroulis AI, Saridogan E, Creighton SM, et al. Laparoscopic treatment of endometriosis in teenagers. European journal of obstetrics, gynecology, and reproductive biology. 2006 Apr 1;125(2):248-50.

8. Tandoi I, Somigliana E, Riparini J, et al. High rate of endometriosis recurrence in young women. Journal of pediatric and adolescent gynecology. 2011 Dec;24(6):376-9.

9. Templeman C. Adolescent endometriosis. Current opinion in obstetrics & gynecology. 2012 Oct;24(5):288-92.

Chapter 9 ▪▪ 폐경 여성의 자궁내막증

1. Al Kadri H, Hassan S, Al-Fozan HM, et al. Hormone therapy for endometriosis and surgical menopause. Cochrane Database Syst Rev 2009:Cd005997.

2. Fagervold B, Jenssen M, Hummelshoj L, et al. Life after a diagnosis with endometriosis - a 15 years follow-up study. Acta Obstet Gynecol Scand 2009;88:914-9.

3. Moen MH, Rees M, Brincat M, et al. EMAS position statement: Managing the menopause in women with a past history of endometriosis. Maturitas 2010;67:94-7.

Chapter 10 **자궁내막증과 난소암**

1. Pearce CL, Templeman C, Rossing MA, et al. Ovarian Cancer Association Consortium. Association between endometriosis and risk of histological subtypes of ovarian cancer: a pooled analysis of case-control studies. Lancet Oncol. 2012 Apr;13(4):385-94.

2017
자궁내막증
진료지침

대한자궁내막증학회

군자출판사

편찬위원회

편찬 위원장

김 미 란 카톨릭대학교 의과대학 산부인과

집필진 (가나다 순)

김 미 란 아주대학교 의과대학 산부인과
김   훈 서울대학교 의과대학 산부인과
박 현 태 고려대학교 의과대학 산부인과
송 재 연 카톨릭대학교 의과대학 산부인과
이 동 윤 성균관대학교 의과대학 산부인과
이 사 라 이화여자대학교 의과대학 산부인과
이 은 주 중앙대학교 의과대학 산부인과
정 윤 지 카톨릭대학교 의과대학 산부인과
조 시 현 연세대학교 의과대학 산부인과

목 차

근거수준	정의
A	권고도출의 근거가 명백한 경우 1개 이상의 무작위임상연구(RCT) 혹은 메타분석(Meta-analysis) 혹은 체계적 문헌고찰(SR)
B	권고도출의 근거가 신뢰할 만한 경우 1개 이상의 잘 수행된 환자 대조군 연구 혹은 코호트 연구와 같은 비무작위임상연구(Non-RCT)
C	권고도출의 근거가 있으나 신뢰할 수는 없는 경우 관찰연구, 증례보고와 같은 낮은 수준의 관련근거
D	권고도출의 근거가 임상경험과 전문성을 기반으로 한 전문가 의견(expert opinion)인 경우

(대한의학회 임상진료지침위원회 기준사용)

배경

1. 유병률(Prevalence)

자궁내막증의 대략적인 유병률은 가임기 연령층에서 약 10%, 불임 여성에서 약 20-30%, 만성 골반통 여성에서 40-82%로 보고되고 있다. 한국 여성을 대상으로 한 연구에서는 부인과 수술을 받은 환자 중 1.03-6.7%, 골반통으로 수술 받은 환자 중 2.5-8.5%, 불임으로 수술 받은 환자 중 2.5-45.4%의 빈도를 보여 연구자들에 따라 유병률은 다양하게 보고되고 있다. (근거수준 C)

2. 위험 인자(Risk factors)

(1) 임상적 연관 인자 (근거수준 B)

- Risk factors for Endometriosis
- 미산부
- 짧은 월경 주기
- 긴 월경기간, 월경과다
- 이른 초경

- 자궁내막증 가족력
- 폐쇄성 자궁기형
- 낮은 체질량 지수
- 아시아 여성
- 자궁 내 DES 노출

(2) 유전적 연관 인자 (근거수준 C)

자궁내막증은 상당한 유전적 소인을 가지는 것으로 알려져 있다. 그러나 자궁내막증의 유전은 멘델리안 유전 법칙을 따르지 않으며 다유전자성으로 여러 가지 유전자 자리 (genetic foci)와 연관되어 있는 것으로 보고되고 있다.

(3) 환경적 연관 인자 (근거수준 C)

최근 내분비 교란 인자 (endocrine disrupting chemicals) 추정 물질들에 대한 과도 노출과 자궁내막증과의 연관성이 보고된 바 있으나 관련 기전이 명확하지 않아 추후 관련 연구가 더 필요하다.

(4) 식이관련 (근거수준 C)

알코올 섭취, 카페인 섭취, 지방 및 적색육류 섭취, 햄 섭취는 자궁내막증의 위험도를 높이고, 녹색 채소와 신선한 과일 섭취 및 흡연은 자궁내막증의 위험도를 낮추는 것으로 보고되고 있다.

진단

증상

- 월경통, 비주기적 골반통, 성교통, 불임, 그리고 상기 증상들과 동반한 피로감이 있거나, 가임기 여성에서 주기적인 배변통, 배뇨통, 혈뇨, 직장출혈, 어깨통증이 있는 경우 자궁내막증을 의심할 수 있다. (근거수준 D)

자궁내막증을 진단할 수 있는 특이적 증상은 없으나, 골반통, 월경통, 월경과다, 불임증, 성교통, 성교후 질출혈 등의 증상과 난소낭종, 과민성대장증후군 혹은 골반염의 과거력이 자궁내막증을 시사할 수 있다.

진찰

- 자궁내막증이 의심되는 경우에는 항상 골반진찰, 복부 시진 및 촉진을 해야 한다. 단 성경험이 없는 경우, 직장수지검사가 진단에 도움이 된다. (근거수준 D)

- 골반진찰에서 직장-질벽의 통증을 수반하는 경화성 병변 혹은 결절, 질후원개의 질결절이 확인된 경우 심부 자궁내막증을 의심할 수 있다. (근거수준 C)
- 골반진찰에서 난소의 종괴가 만져지는 경우 난소 자궁내막종을 의심할 수 있다. (근거수준 C) 골반진찰에서 이상소견이 없어도 자궁내막증을 배제할 수 없다. (근거수준 C)

자궁내막증의 진단은 과거력, 증상과 징후에 기반하여 진찰소견 및 영상검사의 도움을 받아 최종적으로 복강경을 통해 얻은 조직에서 자궁내막선과 기질의 존재를 병리학적으로 입증하여 내려진다. 다수의 경우에서 복강내에 전형적인 자궁내막증 병변이 관찰되면 자궁내막증에 대한 증거로 간주된다. 복강경 수술에 수반되는 위험성이 존재하므로 모든 환자에서 치료 전 복강경 수술이 필수적인 것은 아니며 자궁내막증이 의심되는 경우, 통증 완화 약물의 처방이 가능하다.

복강경 검사

- 자궁내막증은 복강경 소견으로 진단하며, 조직학적 진단이 있으면 자궁내막증을 확진할 수 있다. 단 조직학적으로 입증되지 않은 경우라도 자궁내막증의 진단을 배제할 수는 없다 (근거수준 D)
- 자궁내막종이나 심부 자궁내막증의 경우에는 악성을 배제하기 위한 조직생검이 권고된다. (근거수준 D)

자궁내막증의 진단에서 복강경 소견만으로 생검조직의 조직학적 입증과 비교할 만한 진단적 정확도를 지니는 지에 대한 근거자료는 부족하나 복강경을 정확하게 시행하였고 수술전 진단적 검사가 적절한 경우에 한해서 조직검사 없이 복강경에서 자궁내막증 소견만 있는 것으로는 진단적 가치가 낮다. 복강경 검사시 자궁내막증 병기(r-ASRM, 2007)를 설정할 수 있는데, 증상의 중증도, 생식능력, 재발 등과 자궁내막증 병기가 연관되어 있다는 증거는 없으나 향후 진료에 도움이 될 수 있다.

초음파 검사

- 난소 자궁내막종을 진단 혹은 배제하기 위해서는 질초음파가 추천된다. (근거수준 A)
- 폐경 전 여성에서 난소 자궁내막종의 초음파 소견은 유리질막 에코성을 띄는 한 개 혹은 여러 개의 구획으로 나눠진, 유두상 구조가 없는, 혈류가 관찰되는 종괴이다. (근거수준 D)
- 직장 자궁내막증의 증상 및 징후가 있는 경우, 질초음파의 시행이 직장 자궁내막증의 확인 혹은 배제에 도움이 된다. (근거수준 A)

그러나 직장 자궁내막증을 질초음파로 진단하는 것은 질초음파에 매우 숙련된 검사자가 시행하지 않으면 진단율이 낮으므로 일반적으로 직장 자궁내막증을 질초음파로 진단하는 것은 추천되지 않는다.

자기공명영상 검사

- 요관, 방광, 장을 침범한 심부 자궁내막증을 의심할 만한 과거력이나 진찰소견이 있는 경우, 자기공명영상을 포함한 추가적 영상진단법을 시행하여 다음 처치를 결정한다. (근거수준 D)

심부 자궁내막증이 의심되는 경우 방광경, 대장경, 바륨조영술, 직장초음파, 자기공명영상 등의 추가적 진단법이 필요하다.

- 복막 자궁내막증의 진단에서 자기공명영상 검사의 진단적 효용성은 명확히 입증되지는 않았다. (근거수준 D)

생화학적표지자

- 자궁내막증의 진단을 위해 자궁내막 조직과 월경혈, 자궁 분비물에서의 생화학적표지자를 사용하거나 혈장, 소변, 혈청에서 CA 125를 포함한 면역학적 생화학적표지자를 사용하는 것의 임상적 효용성은 입증되지 않았다. (근거수준 A)

현재까지 다양한 생화학적표지자들이 자궁내막증의 진단을 위해 연구되었으나 임상적 사용이 제한되나, 향후 진단적 효용성이 입증된다면 덜 침습적인 방법으로 정확하게 자궁내막증을 진단할 가능성이 있다.

불임

- 불임증이 있으면서 복강경에서 발견된 최소 또는 경증 자궁내막증의 경우 (ASRM 병기 Ⅰ, Ⅱ기) 자궁내막증 병변을 제거하거나 소작하면서 주위의 유착을 제거해주는 것이 자연 임신율을 향상시킨다. (근거수준 A)

최소 또는 경증 자궁내막증의 경우 지금까지의 연구 결과들을 토대로 볼 때 수술적 복강경 시술이 단순한 진단적 복강경 시술에 비해 임신율을 향상시킨다. 수술적 방법에 따른 임신 성적에 대한 연구는 아직 미미한 실정이나 최소 또는 경증 자궁내막증의 경우, 병변에 대한 CO_2 레이저 기화 (laser vaporization)가 단극성 전기소작술에 비해 임신율을 증가시킨다는 보고도 있다.

- 중증 자궁내막증 (ASRM 병기 Ⅲ, Ⅳ기)을 가진 불임여성은 기대요법보다 복강경수술을 통하여 자연 임신율을 향상시킬 수 있다. (근거수준 A)

아직까지 중증 자궁내막증에 대한 수술적 요법과 기대요법을 비교한 연구 결과는 미미하나 비맹검연구 결과들에서 복강경 또는 개복 수술 이후 임신율이 45%-69%로 기대요법 (3기 33%, 4기 0%)에 비해 훨씬 더 높았다. 단 수술적 요법 시행 시 정상 난소 조직의 손상에 유의하여야 한다.

- 난소 자궁내막종에 대한 수술 시에 낭종절제술이 배액/전기응고술보다 자연 임신율이 높다. (근거수준 A)
- 난소 자궁내막종 수술 후 난소기능이 감소할 수 있다. (근거수준 D)

3~4cm 이상의 난소 자궁내막종에 대한 수술 시 낭종절제술이 배액/전기응고술에 비해 자연 임신율을 높인다는 연구 결과가 있으며, 이 때 수술 후 난소 기능의 감소 가능성에 대한 충분한 논의를 거쳐야 한다. 특히 첫 수술 이후 추가적인 재수술의 경우 임신율에 대한 영향은 미미할 것으로 생각된다.

- 수술 후 즉각적인 자연 임신을 원하는 경우 호르몬 치료는 임신율 향상에 도움이 되지 않는다. (근거수준 A)
- 가임력을 향상시킬 목적으로 자궁내막증이 있는 불임 여성에게 난소 기능을 억제하는 호르몬치료를 하지 않는다 (근거수준 A).

수술 후 약물적 치료는 수술 후 남아있는 자궁내막병변의 제거를 도모하기 위함이나 이러한 방법이 임신율을 향상시킨다는 근거는 없으며 자궁내막증이 있는 불임 여성에게 경구피임약, progestin, GnRH agonist, danazol 등을 통한 난소기능의 억제는 가임력 향상에 도움이 되지 않는다.

- 자궁내막증이 있으면서 자궁관 기능이 비정상이거나 남성원인이 있거나 다른 불임치료에 실패하였다면 보조생식술을 시행한다. (근거수준 D)
- 불임증이 동반된 최소 또는 경증 자궁내막증의 경우 (ASRM 병기 Ⅰ, Ⅱ기) 임신율 향상을 위하여 과배란 유도 후 인공수정(intrauterine insemination)을 고려할 수 있다. (근거수준 C)
- 불임증이 동반된 중증 자궁내막증에서 (ASRM 병기 Ⅲ, Ⅳ기) 수술 후 임신이 되지 않거나 고령인 경우 체외수정 및 배아이식(IVF-ET)이 효과적인 대안일 수 있다. (근거수준 C)

맹검 연구 결과에 따르면 최소 또는 경증 자궁내막증 환자에서 과배란 유도 후 인공수정(intrauterine insemination) 시행 시 경과 관찰을 시행한 경우보다 임신율을 약 5배정도 증가시키는 것으로 알려졌다. 또한 인공수정 (intrauterine insemination) 과배란 유도 후 인공수정(intrauterine insemination) 을 시행 할 경우 더 높은 임신율이 보고되고 있다.

- 불임증이 동반된 자궁내막증의 경우 보조 생식술 이전 3-6개월 동안의 GnRH agonist 사용이 임신율을 증가시킬 수 있다. (근거수준 B)

코크란 리뷰에 따르면 보조생식술 이전 3-6개월 동안의 GnRH agonist 처치가 임신율을 약 4배정도 증가시키는 것으로 보고되었으나 이러한 효과가 경증과 중증 자궁내막증에 동일하게 적용되는지 여부와 정확한 기전에 대한 이해는 부족한 상태이다.

- 불임증이 동반된 3cm 이상 난소 자궁내막종의 경우 보조생식술 전 자궁내막종 절제술이 임신율을 증가시킨다는 증거는 없다. (근거수준 A)

여러 연구에서 보조생식술 시행 전 자궁내막종 절제술이 임신에 미치는 영향에 대하여 평가하였으나 아직까지 통일된 연구 결과를 보이지 않고 있으며, 자궁내막종 절제술 시행 시 수술 후 난소의 기능 감소 가능성에 대하여 항상 염두에 두여야 한다.

- 자궁내막증이 있는 불임여성에게 가임력을 향상시킬 목적으로 특정 영양소나 대체의학을 권유하는 것은 명확한 근거가 없다. 다만 일부 여성은 이러한 치료가 본인에게 도움이 된다고 느낄 수 있다 (근거수준 D).
- 임신 중 자궁내막증이 있는 경우 자연유산, 조산, 전치태반 발생율이 증가할 수 있다. (근거수준 B)

자궁내막증이 있는 경우 임신과 동반된 합병증이 증가되는 것으로 알려져 있으며 조산의 위험성은 1.37배, 전치태반의 위험성은 1.13배, 산후 출혈 및 태반관련 합병증은 1.76배, 제왕절개분만은 약 1.47배 증가되는 것으로 보고되었다. 그러나 저체중아 및 사산의 위험성은 증가되지 않았다.

통증의 약물 치료

- 수술적으로 확인된 자궁내막증 관련 통증 치료에 한 제제가 다른 제제에 비하여 확실히 우월하다는 뚜렷한 증거는 없다. (근거수준 A)

약물의 선택은 부작용, 순응도, 비용 등 환자에 따라 개별화 하는 것이 필요하다.

자궁내막증의 통증에 사용되는 약제로는 복합경구피임제, GnRH agonist, progestagens, danazol, anti-progestagens, levonorgestrel intrauterine system (LNG-IUS), aromatase inhibitor, NSAIDs 등이 있으며 미국 FDA에 허가된 제제는 GnRH agonist, depot medroxyprogesterone acetate, norethindrone acetate, danazol 등이 있으며 우리나라에서는 추가적으로 dienogest 가 허가되어 사용되고 있다.

자궁내막증 관련 통증치료를 목적으로 시행된 대부분의 무작위대조군 임상연구에서는 수술적으로 확인된 환자를 대상으로 시행되었고 (진단만을 시행하였는지 치료까지 시행되었는지에 대한 언급이 불확실한 경우가 있고) 대부분 6개월 이상의 장기치료에 대한 효과를 검증하지 않았으며 약제간의 비교에 대한 연구는 거의 없다(는 점에 주의하여야 하겠다.) 따라서 수술적 확진 없이 사용되는 경우나 자궁내막증의 수술적 치료 후 사용하는 경우에 있어서 이러한 무작위 대조군 임상연구의 결과를 그대로 적용하는 데에는 한계점이 있다. 따라서 어느 한 약물이 다른 약물에 비하여 통증을 줄이는데 또는 통증의 재발을 낮추는데 유의하게 효과적이라는 근거는 아직 없으며 약물의 선택에 있어서 부작용, 순응도, 비용 등을 고려하여 환자에 따라 개별화하는 것이 필요하다.

경험적인 치료(empirical treatment)

복강경이 자궁내막증의 진단에 중요한 방법이나 자궁내막종(endometrioma) 및 심부 자궁내막증(deep endometriosis)의 진단에 영상의 정확성이 인정되고 있다. 따라서 임상 및 영상검사로 자궁내막증이 의심되는 경우 진단만을 위한 복강경은 더 이상 추천되지 않는다. 자궁내막증으로 의심되는 경우 수술적 확진 없이 약물치료를 시작해 볼 수 있고 약제의 선택에 있어서는 위에 기술된 내용과 같다.

복합경구피임제

자궁내막증 관련 통증에 대한 복합경구피임제의 효과를 실제로 입증한 무작위대조 연구는 거의 없다. 또한 어떠한 경구피임제가 더 효과적인지에 대하여도 자료가 부족하다. 그럼에도 불구하고 많은 관찰연구 및 대부분의 가이드라인에서 1차 약제로 권고하고 있다. 복합경구피임제는 일반적인 금기증이 없는 한 우선적으로 생각할 수 있는 약제이다. 주기적인 용법에서 생기는 소퇴성 출혈 시 약 20-30%에서 통증을 경험한다는 점과 지속적인 투여 방법의 안전성 및 재발에 대한 효과는 주기적 사용과 차이가 없으면서 주기적 사용시 통증을 호소하였던 여성에서 지속적 투여로 바꾸었을 경우 약 50%에서 만족스러운 결과를 보였다는 점을 고려할 필요가 있다. 그러나 지속적 투여는 예기치 못한 출혈이 있을 수 있다는 단점이 있는데 이러한 단점을 보완하기 위해 4-7 주기의 지속적 투여 후 4-7일 정도의 휴약기를 갖는 방법(pre-planned extended regimen)이 추천되기도 한다. 여러 가지 방법 중 환자의 복약 순응도를 가장 높일 수 있는 방법으로 개별화하는 것이 중요하다.

- 자궁내막증 관련 통증의 치료로 복합경구피임제를 사용해 볼 수 있다. (권고수준 B)
- 복합경구피임제의 지속적인 투여방법이 주기적 요법에 비하여 통증에 유리한 점이 있다. (권고수준 C)

Progestins

다양한 progestins가 시도되었으나 가장 흔히 사용되는 약물로는 norethisterone acetate (NETA), dienogest, medroxyprogesterone acetate (MPA), LNG-IUS 등이 있다. 약제들간의 직접적인 효과의 차이를 입증한 연구는 드물다. 따라서 약물의 부작용, 가격, 순응도 등을 고려하여 개별화하는 것이 필요하다. NETA나 dienogest는 모두 19-nortestosterone 유도체로 NETA는 androgenic한 반면 dienogest는 anti-androgenic한 특징이 있다. NETA는 (부분적으로 estrogen으로 대사되어 이론적으로는 장기간 사용시 골소실의 예방에는 장점이 있을 것으로 생각되나) 국내에서는 판매되지 않는다. Dienogest는 부작용이 NETA보다 적어 복약순응도가 높은 장점이 있으나 장기간 사용시 골밀도에 대한 영향이 아직 확실하지 않다. MPA는 경구로도 사용되나 주로 3개월 제형인 depot형태로 사용되며 근육주사로 사용되어 왔으나 최근 피하주사로 사용되는 제형이 개발되었다. 효과는 GnRH agonist와 유사하며 일시적인 골밀도의 감소를 보고하였으나 중지 후 다시 회복되는 양상을 보이나 (미국 FDA에서는 box warning을 통하여) 2년 이상의 depot MPA 사용시 골밀도감소에 주의하여야 하며 특히 청소년에 사용은 피해야 한다. (LNG-IUS는 허가된 제제는 아니다.) 소규모의 연구에서 GnRH agonist와 동등한 통증 감소효과를 보였다. 경구제제에 대한 부작용 이나 복약 순응도가 낮은 환자에서 좋은 선택이 될 수 있다.

- 자궁내막증 관련 통증의 치료로 medroxyprogesterone acetate, dienogest, norethisterone acetate 등과 같은 progestin을 사용할 수 있다. (권고수준 A)
- 자궁내막증 관련 통증의 치료로 LNG-IUS를 고려할 수 있다. (권고수준 B)

GnRH agonist

GnRH agonist는 자궁내막증 관련 통증 조절에 가장 많은 연구가 되어 있다. 위약에 비하여 효과적이나 복합경구피임제 보다 나은 결과를 보이지는 못하였다. 저에스트로겐에 의한 증상 및 골밀도 소실을 방지하기 위하여 add-back을 추천한다. Add-back으로 사용되는 제제는 progestin, estrogen, tibolone 등 다양하며 어떠한 add-back 방법이 가장 효과적인지는 잘 알려져 있지 않다. add-back에 의하여 통증에 대한 효과가 영향 받지는 않는다. 저에스트로겐증에 의한 부작용이 우려되는 점이며 얼마나 오래 사용하여도 될지에 대한 자료가 부족하다. 대부분 18세이상에서 6개월내의 사용이 권장된다.

- 자궁내막증 관련 통증의 치료로 GnRH agonist를 사용할 수 있다. (권고수준 A)
- GnRH agonist 투여와 함께 저에스트로겐증의 부작용을 최소화하기 위해 add-back을 권장한다. (권고수준 A)
- Add-back 의 제제로는 progestin, estrogen, estrogen+progestin, tibolone 등 다양하게 사용될 수 있고 어떠한 제제가 가장 적합한지에 대한 연구는 부족하다. (권고수준 C)

기타약제

Danazol은 자궁내막증에 처음으로 FDA에서 승인된 약제이다. 강력한 anti-estrogen효능과 약간의 androgenic효과로 배란을 억제한다. 그러나 혈관운동증상, 간기능장애, 이상지질혈증 등의 부작용이 많아서 최근에는 사용이 제한적이다. GnRH antagonist는 이론적으로 효과가 있을 것으로 생각되고 몇몇 증례에서 사용된 경우가 있으나 아직 사용에는 매우 제한적이다. Aromatase inhibitor에 대한 연구에서 goserelin 단독사용군에 비하여 anastrozole 병합군에서 통증 재발을 늦추었다. 다른 치료에 반응이 없는 자궁내막증 환자에게 letrozole 2.5mg와 norethindrone acetate 2.5mg을 병합하여 좋은 결과를 보고한바 있다. 다른 치료에 효과가 없는 경우 다른 약제와 병합하여 aromatase inhibitor를 사용해볼 수 있다. (Gestrinone)?

- Danazol은 자궁내막증 관련 통증치료에 효과적이나 부작용에 주의하여야 한다. (권고수준 C)
- GnRH antagonist는 아직 일반적인 사용에는 적합하지 않다. (권고수준 C)
- Aromatase inhibitor는 통상적인 치료에 만족스럽지 않은 경우 복합경구피임제, progestin, GnRH agonist등과 병합하여 사용해볼 수 있다. (권고수준 B)

통증의 수술적 치료

1. 자궁내막증의 수술적 치료 대상

자궁내막증이 있는 환자 중, 골반통 환자이거나 난소의 자궁내막종이 있는 환자에서 수술적 치료를 요한다. 수술이 필요한 대상은 골반통이 있는 환자 중, 약물치료에 반응하지 않거나 줄지 않거나 금기사항이 있을 경우, 급성 자궁부속기 질환(부속기 염전 또는 난소낭종 파열)이 있는 경우, 장, 방광, 요로나 골반신경 등을 침범한 심한 정도의 자궁내막증을 보이는 경우에 국한된다. 또한 난소의 자궁내막종이 있는 환자 중, 만성 골반통증이 있으나 진단이 불확실하고 치료가 필요한 환자 및 불임 및 관련 요인(예를 들어, 통증 또는 골반 덩이)을 가지고 있는 환자가 수술적 치료의 대상이 된다.

- 수술 당시 자궁내막증이 우연히 발견 된 무증상 환자는 약물적 또는 수술적 치료가 필요하지 않다. (권고수준 D)
- 자궁 내막증과 관련된 통증이 있는 여성의 수술 치료는 약물 치료가 실패한 여성에게 시도되어야 한다. (권고수준 D)

2. 수술 전 평가

- 통증이 있고 자궁 내막증이 의심되는 여성의 수술 결정은 임상평가, 영상 및 약물치료의 효과에 근거해야 한다. 진단적 복강경 검사는 제한되어야 한다. (권고수준 D)
- 영상학적 검사는 신체검진을 통한 임상증상 및 결과에 근거해야 한다. (권고수준 D)
- 자궁 내막증의 수술전검사 중 혈청 CA-125 검사의 가치는 제한적이다. 따라서 수술 전에는 통상적으로 검사하지 않는 것이 좋지만 진단되지 않은 부속기 덩이에 대한 평가의 일환으로 실시 할 수 있다. (권고수준 D)

신체 검진에서 부속기 덩이가 의심되는 경우 골반 초음파 검사, 특히 경질초음파 검사가 권장된다. 경직장 초음파 검사, 대장 내시경 검사, 바륨 관장 방사선 검사, MRI는 배변장애가 있거나 검사상 결절성이 있는 심한 성교 통증이 있는 환자에게서 장 및 직장 중막의 침윤성 자궁 내막증을 발견하는데 유용 할 수 있다. 또한 혈뇨와 같은 주기적인 방광 증상이 있는 경우 방광경 검사를 실시해야 한다. 수술과 관련된 위험은 환자와 철저히 논의되어야 하며, 충분한 정보를 통한 동의를 얻어 문서화해야 한다.

3. 수술 접근

자궁내막증이 있는 여성에서 염증을 완화시키고 병변으로 가는 혈류를 줄이고 유착을 줄여주기 위해 GnRH agonist를 사용하기도 하지만, 이와 같은 호르몬제재 등을 수술 전에 사용하는 경우, 수술단독 요법에 비해 통증이 더 감소한다거나 재발을 줄이지는 못했다. 따라서 자궁내막증이 있는 여성에게 통증의 정도나 재발률을 개선하기 위한 목적으로 수술 전 호르몬 치료는 권고되지 않는다.

수술 후에 호르몬을 사용하는 것은 두가지 목표가 있다. 단기적으로 수술 후 6개월 이내 사용함으로써 수술이 통증을 경감시키는데 부차적인 도움을 줄 수 있으며, 장기적으로 수술 후 6개월 이상 사용함으로써 재발을 감소시킬 수 있다. 수술 후 호르몬치료를 하고 12개월 후에 통증의 정도를 비교하면 감소되는 추세를 보인다. 하지만 통증의 재발을 1,2년 후에 비교하였을 경우 각각 1년 risk ratio 0.76 (95% CI 0.52-1.1), 2년 risk ratio 0.70 (95% CI 0.47-1.03)으로, 수술 후 호르몬 차이를 보이지 않았다. 1,2년 후 복강경수술이나 영상검사를 통한 자궁내막병변의 재발을 비교한 경우도, 수술 후 호르몬을 사용했다 하더라도 차이를 보이지 않아, 수술 후 자궁내막증과 관련된 통증이 있는 여성에게, 통증을 조절하기 위한 목적으로만 부가적인 단기 호르몬 요법을 시행하는 것은 권고되지 않는다.

- 자궁내막증이 있는 여성에게 통증을 개선하기 위해 수술 전 호르몬 치료는 권고되지 않는다. (권고수준 A)
- 수술 후 부가적인 단기호르몬 치료(6개월 미만) 과 장기적 치료 (6개월 이상)으로 구분할 수 있는데 후자는 재발 방지를 목표로 한다. (권고수준 D)
- 수술 후 자궁내막증과 관련된 통증이 있는 여성에게, 통증을 조절하기 위한 목적으로 부가적인 단기 호르몬 요법이 권고되지 않는다. 단기 호르몬치료가 수술 후 통증과 관련된 결과에 추가적인 이점을 주지 않기 때문이다. (권고수준 A)
- 수술적 치료를 받은 자궁내막증 환자에서 재발과 통증 발생을 예방하기 위한 치료의 선택기준은 환자의 선호도, 비용, 유용성 및 부작용의 정도에 따라 결정된다. (권고수준 D)

4. 수술 결과

진단목적의 복강경을 시행하였을 때 자궁내막증이 발견된 경우, 수술적 제거 6개월 후 80%에서 증상이 개선되었지만, 제거하지 않은 경우 증상의 개선 정도는 32%로 낮았다. Cochrane review에 의하면, 병변을 제거한 경우는 진단복강경만 시행한 경우보다 6개월 후에는 6.5배, 12개월 후에는 10배의 통증완화를 보고하고 있다. 자궁내막증을 절제하거나 소작하는 것이 통증을 감소시키는데, 자궁내막종이 있을 때 배액 및 소작술에 비하여 수술적으로 절제하는 것이 생리통, 성교통, 생리기간 외의 골반통에 더 효과적이며, 자궁내막종의 재발과 그로 인한 추가수술 가능성을 줄이고, gonadotropin에 의한 난소난포의 반응정도를 증가시킨다. 하지만 낭종 절제술을 시행한 경우, 난소의 손상을 가져오고, 난소의 기능을 저하시키는 부작용도 있다. 자궁내막종의 단순 배액으로는 6개월 내 80-100%가 재발되기 때문에 적합한 수술방법이 아니다.

전자궁 절제술와 양쪽 부속기 절제술을 시행하면, 잔존 자궁내막증 병변이 퇴행되며, 통증의 재발률이 6배 감소하고 그로 인한 재수술을 8.1배 감소시킬 수 있다. 전자궁 절제술을 할 때 양측 부속기를 같이 절제해 준 경우, 전자궁 절제술만 시행할 때보다 증상이 효과적으로 호전되고 재발이 줄고, 재수술률이 감소한다. 다만 자궁과 양측 난소를 동시에 절제한 경우 수술적 폐경상태가 되므로 여성호르몬의 보충이 필요하다. 에스트로겐-프로게스토겐 복합 제재를 사용한 경우, 보충을 안 한 군이나 에스트로겐 단독 사용 군보다 자궁내막증의 재발이 줄기 때문에 에스트로겐-프로게스토겐 복합 제재의 사용이 권고된다.

자궁 내막증이 있지 않은 환자들에 대해서 수술 시 사용하는 유착방지제 (ex. polytetrafluoroethylene surgical membrane, hyaluronic acid products)가 유착을 방지하는데 효과적이다. 자궁내막증 환자에서 복강경 수술을 시행할 때, oxidized regenerated cellulose를 사용할 수 있으며, icodextrin의 경우 아직 이득이 입증되지 않았다.

- 복강경에서 자궁내막증이 확인되면, 수술적으로 제거하는 것이 통증을 줄일 수 있다. (권고수준 A).
- 자궁내막증을 절제하거나 소작하는 것이 통증을 감소시키며, 자궁내막종을 수술적으로 절제하는 것이 증상, 통증의 재발과 관련하여 배액 및 소작보다 더 효과적이다. (권고수준 A)
- 더 이상 출산계획이 없으며 보존적인 치료에 반응하지 않는 경우 전자궁 절제술와 양쪽 부속기 및 육안적으로 확인되는 자궁내막증을 절제할 수 한다. 하지만 자궁절제술이 자궁내막증의 증상을 치료하는데 필수적인 것은 아니라고 설명해야 한다. (권고수준 D)
- 자궁내막증을 치료하기 위해 전자궁 및 양쪽 부속기 절제술을 시행한 경우, 폐경 증상 호전을 위해 지속적 복합 에스트로겐-프로게스토겐 제재나 티볼론을 사용하는 것이 권장된다. (권고수준 C)
- 자궁 내막증 수술 시 개복 수술보다는 복강경 수술이 선호된다. (권고수준 D)
- 자궁내막증 환자에서 복강경 수술을 시행할 때, 유착방지제의 사용을 고려할 수 있다. (권고수준 B)

자궁내막증이 재발되어 재수술 후에도 통증은 20-40%에서 재발하여, 초기 수술 후의 통증 재발률과 비슷하다. 첫 수술 후 통증이 완화되는 경우는 83%이지만 재수술에서는 53%만이 증상 완화를 보이므로, 재수술은 신중하게 고려되어야 한다.

난포기에 수술을 시행하는 경우가 좋은데, 황체기에 수술할 경우 출혈성 황체낭종을 자궁내막증으로 오인하여 불필요한 수술로 인하여 난소기능을 떨어뜨리는 위험성이 있으며, 곧 진행되는 생리로 인해 자궁내막조직이 역행하여 재착상할 수 있기 때문이다.

5. 심부 침윤성 자궁 내막증

심부 침윤성 자궁 내막증에 대한 수술적 치료 시에는 다방면적 접근과 전문적인 경험이 뒷받침되어야 한다. 심부 침윤성 자궁 내막증이 의심되거나 진단받은 환자에게 가능한 모든 다양한 분야의 전문적인 치료를 제공해야 하고, 증상을 완화하기 위해 생식기관외 자궁내막증의 수술적 제거를 고려해야 한다. 수술로 제거하면 통증을 줄이고, 삶의 질이 향상된다.

6. 난소 자궁내막종

3cm 이상의 자궁내막증으로 수술한 여성에서, 배액이나 소작술군과 비교하여, 낭종을 절제한 여성이 생리통, 성교통, 생리와 관련없는 골반통이 재발되는 경우가 적었다.

자궁 내막증에 대한 수술을 받았던 여성의 경우, 6-24개월 동안의 복합 경구 피임제를 수술 후에 복용했을 경우, 생리통의 재발률이 적게 보고되었으나 성교통, 월경과 관련 없는 골반통은 감소하지 않았다. 또한 수술 후 6개월 이내 복합 경구 피임제를 복용한 경우에도 통증을 감소시켜 주지 못했다. 호르몬 복용 중 주기요법과 지속요법 모두 비슷한 효과를 보였기 때문에 환자의 선호도, 비용, 유용성 및 부작용의 정도에 따라 약제를 선택할 수 있으며, 복용기간이 길수록 통증 재발방지가 지속된다. 또한 임신을 원하지 않는 여성에서 난소 자궁내막종 수술 후 복합 경구 피임약을 규칙적으로 복용한 경우 초음파로 진단된 자궁내막종 병변의 재발이 적게 나타났다.

중등도 이상의 생리통이 있고 자궁내막증을 이전에 수술받은 여성이 LNG-IUS를 사용한 경우, 생리통의 재발이 감소되었으며, 수술 후 GnRH agonist, danazol, MPA, pentoxifylline을 사용한 경우에는 통증의 재발 감소에 추가적인 이점을 보이지 않았다.

- 난소의 자궁내막종을 치료함에 있어서, 치료 수준을 결정할 때에는 환자의 출산 계획에 대한 고려가 우선시되어야 한다. (권고수준 D)
- 난소의 자궁내막종은 보다 광범위한 자궁 내막증을 시사하는 소견 중 하나이다. (권고수준 D)
- 자궁내막종을 가진 여성의 경우, 배액이나 이산화탄소 레이저 소작술 (CO2 laser vaporization) 보다는 낭종 절제술을 시행하는 것이 좋다. 낭종 절제술은 통증을 완화시키고 재발률을 낮추며, 조직학적 진단을 가능하게 해준다. (권고수준 A).
- 3cm이상의 자궁내막종이 있으면서 골반 통증을 보이는 환자는 가능한 한 자궁내막종을 절제해야 한다. (권고수준 A)
- 임신을 원치 않는 환자들에서 난소내막종의 수술적 치료 후에 호르몬 요법의 치료는 고려되어야 한다. (권고수준 A)
- 자궁 내막증에 대한 수술을 받는 여성의 경우 자궁 내막증 관련 월경통 (월경과 관련 없는 골반통이나 성교통은 해당 안됨) 재발방지를 위해 적어도 18-24 개월 동안의 LNG-IUS 또는 복합 경구 피임약, 프로게스틴 제재를 수술 후에 사용할 것을 권장한다. (권고수준 A)

7. 추가적 수술

자궁내막증에서 기존의 수술만 시행한 경우와 비교하여 볼 때, 복강경 자궁천골 신경 절제술 (Laparoscopic uterosacral nerve ablation, LUNA)을 추가로 시행한 경우, 6개월, 12개월 후에도 증상이 개선정도는 비슷하였으나 자궁탈출증과 요관절단의 위험성은 더 높아졌다. 반면에 천골전 신경절제 (presacral neurectomy, PSN)를 시행한 경우, midline pain을 줄이는데 효과적이다. 다만 천골전 신경절제 시 출혈, 변비, 요저류, 절박뇨, 분만진통 1기에서 통증을 못 느끼는 등의 부작용 위험성이 증가하므로, 숙련된 사람이 주의하여 수술을 진행해야 한다.

- 자궁 내막증과 관련된 통증을 줄이기 위한 보존적 수술의 추가 절차로 복강경 자궁천골 신경 절제술 (LUNA)는 권고되지 않는다. (권고수준 A)
- 자궁 내막증과 관련된 중앙부 통증을 줄이기 위한 보존적 수술의 추가 절차로 천골전 신경절제 (presacral neurectomy, PSN)가 효과적이지만 고도의 기술이 필요하며 잠재된 위험성이 있다. (권고수준 A)

재발한 자궁내막증의 관리

재발한 자궁내막증에 대한 이차 보존적 수술이 가임력에 미치는 영향

- 임신을 원하는 여성에서 일차 수술 후 재발한 자궁내막증의 경우 이차 보존적 수술은 가급적 피해야 한다. (근거수준B)

재발한 자궁내막증 환자에서 체외수정시술 후 임신율은 이차 보존적 수술 후 임신율과 비교하여 열등하지 않았으나 일차 수술 후와 비교하였을 때 재발한 자궁내막증에 대해 이차 보존적 수술 후 임신 가능성은 감소한다. 일차 수술에 비해 재발한 자궁내막종에 대한 이차 수술은 더 많은 난소 조직이 소실되고 난소예비능이 더욱 악화되었다.

따라서 임신을 원하는 여성에서 일차 수술 후 재발한 자궁내막증의 경우 이차 보존적 수술은 가급적 피해야 한다. 임신을 원하는 여성에서 일차 수술적 치료 후 재발한 통증에 대해 체외수정시술 사이 기간동안 경험적인 약물 치료를 시도해 볼 수 있다.

재발한 자궁내막증에 대한 이차 수술이 통증 재발 억제에 미치는 영향

- 일차 수술 후 재발한 통증에 대해 내과적 치료를 먼저 시작해 볼 수 있다. (근거수준D)

　재발한 자궁내막증에 대해 이차 보존적 수술을 할 경우 통증 경감 측면에서 효과적인지에 대한 연구는 많지 않으나, 통증 재발률은 17-44%이며, 삼차 수술이 필요한 경우는 14-19%였다. 자궁절제술을 시행하더라도 약 15%에서는 증상이 지속되고, 3-5%에서는 증상이 악화된다.

　따라서 일차 수술 후 재발한 통증에 대해 우선적으로 내과적 치료를 시도할 수 있다. 양측난소절제술을 같이 시행할 경우 재발성 골반통으로 인하여 재수술을 할 위험은 6배 줄어든다. 그러나 젊은 여성에서 적어도 한쪽 난소는 보존하는 것이 일반적이다.

- 재발한 자궁내막증에 대한 이차 보존적 수술은 통증 재발 억제 측면에서 일차 수술만큼 효과적이다. (근거수준C)
- 자궁내막증으로 인한 재발성 통증 치료를 위해 전자궁절제술 및 양측 난소절제술, 자궁내막증 병변의 제거를 고려할 수 있다. (근거수준C)

난소 자궁내막종이 재발한 불임여성에서 초음파 유도하 반복적인 경질 흡인 시술

- 재발한 난소 자궁내막종 환자에서 자궁내막종의 반복적인 흡인을 고려해볼 수 있다. (근거수준C)

　난소 자궁내막종이 재발한 129명의 불임 여성을 대상으로 한달에 한번 반복적으로 자궁내막종의 경질흡인을 시행한 후 24개월간 추적관찰 하였다. 흡인 횟수가 증가함에 따라 난소 낭종의 재발율은 첫번째 흡인 후 91.5%에서, 여섯번째 흡인 후 5.4%로 점차적인 감소가 있었으며, 24개월 추적관찰 기간 이후 최종적으로 27.9%에서 난소 낭종이 재발되었다.

무증상 자궁내막증

무증상 자궁내막증은 통증이나 불임의 문제가 없이 복막, 난소 또는 심부 자궁내막증이 우연히 발견되는 경우로 정의할 수 있다. 정확한 유병률을 알기는 어렵지만 복강경 난관결찰술을 시행하는 여성의 3-45%에서 자궁내막증이 확인되었다.

우연히 발견된 무증상 자궁내막증을 치료하는 것이 유익하다는 것을 뒷받침하는 임상연구 결과는 없다. 또한 무증상 자궁내막증을 추적관찰 했을 때, 향후 증상이 발현되는 경우도 흔하지 않다. 이에 따라 무증상 자궁내막증에 대한 수술적 치료는 권장되지 않는다.

한편, 자궁내막증이 일부 난소암의 발생과 연관되어 있다는 연구 결과를 근거로, 무증상 난소 자궁내막종에서 암 발생의 위험을 고려하여 크기에 따른 절제가 권유되기도 한다. 하지만 난소암의 발생 위험 자체가 낮고 연관성 이외에 인과관계에 대한 명확한 근거가 없는 상황이므로, 난소암의 위험만을 고려하여 무증상 난소 자궁내막종을 반드시 수술적으로 제거할 필요는 없다.

- 우연히 발견된 복막, 난소, 또는 심부 자궁내막증은 반드시 수술적으로 제거할 필요는 없다 (근거수준 D)

청소년기 자궁내막증

청소년기 자궁내막증의 약물 및 수술 치료 효과에 대한 연구가 매우 제한되어 있으므로, 청소년기 자궁내막증의 치료 방침은 주로 성인에서 시행된 연구 결과를 근거로 한다.

청소년기 자궁내막증이 의심되면 약물 치료를 우선적으로 시행하며, 나이와 치료의 부작용을 세심하게 고려해야 한다. 비스테로이드성항염증약물(NSAID)은 월경통에 대한 일차 약제이다. 복합경구피임제 역시 흔하게 사용되며, 특히 NSAID에 반응이 없는 경우 사용이 추천된다. 다양한 황체호르몬이 통증 감소 효과가 있어 복합경구피임제의 대체 약물로 사용될 수 있지만, 아직까지 청소년기에서 효과에 대한 근거 자료가 부족하고 장기 사용시 골소실에 대한 우려가 있어 주의 깊게 사용되어야 한다. GnRH agonist는 수술을 원하지 않는 경우 통증 감소를 위해 사용될 수 있다. 다만, 골소실에 대한 우려로 일반적으로 18세 이상에서 투여하며, 16세 미만에서는 권고되지 않는다. GnRH agonist 사용 시에는 호르몬 add-back 요법, 칼슘과 비타민 D의 적절한 섭취 및 골밀도의 확인이 권고된다.

청소년기 자궁내막증은 성인과 비교하여 수술이 신중하게 결정된다. 수술이 필요한 경우에는 자궁내막증의 병변이 성인과는 다른 양상으로 나타날 수 있는 점을 감안하여 청소년기 자궁내막증 수술의 경험이 많은 전문가에 의해 수술이 시행되어야 한다. 청소년기 자궁내막증의 수술 효과에 대한 연구는 아직 부족하지만, 통증이 효과적으로 감소된다. 수술 후에도 증상 재발의 위험이 높기 때문에 재발 억제를 위한 장기적 약물 치료가 고려되지만, 모든 청소년기 자궁내막증에서 수술 후 약물 치료가 반드시 필요한지, 그리고 약물 치료가 질환의 진행이나 불임과 같은 장기적 문제를 예방할 수 있는지에 대한 명확한 결론은 아직 없다.

- 청소년기 자궁내막증의 치료에 대해서는 아직 연구 자료가 부족하여 일반적으로 성인의 치료법을 따른다. (근거수준 D)
- 청소년기 자궁내막증의 GnRH agonist 치료는 최대골량형성을 저해할 수 있으므로 주의가 필요하다. (근거수준 D)

폐경 여성의 자궁내막증

- 자궁내막증은 자연폐경 혹은 수술적 폐경 이후에도 존재할 수 있다. 그러나 대부분의 경우 폐경 이후 증상이 소실된다. (근거수준 C)

　자궁내막증의 과거력이 있었던 여성이라도 폐경 증상을 호소하는 경우 호르몬 치료를 시행할 수 있다. (근거수준 D)

- 호르몬 치료를 시행하는 경우 지속적 복합 호르몬 치료 (continuous combined estrogen-progestin therapy) 또는 티볼론 치료를 시행한다. (근거수준 C)

　이전 수술에서 자궁내막증이 충분히 제거되지 못한 경우 호르몬 치료 후 재발할 수 있으므로, 증상에 대한 면밀한 모니터링이 필요하다. (근거수준 A)

자궁내막증과 난소암

- 자궁내막증이 있는 여성은 없는 여성보다 난소암의 위험도가 높다.
  (근거수준 A)
1. 자궁내막증 수술을 할 경우 반드시 조직검사로 확인해야 한다.
2. 난소암의 발생 빈도가 매우 낮기 때문에 자궁내막증 환자에게 난소암
   에 대한 추가적 검사를 시행할 필요는 없다.

환자 대조군 연구의 메타 분석 결과, 자궁내막증 과거력이 있는 여성은
없는 여성에 비해 clear cell (OR: 3.05), low-grade serous (OR: 2.11), endome-
trioid invasive ovarian cancer (OR: 2.04)가 의미 있게 증가하였다 (근거수준 A).

하지만 난소 암의 전체위험도(overall risk)가 워낙 낮다는 점을 고려하여
야 한다.

자궁내막증과 난소암의 직접적인 인과관계는 증명되지 않았다.

참고문헌

Chapter 1 ■ 배경

1. 김정구, 강순범, 이진용 외 자궁내막증에 관한 임상적 고찰. 대한산부인과학회 지 1984;27:1551-60.

2. 김동호, 이재찬, 배도환. 진단 및 수술적 골반경하에서 자궁내막증의 빈도와 임 상적 고찰. 대한산부인과학회지 1996;39:2089-95.

3. 박종설, 황일천, 문형 외. 자궁내막증에 임상적 고찰. 대한산부인과학회지 1984;27:1237-42.

4. 이정호, 이태성, 이탁 외 자궁내막증의 임상적 고찰. 대한산부인과학회지 1990;33:770-5.

5. 정혜원, 김승철. 자궁내막증의 임상적 고찰. 대한산부인과학회지 1995;38: 1201-10.

6. 조주연, 최동희, 송찬호 외 자궁내막증에 관한 임상적 고찰. 대한산부인과학회 지 1984;27:1802-11.

7. 김미연, 최민혜, 배진영 외 "자궁절제술" 환자의 자궁내막증 유병률. 대한산부인 과학회지 2008;51: 1121-7.

8. Prevalence and anatomical distribution of endometriosis in women with selected gynaecological conditions: results from a multicentric Italian study. Gruppo ital-

iano per lo studio dell'endometriosi. Hum Reprod 1994;9:1158-62.

9. Chiaffarino F, Bravi F, Cipriani S, et al. Coffee and caffeine intake and risk of endometriosis: a meta-analysis. Eur J Nutr 2014;53:1573-9.

10. Eskenazi B, Warner ML. Epidemiology of endometriosis. Obstet Gynecol Clin North Am 1997;24:235-58.

11. Fauconnier A, Chapron C. Endometriosis and pelvic pain: epidemiological evidence of the relationship and implications. Hum Reprod Update 2005;11:595-606.

12. Halpern G, Schor E, Kopelman A. Nutritional aspects related to endometriosis. Rev Assoc Med Bras (1992) 2015;61:519-23.

13. Hansen SO, Knudsen UB. Endometriosis, dysmenorrhoea and diet. Eur J Obstet Gynecol Reprod Biol 2013;169:162-71.

14. Jacoby VL, Fujimoto VY, Giudice LC, et al. Racial and ethnic disparities in benign gynecologic conditions and associated surgeries. Am J Obstet Gynecol 2010;202:514-21.

15. Malinak LR, Buttram VC, Jr., Elias S, et al. Heritage aspects of endometriosis. II. Clinical characteristics of familial endometriosis. Am J Obstet Gynecol 1980;137:332-7.

16. Missmer SA, Hankinson SE, Spiegelman D, et al. In utero exposures and the incidence of endometriosis. Fertil Steril 2004;82:1501-8.

17. Parazzini F, Vigano P, Candiani M, et al. Diet and endometriosis risk: a literature review. Reprod Biomed Online 2013;26:323-36.

18. Rawson JM. Prevalence of endometriosis in asymptomatic women. J Reprod Med 1991;36:513-5.

19. Sanfilippo JS, Wakim NG, Schikler KN, et al. Endometriosis in association with uterine anomaly. Am J Obstet Gynecol 1986;154:39-43.

20. Smarr MM, Kannan K, Buck Louis GM. Endocrine disrupting chemicals and endometriosis. Fertil Steril 2016;106:959-66.

21. Treloar SA, O'Connor DT, O'Connor VM, et al. Genetic influences on endometrio-

sis in an Australian twin sample. sueT@qimr.edu.au. Fertil Steril 1999;71:701-10.

22. Upson K, Sathyanarayana S, Scholes D, et al. Early-life factors and endometriosis risk. Fertil Steril 2015;104:964-71.e5.

23. Vigano P, Parazzini F, Somigliana E, et al. Endometriosis: epidemiology and aetiological factors. Best Pract Res Clin Obstet Gynaecol 2004;18:177-200.

24. Vitonis AF, Baer HJ, Hankinson SE, et al. A prospective study of body size during childhood and early adulthood and the incidence of endometriosis. Hum Reprod 2010;25:1325-34.

25. Waller KG, Lindsay P, Curtis P, et al. The prevalence of endometriosis in women with infertile partners. Eur J Obstet Gynecol Reprod Biol 1993;48:135-9.

26. Yasui T, Hayashi K, Nagai K, et al. Risk profiles for endometriosis in Japanese women: results from a repeated survey of self-reports. J Epidemiol 2015;25:194-203.

27. Parazzini F, Chiaffarino F, Surace M, et al. Selected food intake and risk of endometriosis. Hum Reprod 2004;19:1755-9.

Chapter 2 ▪▪ 진단

1. Davis GD, et al. Clinical characteristics of adolescent endometriosis. J Adolesc Health 1993;14:362–8.

2. Forman RG, et al. Patient history as a simple predictor of pelvic pathology in subfertile women. Hum Reprod 1993; 8:53–5.

3. Lemaire GS. More than just menstrual cramps: symptoms and uncertainty among women with endometriosis. J Obstet Gynecol Neonatal Nurs 2004; 33:71–9.

4. Thomassin I, et al. Symptoms before and after surgical removal of colorectal endometriosis that are assessed by magnetic resonance imaging and rectal endoscopic sonography. Am J Obstet Gynecol 2004;190:1264–71.

5. Seracchioli R, et al. Dyschezia and posterior deep infiltrating endometriosis: analy-

sis of 360 cases. J Minim Invasive Gynecol 2008;15:695–9.

6. Luscombe GM, et al. Abdominal bloating: an under-recognized endometriosis symptom. J Obstet Gynaecol Can 2009;31:1159–71.

7. Bellelis P, et al. Epidemiological and clinical aspects of pelvic endometriosis-a case series. Rev Assoc Med Bras 2010;56:467–71.

8. Ballard KD, et al. Can symptomatology help in the diagnosis of endometriosis? Findings from a national case-control study—Part BJOG 2008;115:1382–91.

9. Bazot M, et al. Diagnostic accuracy of physical examination, transvaginal sonography, rectal endoscopic sonography, and magnetic resonance imaging to diagnose deep infiltrating endometriosis. Fertil Steril 2009;92:1825–33.

10. Ripps BA, et al. Correlation of focal pelvic tenderness with implant dimension and stage of endometriosis. J Reprod Med 1992;37:620–4.

11. Koninckx PR, et al. Diagnosis of deep endometriosis by clinical examination during menstruation and plasma CA-125 concentration. Fertil Steril 1996;65:280–7.

12. Eskenazi B, et al. Validation study of nonsurgical diagnosis of endometriosis. Fertil Steril 2001;76:929–5.

13. Condous G, et al. What is the value of preoperative bimanual pelvic examination in women undergoing laparoscopic total hysterectomy? JMinimInvasive Gynecol 2007;14:334–8.

14. Bazot M, et al. Diagnostic accuracy of physical examination, transvaginal sonography, rectal endoscopic sonography, and magnetic resonance imaging to diagnose deep infiltrating endometriosis. Fertil Steril 2009;92:1825–33.

15. Chapron C, et al. Routine clinical examination is not sufficient for diagnosing and locating deeply infiltrating endometriosis. J Am Assoc Gynecol Laparosc 2002;9:115–9.

16. Wykes CB, et al. Accuracy of laparoscopy in the diagnosis of endometriosis: a systematic quantitative review. BJOG 2004;111:1204–12.

17. Hudelist G, et al. Diagnostic accuracy of transvaginal ultrasound for non-invasive diagnosis of bowel endometriosis: systematic review and meta-analysis. Ultrasound Obstet Gynecol 2011;37:257–3.

18. Moore J, et al. A systematic review of the accuracy of ultrasound in the diagnosis of endometriosis. Ultrasound Obstet Gynecol 2002;20:630–4.

19. Van Holsbeke C, et al. Endometriomas: their ultrasound characteristics. Ultrasound Obstet Gynecol 2010;35:730–40.

20. Pascual MA, et al. Diagnosis of endometriosis of the rectovaginal septum using introital three-dimensional ultrasonography. Fertil Steril 2010; 94:2761–5.

21. Stratton P, et al. Diagnostic accuracy of laparoscopy, magnetic resonance imaging, and histopathologic examination for the detection of endometriosis. Fertil Steril 2003;79:1078–85.

22. May KE, et al. Endometrial alterations in endometriosis: a systematic review of putative biomarkers. Hum Reprod Update 2011;17:637–53.

23. MolBW, et al. The performance of CA-125 measurement in the detection of endometriosis: a meta-analysis. Fertil Steril 1998;70:1101–8.

Chapter 3 ▪▪ 불임

1. Nowroozi, K., et al., The importance of laparoscopic coagulation of mild endometriosis in infertile women. Int J Fertil, 1987. 32(6): p. 442-4.

2. Jacobson, T.Z., et al., Laparoscopic surgery for subfertility associated with endometriosis. Cochrane Database Syst Rev, 2010(1): p. Cd001398.

3. Nezhat, C., S. Crowgey, and F. Nezhat, Videolaseroscopy for the treatment of endometriosis associated with infertility. Fertil Steril, 1989. 51(2): p. 237-40.

4. Vercellini, P., et al., Reproductive performance, pain recurrence and disease relapse after conservative surgical treatment for endometriosis: the predictive value of the

current classification system. Hum Reprod, 2006. 21(10): p. 2679-85.

5. Hart, R.J., et al., Excisional surgery versus ablative surgery for ovarian endometriomata. Cochrane Database Syst Rev, 2008(2): p. Cd004992.

6. Yap, C., S. Furness, and C. Farquhar, Pre and post operative medical therapy for endometriosis surgery. Cochrane Database Syst Rev, 2004(3): p. Cd003678.

7. Hughes, E., et al., Ovulation suppression for endometriosis. Cochrane Database Syst Rev, 2007(3): p. Cd000155.

8. Leone Roberti Maggiore, U., et al., A systematic review on endometriosis during pregnancy: diagnosis, misdiagnosis, complications and outcomes. Hum Reprod Update, 2016. 22(1): p. 70-103.

Chapter 4 ■■ 통증의 약물 치료

1. Estrogen-progestins and progestins for the management of endometriosis. Vercellini P, Buggio L, Berlanda N, Barbara G, Somigliana E, Bosari S. Fertil Steril. 2016 Dec;106(7):1552-71.

2. Consensus on current management of endometriosis. Johnson NP, Hummelshoj L; World Endometriosis Society Montpellier Consortium.. Hum Reprod. 2013 Jun;28(6):1552-68.

3. On-label and off-label drug use in the treatment of endometriosis. Quaas AM, Weedin EA, Hansen KR. Fertil Steril. 2015 Mar;103(3):612-25.

4. Treatment of pelvic pain associated with endometriosis: a committee opinion. Practice Committee of the American Society for Reproductive Medicine. Fertil Steril. 2014 Apr;101(4):927-35.

5. Management of women with endometriosis. Guideline of the European Society of Human Reproduction and Embryology. ESHRE Endometriosis Guideline Development Group September 2013

6. Pharmacologic therapies in endometriosis: a systematic review. Soares SR, Martínez-Varea A, Hidalgo-Mora JJ, Pellicer A. Fertil Steril. 2012 Sep;98(3):529-55.

7. Clinical management of endometriosis. Falcone T, Lebovic DI. Obstet Gynecol. 2011 Sep;118(3):691-705.

Chapter 5 ▪▪ 통증의 수술적 치료

1. Leyland N,Casper R,Laberge P et al. SOGC. Endometriosis: diagnosis and management. J Obstet Gynaecol Can. 2010 Jul;32(7 Suppl 2):S1-32.

2. Duffy JM, Arambage K, Correa FJ, et al. Laparoscopic surgery for endometriosis. Cochrane Database Syst Rev. 2014 Apr 3;(4):CD011031.

3. Hart R, Hickey M, Maouris P, et al. Excisional surgery versus ablative surgery for ovarian endometriomata: a Cochrane Review. Hum Reprod. 2005 Nov;20(11):3000-7. Review.

4. Dunselman GA, Vermeulen N, Becker C, et al. European Society of Human Reproduction and Embryology. ESHRE guideline: management of women with endometriosis. Hum Reprod. 2014 Mar;29(3):400-12.

5. Johnson NP, Hummelshoj L, Adamson GD, et al. for the World Endometriosis Society Sao Paulo Consortium. World Endometriosis Society consensus on the classification of endometriosis. Hum Reprod. 2016 Dec 5

6. Johnson NP, Hummelshoj L; World Endometriosis Society Montpellier Consortium.. Consensus on current management of endometriosis. Hum Reprod. 2013 Jun;28(6):1552-68.

7. Laparoscopic uterine nerve ablation (LUNA) for chronic pelvic pain. National Institute for Health and Care Excellence guideline IPG234, 2007

8. Brown J, Farquhar C. Endometriosis: an overview of Cochrane Reviews. Cochrane Database Syst Rev. 2014 Mar 10;(3):CD009590.

9. Lefebvre G, Pinsonneault O, Antao V, et al. SOGC. Primary dysmenorrhea con-
    sensus guideline. J Obstet Gynaecol Can. 2005 Dec;27(12):1117-46.

Chapter 6 ▪▪ 재발한 자궁내막증의 관리

1. Vercellini P, Somigliana E, Viganò P, et al. The effect of second-line surgery on
    reproductive performance of women with recurrent endometriosis: a systematic
    review. Acta Obstet Gynecol Scand 2009;88:1074-82.
2. Muzii L, Achilli C, Lecce F, et al. Second surgery for recurrent endometriomas is
    more harmful to healthy ovarian tissue and ovarian reserve than first surgery. Fertil
    Steril 2015;103:738-43.
3. Vercellini P, Barbara G, Abbiati A, et al. Repetitive surgery for recurrent symp-
    tomatic endometriosis: What to do? Eur J Obstet Gynecol Reprod Biol 2009;
    146:15–21.
4. Zhu W, Tan Z, Fu Z et al. Repeat transvaginal ultrasound-guided aspiration of
    ovarian endometrioma in infertile women with endometriosis. Am J Obstet Gyne-
    col 2011;204:61.e1-6.

Chapter 7 ▪▪ 무증상 자궁내막증

1. Rawson JM. Prevalence of endometriosis in asymptomatic women. The Journal of
    reproductive medicine. 1991 Jul;36(7):513-5.
2. Gylfason JT, Kristjansson KA, Sverrisdottir G, et al. Pelvic endometriosis diag-
    nosed in an entire nation over 20 years. American journal of epidemiology. 2010
    Aug 1;172(3):237-43.
3. Moen MH, Stokstad T. A long-term follow-up study of women with asymptom-
    atic endometriosis diagnosed incidentally at sterilization. Fertility and sterility.

2002 Oct;78(4):773-6.

4. Dunselman GA, Vermeulen N, Becker C, et al. ESHRE guideline: management of women with endometriosis. Human reproduction (Oxford, England). 2014 Mar;29(3):400-12.

5. Pearce CL, Templeman C, Rossing MA, et al. Association between endometriosis and risk of histological subtypes of ovarian cancer: a pooled analysis of case-control studies. The Lancet Oncology. 2012 Apr;13(4):385-94.

6. Sayasneh A, Tsivos D, Crawford R. Endometriosis and ovarian cancer: a systematic review. ISRN obstetrics and gynecology. 2011;2011:140310.

7. Johnson NP, Hummelshoj L. Consensus on current management of endometriosis. Human reproduction (Oxford, England). 2013 Jun;28(6):1552-68.

Chapter 8 ▪▪ 청소년기 자궁내막증

1. Leyland N, Casper R, Laberge P, et al. Endometriosis: diagnosis and management. Journal of obstetrics and gynaecology Canada : JOGC = Journal d'obstetrique et gynecologie du Canada : JOGC. 2010 Jul;32(7 Suppl 2):S1-32.

2. ACOG Committee Opinion. Number 310, April 2005. Endometriosis in adolescents. Obstetrics and gynecology. 2005 Apr;105(4):921-7.

3. Templeman C. Adolescent endometriosis. Obstetrics and gynecology clinics of North America. 2009 Mar;36(1):177-85.

4. Divasta AD, Laufer MR, Gordon CM. Bone density in adolescents treated with a GnRH agonist and add-back therapy for endometriosis. Journal of pediatric and adolescent gynecology. 2007 Oct;20(5):293-7.

5. Laufer MR. Current approaches to optimizing the treatment of endometriosis in adolescents. Gynecologic and obstetric investigation. 2008;66 Suppl 1:19-27.

6. Davis GD, Thillet E, Lindemann J. Clinical characteristics of adolescent endo-

metriosis. The Journal of adolescent health : official publication of the Society for Adolescent Medicine. 1993 Jul;14(5):362-8.

7. Stavroulis AI, Saridogan E, Creighton SM, et al. Laparoscopic treatment of endometriosis in teenagers. European journal of obstetrics, gynecology, and reproductive biology. 2006 Apr 1;125(2):248-50.

8. Tandoi I, Somigliana E, Riparini J, et al. High rate of endometriosis recurrence in young women. Journal of pediatric and adolescent gynecology. 2011 Dec;24(6):376-9.

9. Templeman C. Adolescent endometriosis. Current opinion in obstetrics & gynecology. 2012 Oct;24(5):288-92.

Chapter 9 ▪▪ 폐경 여성의 자궁내막증

1. Al Kadri H, Hassan S, Al-Fozan HM, et al. Hormone therapy for endometriosis and surgical menopause. Cochrane Database Syst Rev 2009:Cd005997.

2. Fagervold B, Jenssen M, Hummelshoj L, et al. Life after a diagnosis with endometriosis - a 15 years follow-up study. Acta Obstet Gynecol Scand 2009;88:914-9.

3. Moen MH, Rees M, Brincat M, et al. EMAS position statement: Managing the menopause in women with a past history of endometriosis. Maturitas 2010;67:94-7.

Chapter 10 ▪▪ 자궁내막증과 난소암

1. Pearce CL, Templeman C, Rossing MA, et al. Ovarian Cancer Association Consortium. Association between endometriosis and risk of histological subtypes of ovarian cancer: a pooled analysis of case-control studies. Lancet Oncol. 2012 Apr;13(4):385-94.

대한자궁내막증학회